基层名老中医

四十年临证传承录

主审　李雅琴

主编　周洪武　黄陈敏

全国百佳图书出版单位

中国中医药出版社

·北京·

图书在版编目（CIP）数据

基层名老中医四十年临证传承录 / 周洪武 , 黄陈敏
主编 . -- 北京 : 中国中医药出版社 , 2025. 5.
ISBN 978-7-5132-9444-7

Ⅰ. R249.7

中国国家版本馆 CIP 数据核字第 202594Z2B9 号

中国中医药出版社出版

北京经济技术开发区科创十三街 31 号院二区 8 号楼
邮政编码　100176
传真　010-64405721
廊坊市佳艺印务有限公司印刷
各地新华书店经销

开本 710×1000　1/16　印张 20　彩插 0.75　字数 308 千字
2025 年 5 月第 1 版　2025 年 5 月第 1 次印刷
书号　ISBN 978 – 7 – 5132 – 9444 – 7

定价　88.00 元
网址　www.cptcm.com

服 务 热 线　010-64405510
购 书 热 线　010-89535836
维 权 打 假　010-64405753

微信服务号　zgzyycbs
微商城网址　https://kdt.im/LIdUGr
官 方 微 博　http://e.weibo.com/cptcm
天猫旗舰店网址　https://zgzyycbs.tmall.com

《基层名老中医四十年临证传承录》

编委会

主 审　李雅琴

主 编　周洪武　黄陈敏

副主编　钟志明　张一味　辛欠欠

编 委 （以姓氏笔画为序）

叶 红　杨红娣　吴存旭　宋凤琴

张 红　张旭东　林 琳　欧 娜

周 颖　姚 力　程时杰

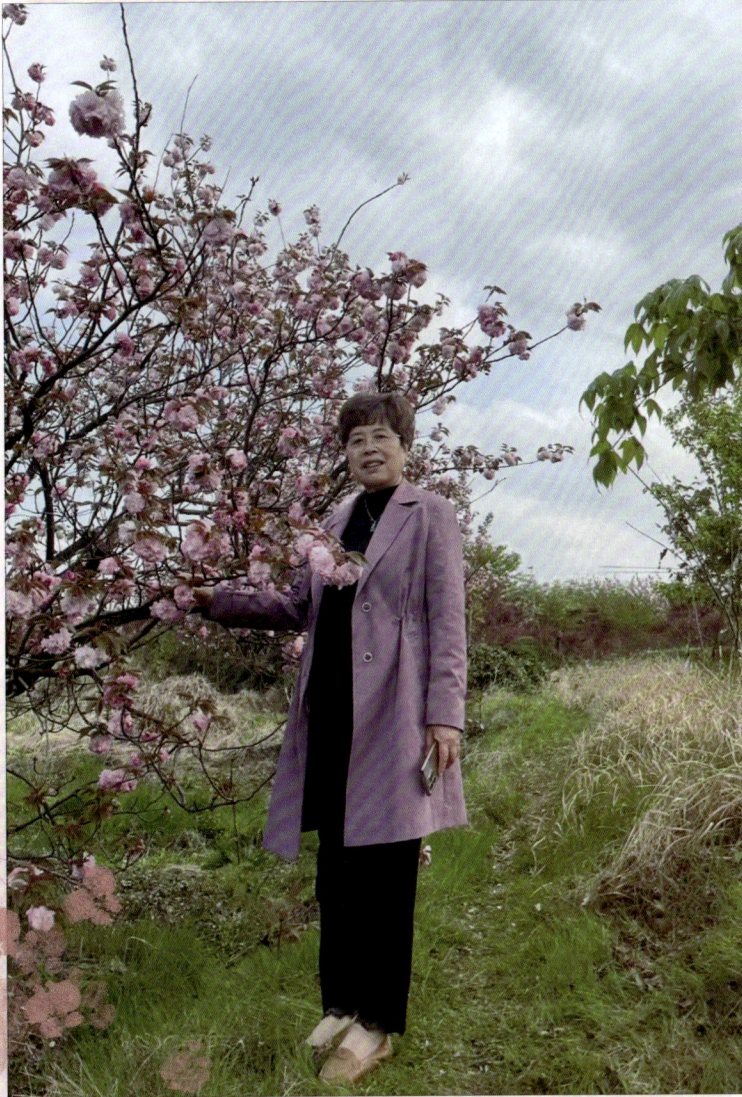

李雅琴

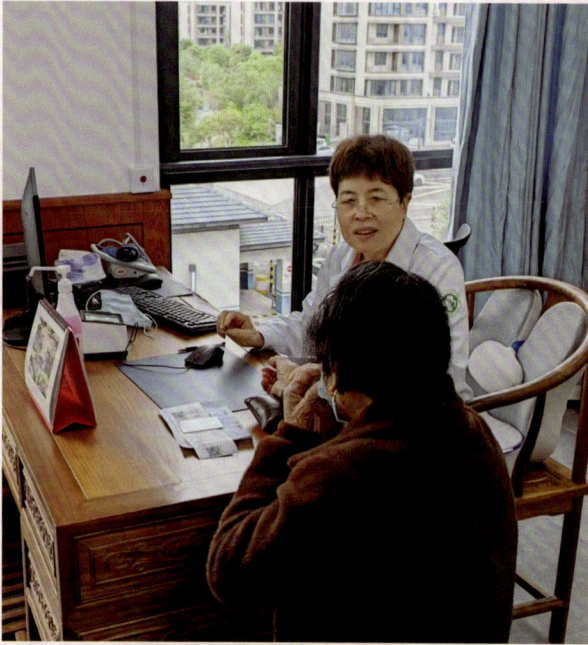
李雅琴在看诊患者

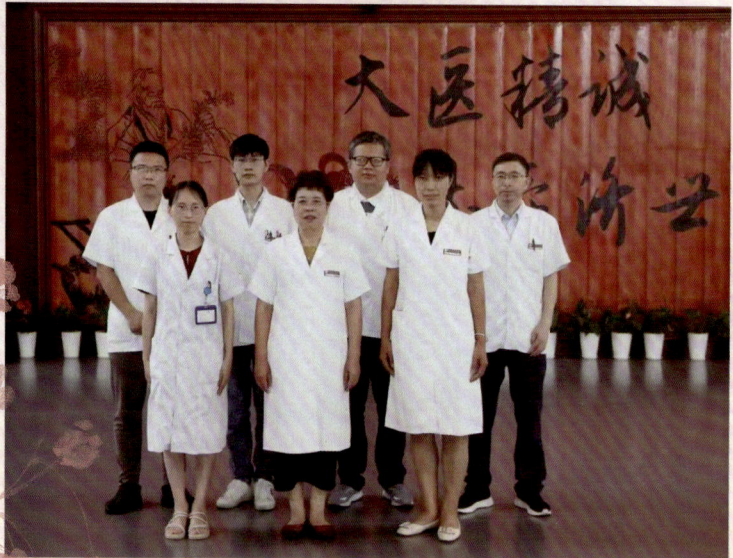
宁波市李雅琴名中医药专家传承工作室全体成员

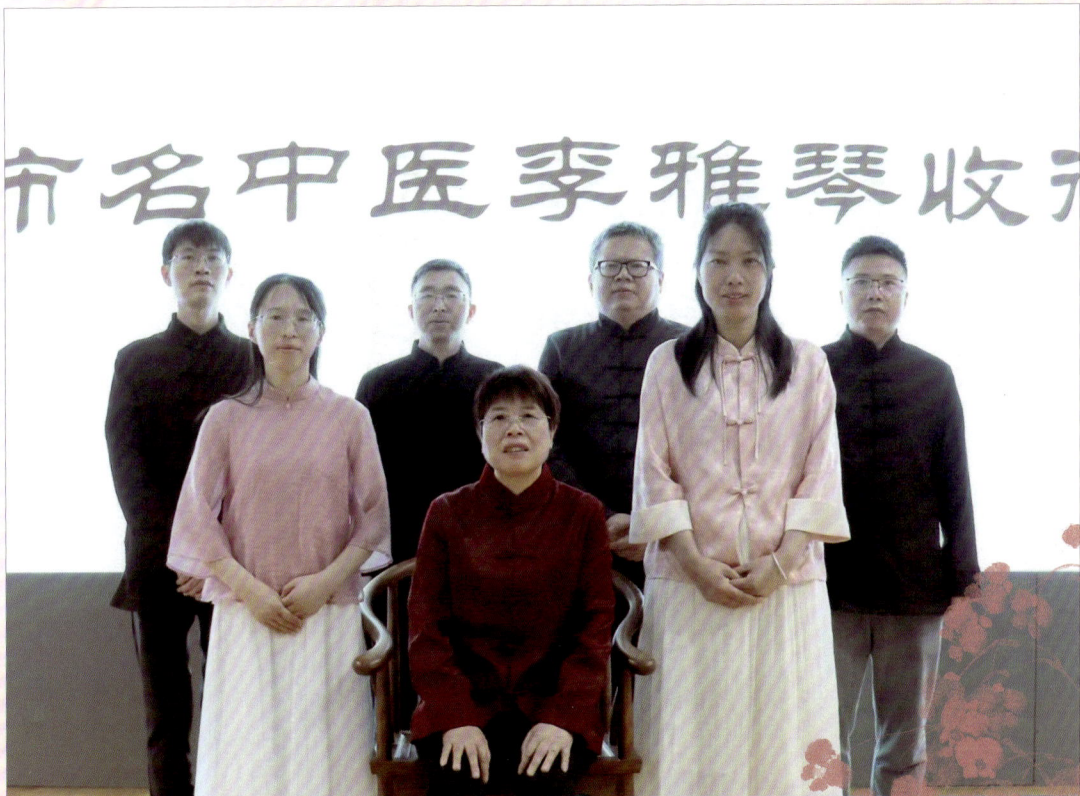

拜师仪式

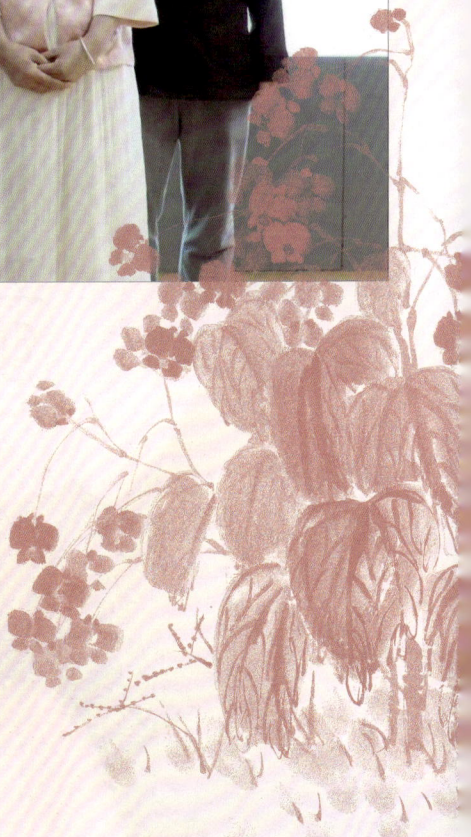

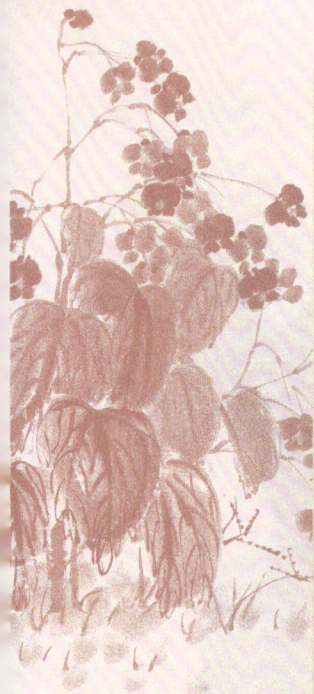

情聚岐云救航抹伤
彰而传妙术
显国医仁也
禄继岐黄焕新光芒

贺雅琴老同学《杏林英逑》
因简付梓

甲辰春月学友杰明

学友杨杰明敬题

教書傳道正人心
治病扶危度生民
無量功德及時雨
敢教大漠變芳菌

李雅琴先生惠存 學生吉安益書

学生许吉安敬题

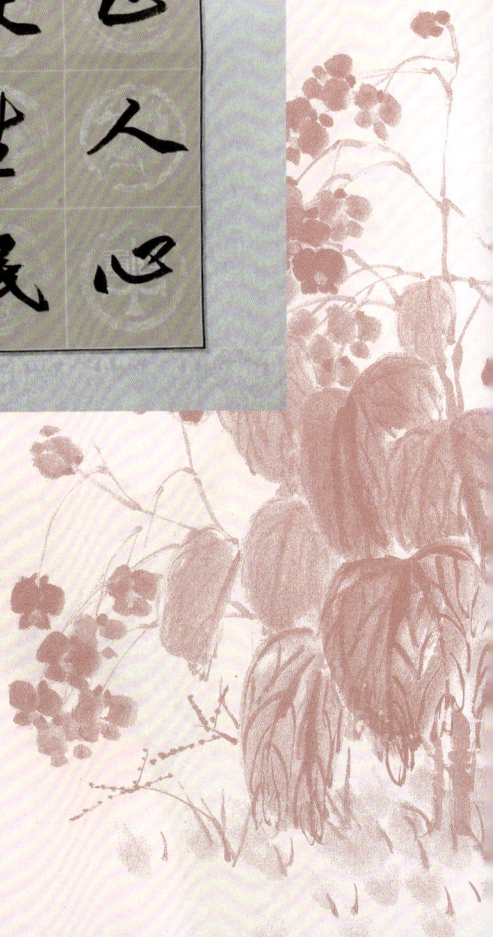

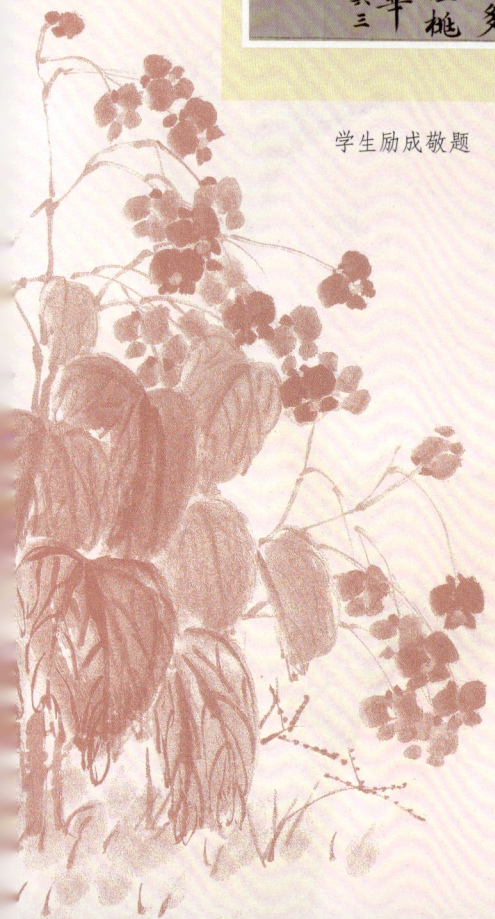

身羅靈素費揣磨苦心救世起沈疴活人無量
恆河數閱君無奈又如何其一力挽狂瀾歲月多
人稱蓬萊女華佗青囊不秘活人術遍種桃 其二
李速近播吉光片羽自成家華扁生華 其三
燦若霞四秩心血刊行世春風滿座話長沙 其三
賀李雅琴醫論醫案集付梓敬題三首
歲次甲辰杏月於象四梅谿松湖弟子勵成

学生励成敬题

岐黄傳薪火
懸壺濟蒼生

賀李雅琴老師
宋鳳琴敬書

学生宋凤琴敬题

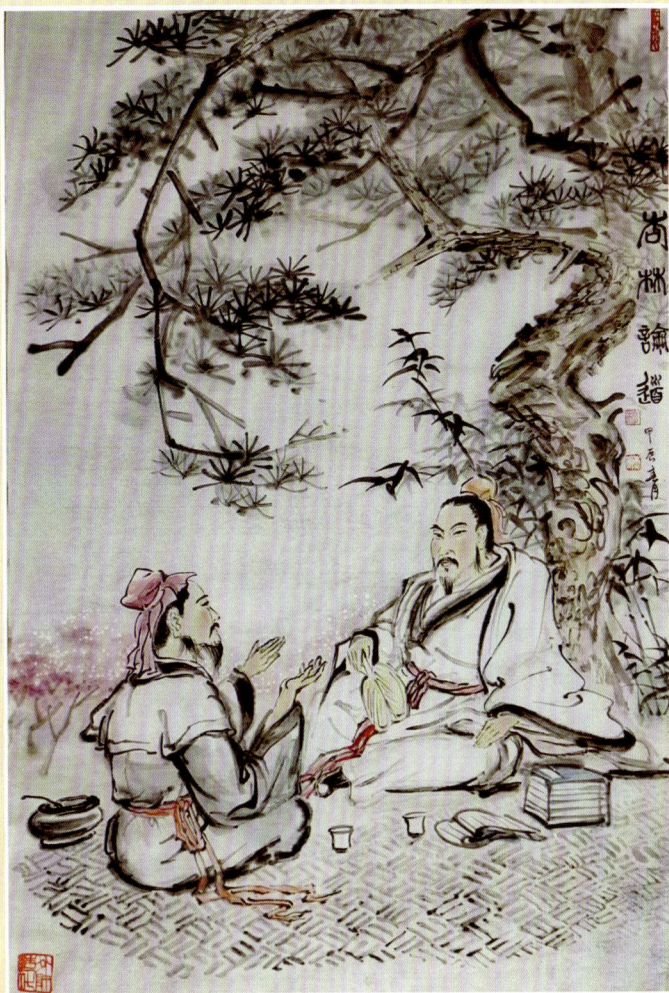

学友杨杰明赠画

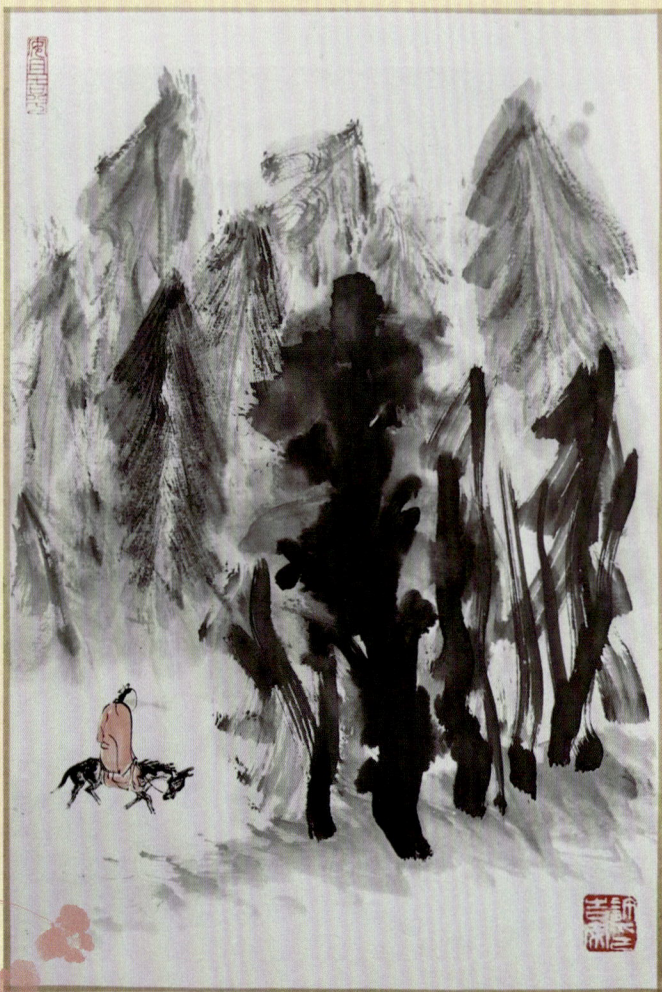

学生许吉安赠画

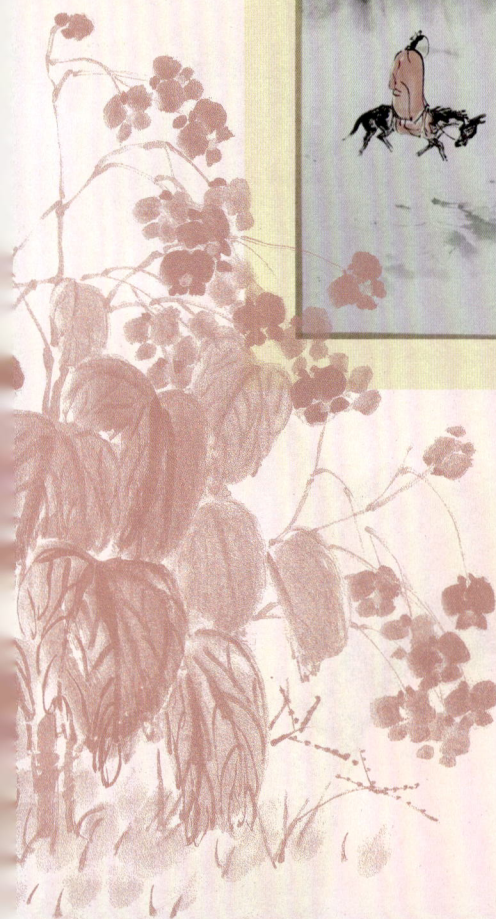

序

李雅琴主任 1982 年 2 月毕业于浙江中医学院（今浙江中医药大学）中医系，是我的同届同学，她为人低调、谦虚，敏而好学。回望她四十余年从医路，先在乡镇卫生院工作，耐得住寂寞，从日门诊三五个患者到后来二三十个患者，渐渐被当地老百姓认可，赞不绝口。3 年后，她被调到象山县中医院工作。她凭着坚忍执着和严谨细致的从医风格，通过临床几十年历练，年门诊量已达 2 万～3 万人次。她在临床上遇到各种急、疑难病时，镇定自若，处理自如，成为学术上有观点，临床上有特色的名中医。2003 年，她在象山县中医院创建了中医心血管专科，成为国家基层、省、市中医心血管重点专科带头人，全国 113 工程县级中医院学科带头人，先后被评为宁波市首届名中医、浙江省第一届基层名中医。

李雅琴主任精研伤寒、温病，博采众长，同时博览名家医籍，广采国医大师、名中医临床经验，潜心揣摩，善用经方、时方医治今病。她热爱临床，一心扑在临床上，临床经验不断积累，临床能力不断提升，擅长治疗中医心血管病和疑难病，治病兼顾邪正，常常出奇制胜，用药力求精准，倡导价廉效速。她救死扶伤，屡起沉疴，功德无量。在临证诊病之余，她还带领团队开展"降浊汤治疗颈动脉粥样硬化斑块的临床研究"，同名论文获《中华中医药学刊》优秀论文一等奖。她还率先提出了降浊汤治疗颈动脉粥样硬化斑块的理法方药，2007 年获浙江省中医药科技创新三等奖，先后在国家级、省级学术期刊上发表专业论文 20 余篇。她如今年事已高，但仍秉承"读经典，传师道，多临床"的学术思想，精勤不怠，坚持每周出 3 次门诊，夜寝夙兴为学生修改论文，向学生传授临床经验，耳提面命，先后带徒研究生、主任医师、副主任医师等十余人，为中医药事业辛勤耕耘，育人添薪。

宁波市李雅琴名中医药专家传承工作室成立 3 年来，李雅琴主任一方面汇集多年来研读经典的感悟、诊治病证的心得，一方面指导工作室全体成员从学生跟师抄方笔记中精选出典型医案，撰成《基层名老中医四十年临证传承录》一书。该书分享经典，研读心悟，介绍了丰富的临床经验，详细记录实战医案，具有较强的临床参考价值，对从事临床工作者来说，是一本难得的好书。今读其著，其医者仁心，其高超医术，令人钦佩。欣闻该书即将付梓，我乐以为序，并向中医界推介。

中国中医科学院特聘首席研究员、博士生导师　朱建平

甲辰龙年十月于北京

前　言

　　李雅琴老师是浙江省宁波市象山县人，1982 年毕业于浙江中医学院（今浙江中医药大学），主任中医师。毕业后，她在乡镇卫生院工作了 4 年，后调入象山县中医医院。她凭着严谨细致的从医风格，通过几十年中医内科门诊、急诊、病房的临床、科研、带教工作，学验俱丰，深受当地百姓欢迎，日门诊量达一百余人次。2003 年她创建了中医心血管科，作为学科带头人，带领学科成为国家基层、省、市中医心血管重点专科，她本人也被评为全国 113 工程县级中医学科带头人，并先后被宁波市评为首届白求恩式医务工作者、全国医药卫生系统先进个人、浙江省第一届基层名中医、宁波市首届名中医、宁波市名中医药专家学术继承工作指导老师。她在省、市、县中医界中有较高声望，宁波市中医界老前辈对她的医术更是交口称赞，她是一方百姓心中医德高尚、医术精湛、济世为民的好医生。

　　李雅琴老师从医 40 余载，熟谙经典，博览名家医籍，汲取前贤名家精粹，博采众长，潜心钻研医术，善用经方、时方医治疾病，临床重视四诊合参，并把西医学检查作为四诊的延伸，中西医融会贯通。特别是在诊治心脑系疾病和疑难病方面，自创验方十余首，对心悸怔忡、胸痹心痛、心衰、眩晕、不寐疗效显著，同时对治疗脾胃病、肺系病、癌类病亦颇有心得。

　　此外，李雅琴老师还极力促进其所在医院心血管学科的发展，以及学术传承和创新，带领团队率先开展降浊汤治疗颈动脉粥样硬化斑块的临床研究，该项目在 2007 年获浙江省中医药科技创新三等奖，同名论文获《中华中医药学刊》优秀论文一等奖。李雅琴老师多年来在国家级、省级学术期刊上发表专业论文 20 余篇。

　　如今李雅琴老师年事已高，她仍秉承"读经典、传师道、做临床"

的学术思想，精勤不怠，坚持每周出 3 次门诊，耳提面命地向学生传授临证经验，夜寝夙兴地为学生修改医案。先后带徒研究生、主任医师、副主任医生十余人，为中医药事业育人添薪。

为更好地传承李雅琴老师的学术思想和临证经验，在宁波市李雅琴名中医药专家传承工作室建立 3 周年之际，弟子们把李雅琴老师近年来的经典悟道、临床经验，以及学生跟师侍诊的抄方日记，进行收集精拣。经过修订及审阅，终集成《基层名老中医四十年临证传承录》一书。全书共分为 3 章，第一章为经典心悟，是李雅琴老师把经典作为临证解惑之钥所获得的感悟；第二章为医论精粹，是李雅琴老师的学术思想和临证思辨特色，汇集了中医内科临床诊疗思路及选方用药的特点，内容与教科书迥别，特别是在诊治心悸、眩晕疾病方面，阐述详细，并有所发挥，力图体现李雅琴老师专科、专病诊治特色；第三章为医案实录，也是本书的重点，是从弟子近十年跟师抄方笔记中精选出来的具有代表性的医案，按中医内科病种或病证分门别类，内容包括疑难病、棘手病、病情复杂辨治困难病、西医治疗难以控制病，或常见疾病治法与一般迥别，按初诊、复诊、证因、脉治、按语等内容录入。医案中反映出了老师临证诊治特色、处方用药技巧。按语体悟是学生们通过抄方及李雅琴老师点拨，结合经典理论在实际运用的感悟及李雅琴老师治病经验、方法的总结，冀以体现"传承""发扬"，以利后学。

在本书的编著过程中，感谢诗画爱好者杨杰明先生及李雅琴老师弟子许吉安、励成、宋凤琴所馈赠的书画，使中医文化内涵更为丰富，绽放艺术风采。更要感谢朱建平教授鼎力相助，拨冗垂阅，予以斧正，谨以致谢！

本书由工作室全体成员参加整理编写，李雅琴老师亲自审定，以充分反映李雅琴老师的学术思想和临床经验。希望通过此书出版，对中医初学者及中医、中西医结合临床医生均有所启迪。由于我们水平有限，谬误之处，恳请中医同道及广大读者批评指正。

宁波市李雅琴名中医药专家传承工作室

甲辰龙年十月于宁波象山

目　录

第一章　经典心悟

第三章　医案实录

第一章　经典心悟

第一节　从《黄帝内经》养生观浅谈高血压的防治

高血压是一种以体循环动脉血压持续升高为主要特点的全身性疾病，中医无"高血压"病名，其记载最早见于《黄帝内经》（以下简称《内经》），如《素问·标本病传论》云"肝病头目眩，胁支满"，《灵枢·海论》云"髓海不足，则脑转耳鸣，胫酸眩冒"，其所述的"目眩""眩冒"等类似于现代的高血压[1][2]。

早在《黄帝内经》就提出了治未病思想和养生学体系，《素问·上古天真论》云："上古之人，其知道者，法于阴阳，和于术数，食饮有节，起居有常，不妄作劳，故能形与神俱，而尽终其天年，度百岁乃去。"提出了养生的具体方法，主要有5个方面：一是遵从自然界阴阳消长的规律；二是实施合宜的养生术；三是饮食有节；四是起居有常，生活作息、工作要有规律；五是不妄劳作。随着人民群众健康思维模式和医疗理念的不断进步，"未病先防、既病防变"备受重视，中医养生也是"治未病"的重要途径，我们将从《内经》中的观点阐述高血压的防治。

一、顺四时而适寒暑

《素问·四气调神大论》云："春三月，此谓发陈……夜卧早起，广

---

[1] 李广浩，沈琳，周端.研读《内经》含英咀华——高血压病中医病名、病位与病机理论初探[J].浙江中医药大学学报，2014，38（2）：134–136.
[2] 辛玉.天麻钩藤饮结合五行音乐疗法干预——阴虚阳亢型1级高血压临床研究[D].北京中医药大学，2021.

步于庭……夏三月，此谓蕃秀，天地气交，万物华实，夜卧早起，无厌于日……秋三月，此谓容平，天气以急，地气以明，早卧早起，与鸡俱兴……冬三月，此谓闭藏，水冰地坼，无扰乎阳，早卧晚起，必待日光。"本段运用四时气象指导顺时养生，高血压与肝脏关系密切，肝气通于春，春天自然界阳气开始升发，重在养阳，养阳的关键在"动"，切忌"静"，即广步于庭，要让气血活动开，如果气血不能正常上升荣养头目，或上升太过，都可以引起眩晕。冬天阳气沉潜，天气寒冷，人的精气应内潜闭藏，故起居需要"早卧晚起"，减少受寒的机会，如果冬天当藏不藏，风寒侵袭，肾阳就容易耗损，水不涵木则肝旺，导致血压升高[1]。

心血管的生理病理现象同时也有昼夜节律，健康成人的血压昼高夜低，研究表明高龄老年高血压患者卯时（5:00～7:00）清晨清醒时段，血压较明显升高。中医认为卯时因肝阴不足不能平抑升发之木气，而呈现血压升高，这与老年高血压患者以肝肾阴亏为主的病机相吻合[2]。因此我们应根据患者血压的昼夜节律，优化降压治疗方案，采取服药时间个体化即择时服药的措施。

中医"子午流注学说"是在《内经》辨时针刺治疗学的基础上发展起来的时间治疗学，本着天人相应、四时相序的理念，其认为穴位的开阖及气血的循行都遵循一定的节律，而血压有着严谨的昼夜节律性。因此，在高血压的防治中应充分考虑到时间的规律，因时施治，达到气血调和、阴平阳秘的动态平衡，也充分说明人体适应季节、昼夜节律变化对高血压的防治至关重要[3]。

二、饮食有节，五味调和

《素问·生气通天论》云："阴之所生，本在五味；阴之五宫，伤在五味。"中医养生学十分重视"谨和五味"，把酸、苦、甘、辛、咸五味

① 王洪图，王长宇.王洪图内经讲稿[M].北京：人民卫生出版社，2017：467-469.
② 窦丽萍，王玉，徐洁，等.高龄老年高血压患者血压昼夜节律与时辰的关系[J].中华高血压杂志，2023，31（8）：764-768.
③ 刘旭艳，梁任隆，袁圆，等.子午流注理论在高血压治疗中的应用进展[J].中医学报，2020，35（11）：2366-2371.

调和得当，就可以颐养天命，又如《素问·生天通气论》云："是故味过于酸，肝气以津，脾气乃绝；味过于咸，大骨气劳，短肌，心气抑；味过于甘，心气喘满，色黑，肾气不衡；味过于苦，脾气不濡，胃气乃厚；味过于辛，筋脉沮弛，精神乃央。是故谨和五味……长有天命。"钠盐摄入量与血压升高呈正相关，其病理机制主要考虑水钠潴留、交感神经异常、盐敏感性增加等多方面，高盐饮食同时也增加靶器官损害，如左心室肥厚、肾功能损害、中风等。对于高血压患者应实行辨证饮食，如肝阳上亢的患者，饮食宜清淡，少量多餐，可服用一些平肝潜阳的中药代茶饮用，如菊花饮、苦丁桑叶茶等，可服用芹菜、苦瓜等食物。

唐代药王孙思邈宗《内经》之旨，认为春季饮食应"省酸增甘，以养脾气"，春季阳气初升，不宜用辛热升散之品。夏季饮食应"省苦增辛，以养肺气"，即少食苦寒之品，因苦味食物清热泻火助心气，同时制约肺气，因此建议夏季少食苦寒之品。辛味归肺经，所以夏季可以适当多吃些辛味之品，如葱白、姜、蒜等。秋季气候干燥，饮食应"省辛增酸"，多食梨、山楂、橘子、橙子、石榴等酸味水果，可起到润肺养肝的功效。冬季肾气当令，冬令进补可保证来年春阳升发，正如民间谚语所说"冬天进补，开春打虎"，且应"省咸增苦"，肾主咸，心主苦，咸胜苦，肾水克心火，省咸增苦可抵御肾水，滋养心气，以保心肾相交，阴阳平衡。同时《素问·奇病论》云："肥者令人内热，甘者令人中满。"过食肥甘厚腻，则影响脾的运化，物不归正，则化痰、化湿、化浊，水液代谢受阻，痰湿内阻，上蒙清窍，或日久痰瘀互阻，痹阻经脉，变证百生。

三、恬惔虚无，志闲少欲

七情是指喜、怒、忧、思、悲、恐、惊七种情志活动，中医认为它是人体对外界环境的生理反应，一般情况下不会直接致人于病的。但是，倘若情志活动剧烈、过度，超越人体能够承受的限度，并持久不得平静，就会影响脏腑气血功能，导致全身气血紊乱。如《素问·举痛论》云："怒则气上，喜则气缓，悲则气消，恐则气下……惊则气乱……思则气结。"又如"怒伤肝""喜伤心""思伤脾""忧伤肺""恐伤肾"等，都说明了七情的过度偏激对人体的气血、脏腑均有一定的损害。如大怒会导致肝气上逆，血随气而上溢，症见面赤、气逆、头痛、眩晕，甚则吐血或昏厥等。

情志养生就是通过调摄精神达到防病治病的一种养生方式，对高血压患者来说，治疗过程中患者进行情志养生更为必要，正如华佗所言："善医者，必先医其心，而后医其身。"高血压患者的心理问题具有一定的连续性，不能因血压下降而随即消失。由此可见，在高血压防治过程中，调节患者的情绪至关重要[①]。

四、劳逸结合，不妄作劳

《素问·宣明五气》云："久视伤血，久卧伤气，久坐伤肉，久立伤骨，久行伤筋，是谓五劳所伤。"人体在正常的生理状态下，动与静应保持相对的平衡，经常适当地劳作运动，能促进身心健康。四体常勤，则五脏气血旺盛，肌肉丰满坚实，关节运动灵活，百脉通畅。

高血压患者的运动调治应当遵循动中有静、静中有动、动静结合、以静为主的原则。一般来说，高血压患者以户外散步、慢跑、太极拳等节律慢、运动量小等运动为宜，并以自己活动后不觉疲倦为度[②]。正如孙思邈所言"养性之道，常欲小劳，但莫大疲及强所不能堪耳，且流水不腐，户枢不蠹，以其运动故也"。

《内经》提倡"天人相应""阴阳平衡"的思想，其客观、实用的养生理念仍然值得我们去学习、探讨，用于指导高血压患者通过顺应四时、昼夜变化，调整合理的膳食结构，保持愉悦、健康的心理状态，适时、适量地运动，改变不良生活习性，建立科学的养生方式，达到"阴阳平衡"的健康状态。

---

① 马龙，周英武，刘如秀.论情志养生对高血压病防治的意义 [J].吉林中医药，2013，33（7）：649—651.
② 叶明花，蒋力生，曹征.高血压病的中医养生保健 [J].江西中医学院学报，2008，（3）：36—41.

第二节 "魄门亦为五脏使"理论的临床应用

"魄门亦为五脏使"出自《素问·五脏别论》，它揭示了魄门的生理功能与五脏关系密切。文中"魄"通"粕"，魄门是五脏之终端，乃糟粕排泄之门，其启闭功能依赖心神的主宰、肝气的条达、脾气的升提、肺气的宣降、肾气的固摄，方能不失常度，而其启闭正常与否，关系到脏腑气机的升降，影响着脏腑的功能。这对我们临床辨证、确定治则、选择方药及判断预后等具有一定的指导意义。

一、心神主宰，魄门启闭

心藏神，主神志，具有统帅全身脏腑、经络、形体官窍的生理功能，故《类经》云："心者君主之官，神明出焉。"心神主宰和协调人体的生理活动，若心神正常，人体各部分的功能互相协调，彼此合作，互助互用。但心神的正常生理功能尚需依赖气机出入升降，若魄门开阖有度，气机升降有序，则思维敏捷，心脏功能正常，脏腑活动协调。若心失所主，则脏腑气机逆乱，百病乃生，故《素问·灵兰秘典论》云："主明则下安……主不明则十二官危，使道闭塞而不通。""主不明"则传导之官的大肠必会受其影响，魄门关闭，燥屎内结，浊气上逆，干扰清窍，堵闭神明出入之窍，可致神昏谵语。此时，若采用通里攻下魄门的方法，如大承气汤之类，通启魄门，可使病情得以迅速缓解。

验案举隅：张某，男，79岁，2003年11月8日入院。卒然跌倒，嗜睡状态，呼之能应，左侧肢体偏瘫，喉中痰声辘辘，言语不利，大便5日未行，舌质红，苔黄腻，脉滑数。测血压200/110mmHg，头颅CT扫描示左侧脑干基底节区梗死。中医诊为中风（中脏腑），证属痰火壅结阳明，上蒙神机。治宜通腑下痰、涤痰开窍，方宗大承气汤加减。大黄10g，芒硝10g，枳实10g，川厚朴10g，天竺黄10g，陈皮6g，茯苓

15g，胆南星10g，姜竹茹10g，丹参15g，川芎10g，青礞石30g。患者服2剂后，排出大量粪块，遂神志清楚，痰鸣减少，唯左侧肢体偏瘫。原方去芒硝，加桃仁10g，赤芍15g，地龙8g，葛根15g。先后经中西药合用调治20余天，肢体逐渐恢复，好转出院。

二、肝气条达，魄门启闭

肝为风木之脏，性喜条达，具有舒畅、条达、宣散、疏泄等生理功能。肝的疏泄功能对全身各脏腑组织的气机升降起着平衡、协调作用。肝气条达，脏腑经络之气运行通畅无阻，全身脏腑、经络、形体、官窍等功能活动才能有序进行。而肝的疏泄功能主要通过协调肝胃气机升降来完成，使清阳之气升发，浊阴之气下降，随大肠传导排泄，魄门启闭有常，气机才能和畅顺达。若肝失条达，疏泄失常，气机逆乱，运化失司，则魄门开阖失度，出现腹胀、便秘等症状，治宜开启魄门，疏肝理气。

验案举隅：柴某，女，48岁，2001年4月15日初诊。3天前因饮食不节，多食油腻之物，出现右胁下疼痛，可放射到腰背部，伴恶寒、发热，恶心口苦，纳食减退，大便3日未行。B超检查示胆囊炎，胆石症。舌质红，苔黄腻，脉弦数。证属饮食积滞，肝失疏泄，胆腑郁热，阳明燥屎内结。治宜清热通腑、疏肝利胆，方选大柴胡汤加减。茵陈30g，柴胡10g，黄芩10g，枳实10g，大黄10g，延胡索15g，川楝子10g，姜半夏10g，川厚朴10g，过路黄15g，鸡内金15g。患者服3剂后，泻下燥屎数枚，魄门已开，壅滞疏通，疼痛减轻，寒热已除。原方加生山楂30g，佛手10g。续服3剂，症状缓解。

三、脾气升提，魄门启闭

脾主运化，除能将水谷化生的精微物质，输送至全身外，还包括了肠道的吸收传送排泄等功能，故脾与大肠、魄门在生理功能和病理变化上息息相关。五脏六腑及魄门正常生理活动所需的水谷精微，有赖于脾的运化、大肠的传导、魄门的启闭及糟粕的排泄。而脾气的运化特点，以上升为主，"脾宜升则健"，脾能升清，则水谷精微才能正常吸收和输布，气血生化有源，机体生命活动正常，魄门亦能开阖有节。若脾不升清，运化失职，消化吸收、排泄功能失常，水谷精微与糟粕浊物混杂而下，魄门难以正常关闭，则为泄泻。正如《素问·阴阳应象大论》所云"清气在下，则生飧泄"。治宜补脾升提运中，以理中汤、参苓白术散为基本方，使脾和气升运健，魄门开阖有度，泄泻即止。

验案举隅：励某，男，36岁，2001年11月3日初诊。反复泄泻3年，迭经中西药对症抗炎常规治疗，疗效甚微。经肠镜检查诊断为慢性结肠炎。求诊见患者大便溏泄，色黄伴有黏液，稍有饮食不慎，大便次数即增多，兼见完谷不化，大便1日2～3次，脘腹胀闷，肢倦乏力，有时伴肛门下坠感，舌质淡，苔薄白，脉细弱。证属久泻不止，脾胃虚弱，中气下陷。治宜益气升清、健脾止泻，方选补中益气汤合理中汤加减。黄芪15g，炒白术15g，升麻6g，柴胡6g，陈皮6g，当归10g，甘草4g，干姜6g，党参15g，山药30g，茯苓15g，桔梗3g，大腹皮10g，豆蔻6g。患者服药7剂后，腹胀症状好转，大便次数减少。药已对症，原方加炒扁豆15g，焦山楂30g。前后共调理2个月，病愈。

四、肺气宣降，魄门启闭

肺主气，人身之气为肺所主，其功能体现为肺的宣发和肃降作用，肺气的肃降调节着气机升降出入运动。肺又与大肠相表里，大肠传导，魄门开阖，也需依赖肺气的清肃下降之功。反之，魄门正常开阖，又有助于肺气的宣发、肃降。肺气宣降正常，散纳有度，则呼吸调匀有序。故唐容川在《中西汇通医经精义》云"大肠所以能传道者，以其为肺之腑，肺气下达，故能传道，是以理大便，必须调肺气也"，若外邪侵袭，或内伤及肺，导致肺的宣发和肃降功能失常，肺气上逆，魄门启闭失常，咳喘气急，大便干结。治宜降气平喘，通腑肃肺。

验案举隅：陈某，男，72岁，2001年12月13日初诊。患者素有咳喘病（喘息性支气管炎病史）。3天前因受凉后，出现咳嗽气急，不能平卧，咳痰色黄，胸胁胀满，大便干结，舌质红，苔黄腻，脉滑数。曾用西药抗菌平喘药少效，故加服中药。证属痰热壅肺，腑气不通，妨碍肺气肃降，导致持续咳喘。治宜宣肺平喘、通腑泄热，方选泻白散加减。桑白皮10g，地骨皮10g，黄芩10g，桔梗8g，枳壳10g，白果10g，大黄10g，鱼腥草15g，瓜蒌仁20g，苏子10g，丹参15g，地龙8g。患者服3剂后，腑气畅通，喘咳遂平。

五、肾气固摄，魄门启闭

肾为先天之本，肾中之阳对机体各脏腑组织起着推动温煦作用，如温煦脾阳可助其腐熟运化水谷。同时肾司二便开阖，肾中阴阳平衡，肾气充固，可发挥蒸化和固摄作用，肾气固摄开阖协调，则魄门启闭有序，排泄功能正常。若肾阳亏虚，命门火衰，温煦无权，上不能暖土助脾胃腐热水谷，下不能固摄，开阖失司，关门不利，魄门启闭无常，排泄功能出现异常，而见五更泄泻。正如《景岳全书·泄泻》云："肾为胃关，开窍于二阴，所以二便之开闭，皆肾脏之所主，今肾中阳气不足，则命门火衰，而阴寒独盛，故于子丑五更之后，当阳气未复，阴气盛极之时，即令人洞泄不止也。"治宜温肾暖脾，涩肠止泻。

验案举隅：张某，男，44岁，2000年5月28日初诊。反复腹泻2年余，加重1个月，患者自述2年前夏秋之季，因饮食不节，遂致腹痛腹泻，为水样便，当时诊断为急性肠炎，经治疗后，症状好转。但日后常腹泻，稍进油腻之物即腹泻，日2～3次，无黏液血便和里急后重，经肠镜检查无异常，诊断为慢性腹泻。近1个月来，天明时感腹胀，欲急便泻，泻后则舒，遇温痛减，腰酸疲乏，舌质淡，苔薄白，脉沉细。证属病延日久，肾中阳气不足，不能暖土固摄。治宜温补脾肾、涩肠止泻，方选四神丸合理中汤加减。补骨脂10g，吴茱萸4g，炮姜6g，附子6g，党参20g，豆蔻仁6g，炒白术15g，茯苓15g，五味子6g，当归10g，大腹皮10g。服药7剂后，无天明时腹胀，大便次数减少，质烂。原方加炒扁豆15g，炒薏苡仁30g，续服。后以健脾温肾固摄法调理月余而愈。

综上所述，"魄门亦为五脏使"的理论，指导临床治疗颇具重要意义。故张介宾在《类经》中言"虽诸腑糟粕固由其泻，而脏气升降亦赖以调，故亦为五脏使"。所以在临床上遇到外感内伤病变，下察魄门是不可忽视的，《素问·五脏别论》曰："凡治病，必察其下。"因此，在疾病的治疗中，魄门病变可调理五脏，五脏病变可通调魄门，魄门为五脏主使。

第三节　张景岳补虚法探析

张景岳不但在医学理论上卓有建树，其在临床实践中也积累了丰富的经验。他在杂病治疗中，以善用温补著称于世。鉴于"阳非有余，阴常不足"的理论，张景岳在辨证中尤其重视虚实辨证。他在《景岳全书》中言："人之疾病，无过表里寒热虚实，只此六字，业已尽之。然六者之中，又惟虚实二字为最要。"而在虚实之中，他更加重视辨虚，他认为："疾病之实，固为可虑，而元气之虚，应尤甚焉。故凡诊病者，必先察元气为主。"因此，张景岳在临床上十分重视顾护元气，他还提出了"宁可失于误补，不可失于误攻"的言论。他认为："若实而误补，随可解救；虚而误攻，不可生矣。"《新方八阵》是张景岳临床辛勤探索的成果，他曾言："采用补之法则，悉在新方八略、八阵中，惟细察之可得其概。"为了更好地继承和探析张景岳的学说，以下对于新方中的补虚法则作一浅析。

一、益气滋阴、回阳固脱法

阴虚发展到严重阶段可导致阴液干涸，称为亡阴；阳虚发展到严重阶段可导致阳气衰竭，称为亡阳。两者均可出现神情淡漠、烦躁，甚至出现昏迷、汗多、脉细微或脉微欲绝等。历代医家大都采用四逆汤等辛温之剂，对于阳虚阴竭、阴阳将脱的危证，虽有四逆加人参汤，阴阳兼治以回阳复脉，但在方药组成上未能越出辛温的范围。张景岳从命门水火的相互关系、命门寓元阴元阳的辨证关系着眼，创立了益气养阴、回阳固脱法，代表方如六味回阳饮。本方由人参、制附子、炮干姜、炙甘草、熟地黄、当归身组成。方中人参、制附子、炮干姜、炙甘草益气回阳，救逆固脱。张景岳治疗脱证时强调"阳失阴而荡者，不补火，何以苏垂寂之阴"。但他又认为，凡治阴阳将脱者，补阴补阳两者不可截然分开，故加熟地黄、当归身滋阴补血，以收散亡之气。熟地黄益真阴，当归身养血守中，安五脏，强形体，益神志，归地相配，动静相兼，精血互滋，复其真阴，使阳有所依。诸药相合，共奏益气滋阴、回阳固脱之效，制方用药颇有创意。

二、补中益气、养阴补血法

凡因中气不足，劳倦内伤，气虚下陷，或脾气不足，风木内干者。仲景立建中法以平木制风；东垣立补中益气法以益气升陷。除此之外还有劳倦伤阴、精不化气者，景岳立补阴益气法以生精化气，创立了补阴益气煎。本方由东垣补中益气汤化裁而来，用于治疗劳倦饥饱损伤脾胃，导致中气下陷，复感外邪，而形成的内伤表邪未解之证。本方由人参、当归、山药、熟地黄、陈皮、炙甘草、升麻、柴胡组成。方中人参、山药、炙甘草益气健脾，以化生血气；熟地黄补阴生精；当归养血活血；柴胡、升麻，一降一升，调理气机，使中气升降自如，柴胡还可透达未尽之余邪于外；陈皮理气醒脾。妙在酒炒山药，以阳促阴，更能增强滋阴益气的作用。诸药合用，共奏补中益气、养阴补血之功。本方对于素体阴虚而致中气不足的患者，服之颇宜。

三、大补元气、滋阴养血法

凡因气血大亏，引起肾精虚衰，元神失守，症见神疲体弱、四肢乏力、面色少华，必须采用固本培元之法以峻补精气，方能转危为安。张景岳创立了大补元煎，本方由人参、山药、熟地黄、当归、杜仲、山茱萸、枸杞子、炙甘草组成。方中人参大补元气，气虚较甚时，可重用至30～60g，与山药、炙甘草同用，共奏益气健脾，生化之源之功；熟地黄滋补肾阴；当归滋阴养血；枸杞子、山茱萸滋补肝肾，填精补血；杜仲强腰益肾，增强熟地黄、枸杞子、山茱萸补益之功，补而不腻；人参配当归，益气养血。方中人参与熟地黄同用而剂量独重，因两者属性不同，一阴一阳，一形一气，互主生成。两者配合，就可起到精血互根的微妙作用。诸药合用，益气补阴养血，以救男妇气血大坏等症，本方用之，称为上策。

四、温经补血、滋阴填精法

凡因真阴精血亏虚，以致冲任受损，血海不足，经事衍期，量少色淡，腰膝筋骨疼痛，或气血虚寒，引起心腹疼痛等症，张景岳采用填精益血法，代表方为大营煎。本方由当归、熟地黄、枸杞子、炙甘草、杜仲、牛膝、肉桂组成。方中熟地黄、当归、枸杞子补精养血；杜仲、牛膝补肾强腰而壮筋骨；炙甘草缓急和中；肉桂一味，以温佐润，使阴药灵动活泼，富有生机。若寒滞在经，气血不能疏通，筋骨疼痛之患者，加制附子3～6g；气虚者加人参、白术；中气虚寒呕恶者，加干姜3～6g。诸药合用，共奏温经补血、滋阴填精之效，使阳生阴长。本方对妇女经迟血少者亦有效，随症加减，疗效较好。

五、益气摄血、升阳举陷法

凡属中阳不足，气虚下陷，或气不摄血，引起血崩、血脱、脱肛，甚至亡阳垂危等证，唯有升举一途，补益中气为本。张景岳创立了举元煎，本方由人参、黄芪、炙甘草、升麻、炒白术组成，方中人参、炒白术、炙甘草，宗四君之意，健脾补中益气；黄芪、升麻升阳举陷。诸药合用，共奏益气摄血、升阳举陷之功。凡中气下陷，妇女出血，临床用之，无须用止血药而血自止。

六、益气健脾、温中散寒法

凡因中气虚寒、中焦阳虚内寒而出现的呕吐、泄泻、恶心、不食、腹胀等症，常用四君子汤、理中汤等化裁加减。张景岳综合前人用方特点，另立温补脾胃法，代表方为养中煎。本方由人参、山药、白扁豆、炙甘草、茯苓、干姜组成。张景岳治疗脾胃病，颇有特色而善用甘温，方中人参甘温，大补元气，补脾益气；干姜辛热，温中阳，祛里寒，与人参合用，一补一温，相得益彰，有温中散寒、益气补脾之功效；山药性味甘平，既补脾气，又益脾阴，且兼涩性，能止泻；白扁豆、茯苓健脾化湿；炙甘草补脾益气，缓急止痛。诸药合用，共奏益气健脾、温中散寒之功效，使脾气健运，中阳振奋，寒湿得以除，则呕停泄止，本方可用于消化系统疾病。

七、平补气血、补益五脏法

凡因五脏气血亏损诸症，一般都以四君子汤、四物汤为主方，着重于升发脾气，调补肝血。张景岳别出机杼，另立一法，五脏并补，重点在于益心气与填肾精，五福饮就是这一法则的基础方。本方由人参（心）、熟地黄（肾）、当归（肝）、炒白术（肺）、炙甘草（脾）组成。方中人参益心气，熟地黄补肾精，当归养肝血，白术生肺金，甘草健脾土，五脏兼顾，气血双补，五味治五脏，各司其职。诸药共奏益气血、养五脏之功。较之四物汤、四君子汤更为纯正平和。关于本方的具体运用，张景岳指出："三阴气血俱虚，治节不行，而不便于温者，宜五福饮。"本方治疗妇人崩淋经漏等，用之疗效甚佳。

八、峻补精血、滋养肝肾法

凡因气血虚衰、肝肾亏耗所致头昏目眩、腰膝酸痛、神疲乏力、阳痿早泄、听力减退、须发早白、未老先衰等症，可用峻补精血、滋养肝肾法。张景岳认为："肾为精血之海，而人之生气，即同天地之阳气，无非自下而上，所以肾为五脏之本。"峻补精血，首以补肾着手，代表方为赞化血余丹。本方由血余炭、熟地黄、枸杞子、当归、鹿角胶、菟丝子、杜仲、巴戟天、小茴香、白茯苓、肉苁蓉、胡桃仁、何首乌、人参组成。方中血余，即头发。发为血之余，"血盛则发盛，最得阴阳之生气。以火炮制，其色甚黑，大能壮肾，其气甚雄，大能补肺"。血余炭补肾养血；

熟地黄、当归、枸杞子、何首乌滋肾阴之精，以增强滋补肝肾、养精血之功；鹿角胶、菟丝子、巴戟天、肉苁蓉、杜仲、胡桃仁温肾，填补肾精，温补命门之火，共达"阴中求阳，阳中求阴"之效；人参、白茯苓益气健脾；小茴香芳香醒脾，以养后天。诸药合用，共奏滋补肝肾、补益气血之功。本方对于大病之后阴阳气血俱虚者，最为合适。

九、滋补肝肾、壮水育阴法

凡因真阴不足导致的腰酸遗泄、盗汗，口燥咽干等症，可用滋补肝肾、壮水育阴法。张景岳云："真阴肾水不足，不能滋养营卫，渐至衰弱……凡精髓内亏，津液枯涸等证，俱速宜壮水之主，以培左肾之元阴，而精血自充矣。"左归饮即为育阴壮水法的代表方。本方由熟地黄、山药、枸杞子、炙甘草、茯苓、山茱萸组成。方中重用熟地黄，甘温滋肾填精；枸杞子、山茱萸协助熟地黄滋肾养肝，加强熟地黄滋肾填精、滋阴壮水之力；山药、茯苓、炙甘草益气健脾，化生精微以养先天，并防熟地黄滋腻太过。诸药合用，共奏滋补肝肾、壮水育阴之功。本方着眼于虚，重在滋肾填精，治肾水不足所致腰酸耳鸣之疾，确是纯甘壮水之妙方。

十、温肾益火、补阳填精法

凡因肾阳不足、命门火衰导致气怯神疲、腹痛腰酸、肢冷之症，可用温肾益火、补阳填精之法。根据阴阳互根之理，"阴生于阳""阳生于阴""孤阴不生，独阳不长"。阴阳相互依存而又相互转化。张景岳指出："善补阳者，必于阴中求阳，则阳得阴助而生化无穷；善补阴者，必于阳中求阴，则阴得阳升而源泉不竭。"右归饮就是温肾益火、补阳填精法的代表方。本方由熟地黄、炒山药、山茱萸、枸杞子、炙甘草、杜仲、肉桂、制附子组成。方中重用熟地黄滋肾填精，使阳生有所，寓阴中求阳之意；枸杞子、山茱萸协助熟地黄滋肾养肝；制附子、肉桂温补肾阳，旨在水中生火，微微而发，不在急急回阳，迅猛飞腾；杜仲强壮益精；山药、炙甘草温中健脾。诸药合用，共奏温肾补阳填精之功。

综上所述，张景岳在临床用药时，尤其重视人体元气，强调培本固元，温补元阳，滋补真阴，使阴阳趋于平衡。鉴于人体阴阳气血之间存在着相互滋生、相互转换的关系，张景岳指出："其有气因精而虚者，自当补精以化气；精因气而虚者，自当补气以生精。"他倡导精气互补之法，并创制了左归饮、右归饮、左归丸、右归丸等精气互补的著名方剂。在立方选药方面，张景岳认为："凡气虚者，宜补其上，人参、黄芪之属是也；精虚者，宜补其下，熟地、枸杞之属是也；阳虚者，宜补而兼暖，桂、附、干姜之属是也；阴虚者，宜补而兼清，门冬、芍药、生地之属是也。"张景岳在《景岳全书》中，共用药300多味，其中以人参、熟地黄、大黄、附子为药中"四维"，更推人参、熟地黄为良相，大黄、附子为良将。其对人参、熟地黄的应用尤有创见。在补阵29方中，张景岳用得最多的就是人参和熟地黄。如名方大补元煎，方中人参、山药、甘草补气；熟地黄、当归、枸杞子补血，融合气血互补于一炉，实大补气血、固本培元之第一要方，所以，补虚法是张景岳临床辛勤探索的成果，也是临床医学方面的学术精华。

第四节　群方之祖——桂枝汤

桂枝汤为《伤寒论》第一方，《伤寒论》中以桂枝汤加减化裁衍生了30余首方剂，可见桂枝汤适用范围之广泛，因此被历代医家誉为"群方之祖"。

我们总结了临床应用桂枝汤的经验，从理法方药多个角度，阐释桂枝汤的内涵、桂枝汤证与其衍生方变化发展的关系，提出桂枝汤注重方根搭配，桂枝汤不仅是汗剂，亦是补剂，为轻补阴阳之剂，且其衍生方在临床中无论内伤、外感皆可使用。

一、桂枝汤方义，治在气血营卫

历代医家多认为桂枝汤证病机为营卫不和，也有提出卫强营弱之说。《医宗金鉴》认为，气血营卫的实质就是阴阳，故营卫和谐，即血气协调，究其根本为阴阳平衡，营卫不和是因营卫皆虚而成病，所谓"卫强"是病理性虚假亢奋。若卫实强，充盈于体表，固护周身，虽大风苛毒不能侵袭，即"正气存内，邪不可干"。因此，营卫皆虚才是桂枝汤治疗"营卫不和"的根本病机所在。

用桂枝汤止汗，使营卫和谐而汗止。张锡纯在《医学衷中参西录》中论桂枝汤证"乃卫气虚弱，不能护卫其营分，外感之风直透卫而入营，其营为风邪所伤，又乏卫之保护，是以易于出汗……实由于胸中大气之虚损……桂枝汤者当啜热粥以助药力……欲助胸中大气以固营卫之本源也"。所以桂枝汤所治汗出之症，主因营卫两虚。方以桂枝之辛温，解肌祛风；芍药之酸寒，敛阴和营。一散一收，相反相成，为调和营卫之最佳组合。更以生姜辛温散邪，甘温补益，进而增强桂枝、芍药调和营卫之功效。甘草味甘辛，调和诸药，培固中土，以资汗源。桂、姜、草、枣相合，具辛甘发散之功；芍、草、枣相配，有酸甘化阴之效。如此五味成方，攻补兼施，散收相合，内外互济，是调和营卫之代表，亦组方严谨之典范。

二、方根搭配，皆在轻补阴阳

桂枝汤证为阴阳两虚、营卫不足之证，两个病机并存，却无主次从属之分，故桂枝、芍药共为君首，等量用之，阴阳结合，一开一合，散收同用。将桂枝汤的配伍细分之，桂枝、甘草为一基本方或方根，以达辛甘化阳而补阳之效；芍药、甘草为一基本方或方根，以达酸甘化阴而补阴之功；生姜、甘草、大枣益胃气。疾病若以内伤外感划分，桂枝汤治外感，加"辅汗三法"以扶正祛邪，安内攘外，为解表剂；又治内伤，即针对阴阳两虚，营卫不足而补虚，《金匮要略》虚劳方多由其加减而来，可为补剂、和剂。所以桂枝汤既可祛邪，又可扶正，内伤外感之阴阳两虚者皆可用，故其为轻补阴阳之剂。

桂枝汤衍生方大致分为 5 类：①用于表郁轻者，如桂枝麻黄各半汤、桂枝二麻黄一汤、桂枝二越婢一汤，称为"三小汗法"；②用于桂枝汤证并兼他证者，如桂枝加葛根汤、桂枝加厚朴杏子汤等；③用于桂枝汤证兼阳热盛者，如桃核承气汤、桂枝加大黄汤等；④用于桂枝汤证兼阳虚者，如桂枝加附子汤、黄芪桂枝五物汤等；⑤用于桂枝汤证兼阴虚者，如小建中汤、炙甘草汤等。

三、平脉辨证，结合指征应用

《伤寒论·辨太阳病脉证并治上》云："太阳中风，阳浮而阴弱。阳浮者，热自发，阴弱者，汗自出。啬啬恶寒，淅淅恶风，翕翕发热，鼻鸣干呕者，桂枝汤主之。"从条文来看，治疗太阳表虚证，多以桂枝汤类为主，脉之虚实，以沉候为准，沉取有力者为实，沉取无力者为虚。"阳浮而阴弱"即轻取浮、沉取弱的虚证之脉象，故认为桂枝汤证的典型脉象非浮脉，实乃脉虚之象外布。脉虚亦因虚证所致，由于虚人外感，卫不足则表现为恶风寒、自汗，营不足则表现为卫浮发热，胃气不和则出现干呕。

桂枝汤证的本质为正虚感邪，而临床症状表现形式多变，因人而异，在表可表现为发热、恶风、自汗等症状；在里可表现为身痛、胃脘不适、心悸、乏力、眠差、月经不调等症状。从脉象来看，偏细偏弱，故临证之时，应用桂枝汤多随症化裁，不拘泥于条文。

验案举隅：吴某，女，52 岁，2023 年 3 月 21 日初诊。患者 20 余天前感染新型冠状病毒，心悸心慌，眠差，恶心，胸闷，畏寒，恶风，乏力，汗出，心烦，少量咳嗽，少痰，月经已 1 年未来潮，大便尚可，舌质淡，苔薄白，脉细数。经西药治疗无效，由家人陪同求诊。中医诊断为心悸。证属营卫不和，治宜调和营卫，方药选用桂枝汤加减。桂枝 10g，炒白芍 12g，炙甘草 6g，大枣 10g，生姜 9g，煅龙骨、煅牡蛎各 20g，太子参 20g，柴胡 10g，姜半夏 10g。患者服 5 剂后，诸症平息，原方续服 7 剂而愈。

按语：患者心悸心慌，心烦出汗，若以证论，疑为阴虚火旺，但伴畏寒恶风，因感染新型冠状病毒，余邪未清，舌象为虚，若以脉治，细为营卫不和，数为阴血亏虚，阴阳相悖，营阴不济卫阳而心悸，卫阳不固营阴则汗出，胃气不和则恶心。本病为太阳与少阳同病，营卫不和，少阳枢机不利，故用桂枝汤调和营卫，小柴胡汤和解少阳枢机，加龙骨、牡蛎潜阳定悸，两者相和，阴阳协调，遣药贴切，配伍精妙，药到病除。

第五节　苓桂术甘汤的应用发挥

《伤寒杂病论》乃东汉时期张仲景所著，作为中医学四大经典之一，该书共收录了 269 个方剂。这些方剂的配伍大多精准而简练，疗效显著，因此后世尊称其为"方书之祖"。现将李雅琴老师在临床实践中应用苓桂术甘汤的心得体会进行整理，从原方记载、方证释义、辨证要点、病机主治、应用发挥、验案举隅等多方面进行深入分析，以揭示其理论内涵及其在临床实践中的应用价值。

一、原文记载

《伤寒论·辨太阳病脉证并治中》云："伤寒，若吐、若下后，心下逆满，气上冲胸，起则头眩，脉沉紧，发汗则动经，身为振振摇者，茯苓桂枝白术甘草汤主之。"

茯苓四两　桂枝三两,去皮　白术、甘草各二两,炙

上四味，以水六升，煮取三升，去滓，分温三服。

《金匮要略·痰饮咳嗽病脉证并治》云："心下有痰饮，胸胁支满，目眩，苓桂术甘汤主之。"

茯苓四两　桂枝三两　白术三两　甘草二两

上四味，以水六升，煮取三升，分温三服，小便则利。

二、方证释义

苓桂术甘汤是临床常用的经方，由茯苓、桂枝、白术、甘草四味药精妙组合而成。方中茯苓重用为君，其用有四，一可甘淡利水以消阴；二可宁心安神以定悸；三可行肺治节之令而通利三焦；四可补脾益土以防水气上冲。桂枝为臣，其用有三，一可补心阳以制水；二可通阳以消阴；三可下气以降冲。苓桂相须，缺一不可，如果有茯苓而无桂枝，则不能化气以行津液；有桂枝而无茯苓，则不能利水以伐阴邪。白术为佐，白术、茯苓相得益彰，为健脾祛湿的常用组合，与茯苓相配，增强健脾渗湿的作用。炙甘草为使，其用有三，一可助桂枝扶心阳以降冲，达到温补中阳之力；二可合白术、茯苓崇土以利制水；三可调和诸药，功兼佐使之用。

苓桂术甘汤的方剂理论深刻体现了《伤寒论》中所述的"心下逆满，气上冲胸，起则头眩"及《金匮要略》中"心下有痰饮，胸胁支满，目眩"的病证特点。以茯苓、桂枝为核心，治疗心脾阳虚，平冲降逆，以消阴邪；佐以白术，健脾燥湿助运化，杜绝痰饮生成之源；佐使以炙甘草，补脾益气，与桂枝辛甘化阳。四药共奏健脾化湿、温阳化饮之功，使中阳得健，痰饮得化，水精四布，可有效缓解水饮内停所致的多种症状。

三、辨证要点

在临床实践中，苓桂术甘汤的应用较为广泛，且疗效显著。临证时，只要有中阳不足、水湿内停、水气上冲等痰饮病症状，如胸胁支满、心悸、目眩、短气而咳、舌苔白滑或白腻、脉弦滑或沉紧等症状，可考虑使用苓桂术甘汤进行治疗。

四、病机主治

苓桂术甘汤主治痰饮病，其病机多为中阳素虚，脾失健运，气化不利，水湿内停。盖脾主中州，职司气化，为气机升降之枢纽。若脾阳亏虚，健运失职，则水湿蕴滞而为痰为饮。痰饮随气升降，无处不到，停于胸胁，则见胸胁支满；阻于中焦，胃脘胀闷，纳呆恶心；上蒙清窍，则见目眩；上凌心肺，而见胸闷心悸、短气而咳等症。

五、应用发挥

1. 水气病

水气病最显著的临床特点就是水气上冲，由于心阳虚衰，不能坐镇于上，在下的水寒邪气乘虚上凌而发。可有以下表现：

心下逆满：饮邪停聚于胃脘部，胃失和降，胃脘胀闷。

气上冲胸：水饮随气上逆，冲及胸膈，引发心悸、胸闷、胸痛、气短。

痰湿中阻：浊阴不降，清阳不升，水湿蒙蔽清窍，头晕目眩。

上冲胸咽：水气从脐下上冲胸咽，像豚之奔突，名为"奔豚气"。

2. 心水病

心水病以心阳不足为要，而心阳的正常功能有赖于脾阳的正常运化。因此，中阳不足可导致健运失职、水湿内停、水饮上凌心肺，出现胸闷、心悸、气短、咳喘、水肿等心水病症状，治疗当用温阳利水降冲之法。苓桂术甘汤既温心阳，又化水气、降逆气，对水心病的治疗非常契合。

3. 合方应用

苓桂术甘汤合葶苈大枣泻肺汤：葶苈大枣泻肺汤出自《金匮要略·肺痿肺痈咳嗽上气病脉证治》，其云："肺痈，喘不得卧，葶苈大枣泻肺汤主之。"两方合用，温阳利水，泻肺平喘，可用于治疗心水病、悬饮等疾病。

苓桂术甘汤合泽泻汤：泽泻汤见于《金匮要略·痰饮咳嗽病脉证并治》，其云："心下有支饮，其人苦冒眩，泽泻汤主之。"两方合用，温阳化饮，升清降浊，可用于治疗眩晕。

苓桂术甘汤合小半夏汤：小半夏汤出自《金匮要略·痰饮咳嗽病脉证并治》，其云："呕家本渴，渴者为欲解，今反不渴，心下有支饮故也，小半夏汤主之。"两方合用，健脾化湿，降逆化饮，可用于治疗胃痞、脘痞、胃饮等疾病。

苓桂术甘汤合参附汤：参附汤出自《妇人良方大全》，主治元气大亏，阳气暴脱，四肢不温，面色苍白，脉微欲绝。两方合用，可用于治疗回阳救脱的厥脱证。

苓桂术甘汤合桂枝甘草龙骨牡蛎汤：桂枝甘草龙骨牡蛎汤出自《伤寒论·辨太阳病脉证并治中》，其云："火逆下之，因烧针烦躁者，桂枝甘草龙骨牡蛎汤主之。"两方合用，补脾养心，温通心脉，主治心脾阳虚、水饮上冲、心神浮越所致之心悸。

苓桂术甘汤合栝蒌薤白半夏汤：栝蒌薤白半夏汤出自《金匮要略·胸痹心痛短气病脉证治》，其云："胸痹不得卧，心痛彻背者，栝蒌薤白半夏汤主之。"两方合用，温散寒湿，通阳宣痹，主治胸阳不足、寒湿瘀痹之胸痹病。

苓桂术甘汤合真武汤：真武汤出自《伤寒论·辨少阴病脉证并治》，其云："少阴病，二三日不已，至四五日，腹痛，小便不利，四肢沉重疼痛，自下利者，此为有水气，其人或咳，或小便利，或下利，或呕者，真武汤主之。"两方合用，温补心脾肾之阳，化气利水，主治脾肾阳虚、水气内停之心水病。

4. 小结

苓桂术甘汤作为"病痰饮者，当以温药和之"的经典方剂，组方看似平淡无奇，却集温化、健脾、通阳、利饮于一体，既避免了刚燥之弊，又无柔补之嫌，其配伍精妙，疗效显著。首先，在治疗心水病方面，可谓独树一帜，如千军万马之势，临床疗效惊人；其次，对于水气病，只要存在水气上冲的病机，不论何种疾病，都可获得良好的效果；最后，基于此方的加减变化，能够衍生出一系列新的方剂，为中医药治疗提供了更为丰富的选择。这种独辟蹊径的治疗方法，是中医治疗领域的一大创新。

六、验案举隅

病案 1

叶某，女，53 岁。2024 年 5 月 4 日初诊。

患者反复头晕 3 年，经医院检查诊断为梅尼埃病，每年发作 1 ～ 2 次，经西药输液后可缓解。本次头晕症状再发，经输液治疗 1 周后，症状未缓解，故来我院求诊。刻下症见：体形肥胖，头晕目眩，坐起或起立时明显，持续数秒后可缓解，伴恶心呕吐，胸部满闷，口淡乏味，大便黏，舌质淡，边有齿痕，苔薄白而腻，脉滑。

中医诊断：眩晕（湿困中阳，清阳不升，浊阴不降，上蒙清窍）。

治法：温阳化饮，降逆和胃。

处方：苓桂术甘汤合小半夏汤加减。

茯苓 30g，桂枝 10g，炒白术 15g，姜半夏 10g，炙甘草 5g，陈皮 10g，生姜 3 片。7 剂，水煎服，日 2 次。

5 月 11 日二诊：患者服药后头晕、目眩、恶心、呕吐、胸闷症状好转，纳食增加，但有时伴乏力，原方加太子参 30g，以健脾益气助运。

患者服 14 剂而愈。随访半年，未再复发。

按语：眩晕，古称"冒眩"，本案患者头晕为梅尼埃病所致，其病因大多归于痰饮。《金匮要略·痰饮咳嗽病脉证并治》云："心下有痰饮，胸胁支满，目眩，苓桂术甘汤主之。"患者体形肥胖，符合痰湿体质特征。患者头晕反复发作，恶心，呕吐，胸胁满闷，为中阳亏虚、水气上冲所致。"病痰饮者，当以温药和之"，故用苓桂术甘汤温阳化饮，健脾利水。方中茯苓为君，健脾渗湿化饮；臣以桂枝温阳化气，平冲降逆；佐以白术健脾燥湿；使以炙甘草合桂枝辛甘化阳，伍白术益气健脾。全方温而不燥，利而不峻，标本兼顾，配伍严谨，为治疗痰饮病之和剂。因患者伴有恶心、呕吐、胸满等症，故合用了小半夏汤加陈皮以降逆和胃，健脾化痰。患者服药 14 剂后，症状明显缓解，疗效显著。随访半年，未再复发。

病案 2

马某，男，92 岁。2020 年 1 月 18 日初诊。

患者患肺癌 6 年，未经手术和化疗。近 1 个月来因"发热、咳嗽气急"住院治疗，胸部 CT 检查示右侧胸腔见大量胸腔积液，予抽胸腔积液和抗感染治疗，热退，咳嗽、咳痰、气急症状稍缓解而出院。后复查 B 超示右侧胸腔见中等量积液。刻下症见：咳嗽，咳泡沫样痰，量多，动辄气急，便秘，舌质暗淡，苔白滑，脉滑。

中医诊断：痰饮（饮停心下，胸胁支满）。

治法：温化痰饮，豁痰平喘。

处方：苓桂术甘汤合葶苈大枣泻肺汤加减。

茯苓 40g，桂枝 10g，生白术 30g，炙甘草 9g，葶苈子 10g，大枣 20g，桔梗 6g，杏仁 10g，枳壳 10g，丹参 20g，地龙 15g，北沙参 30g，姜半夏 10g。7 剂，水煎服。

患者服药后咳嗽、气急症状好转，伴乏力，原方加黄芪 20g，继续服药 1 个月。1 个月后复查 B 超示右侧胸腔积液明显减少，原方去葶苈子，加炙紫菀 10g，效不更方，继续服药 3 个月。服药后再次复查 B 超示右侧胸腔未见明显胸腔积液。

按语：《金匮要略·痰饮咳嗽病脉证并治》云："其人振振身瞤剧，必有伏饮……心下有痰饮，胸胁支满，目眩，苓桂术甘汤主之……膈间支饮，其人喘满，心下痞坚，面色黧黑，其脉沉紧。"苓桂术甘汤有温化三焦水饮之功，故后世称其为苓桂剂之祖方。方中茯苓、白术以蠲饮气，补土制水；桂枝辛温通阳，振奋阳气以消饮邪；甘草和中益气。葶苈大枣泻肺汤，主治痰涎壅盛、咳喘胸满。丹参、地龙活血养血平喘，黄芪以扶正补气。诸药合用，共奏健脾燥湿、利水蠲饮、降逆平喘之功。

第六节　浅议《伤寒论》之炙甘草汤

炙甘草汤又名复脉汤，出自《伤寒论·辨太阳病脉证并治下》，其云："伤寒脉结代，心动悸，炙甘草汤主之。"明代方有执云："脉结代而心动悸者，虚多实少。譬如寇欲退散，主弱不能遣发，而反自徬徨也。"对于此类病证的治疗，如果我们不分析病因，不认真辨证，动辄投以此方，药不对症，则收效不佳。因此，我们查阅诸多文献，对炙甘草汤原义、立法方药及后世发挥等做出一些总结，浅析如下。

一、炙甘草汤原意浅析

1."伤寒"二字释义

本条文以"伤寒"二字冠首，从六经辨证理论出发，当见恶寒、发热、脉浮等表证，今不见表证，却见"脉结代，心动悸"，说明病已由表入里，损及少阴。少阴为心肾两脏，外邪若不传足少阴肾，便传手少阴心，此后才有"脉结代，心动悸"[①]。为外感风寒未罢，表邪内陷少阴，邪气内舍于心，损伤心之气血阴阳所致。

2."结代脉"考证

"结代脉"是炙甘草汤的重要指征，是间歇脉的并称，但"结""代"二者又有所不同。《伤寒论·辨太阳病脉证并治下》云："脉按之来缓，时一止复来者，名曰结；又脉来动而中止，更来小数，中有还者反动，名曰结，阴也。脉来动而中止，不能自还，因而复动者，名曰代，阴也。得此脉者必难治。"结代脉皆属阴脉，二者对比，代脉之候较结脉更重。若出现代脉，必有结脉伴随，多提示合并器质性心脏病。西医伴有心律失常者均可见结脉，但并不一定出现代脉。无论是结

---

① 谢惠素.基于古今文献的炙甘草汤方证研究[D].北京中医药大学，2013.

-23-

第一章　经典心悟

脉或代脉，或结代脉同见，都表明心之阴血亏损，血脉瘀滞，"炙甘草汤主之"。

3. "心动悸" 见解

"悸"是一种自觉症状，患者感到自己的心脏跳动不适，心率可能过快，也可能过慢或节律不齐，而加上"动"字，则别于其他汤证所言之"悸"，如《伤寒论·辨太阳病脉证并治中》云："发汗过多，其人叉手自冒心，心下悸，欲得按者，桂枝甘草汤主之。"《伤寒论·辨太阳病脉证并治中》云："伤寒二三日，心中悸而烦者，小建中汤主之。"现在加上一个"动"字，是言其甚也，是阴血不足而见心律失常，它和结代脉是相关联的，是一致的。这是外邪入里，与心之正气相互作用，以正虚为主，邪实为次。所以炙甘草汤主治应为表里同病，虚实夹杂，且以里虚证为主要方面的病证。

二、立法方药浅谈

1. 何药为君

炙甘草汤由9味药组成，具有益气滋阴、通阳复脉之功效，而炙甘草不仅是本方的方名，也是本方的君药。若将本方理解为单纯的补益剂，就很难解释炙甘草作为君药的原因。从炙甘草的功效来看，其补气之力不如人参，滋阴、养血之效不及地黄、阿胶，温通作用亦比不上桂枝。从其剂量来看，其用量仅为地黄的四分之一。所以有医家认为，将炙甘草作为单纯补益方的君药依据不足[①]。为什么以炙甘草作为本方的君药呢？

第一，炙甘草具有补益心气、安魂定魄的作用，可以调节心率，安抚心神，消除心悸，这是本方治疗"脉结代，心动悸"的根本。第二，炙甘草具有补中益脾、化生气血的作用，可以增强脾胃功能，促进水谷运化和气血生成，这是本方治疗"脉结代，心动悸"的基础条件。第三，炙甘草能够调和诸药，增强方剂效力。本方除炙甘草外，还有生地

---

① 王丽云.《伤寒论》炙甘草汤治疗邪少虚多证析义 [J]. 中国中医急症，2007，（11）：1390–1391.

黄、人参、桂枝、生姜、大枣温补之品和阿胶、麦冬、麻仁滋阴之品，这些药物虽然各有功效，但也有相互制约或冲突的可能，炙甘草起调和诸药的作用[①]。同时与方中清酒相配，起到行药势、通血脉、引导诸经的作用。第四，炙甘草又有通经络、利血气、清热解表、祛痰止咳等"泻"的功效。如《药品化义》所言甘草"主散表邪，消痈肿，利咽痛"。可见，炙甘草在炙甘草汤中的作用既能益气补中复脉，又能通利血气，补中有通，且能祛表邪，恰到好处地反映了立法制方的寓意，故为君药，并以"炙甘草汤"命名。

2. 剂量释疑

炙甘草汤组成：甘草四两，炙　生姜三两，切　人参二两　生地黄一斤　桂枝三两，去皮　阿胶二两　麦门冬半升，去心　麻仁半升　大枣三十枚，擘

上九味，以清酒七升，水八升，先煮八味，取三升，去滓，内胶烊消尽，温服一升，日三服。一名复脉汤。

从处方来看，阴性药物与阳性药物用量之比为2:1。方内阿胶、麦冬、麻仁、生地黄、甘草、大枣皆为阴药，剂量之大，以生阴津、补益营血。尤其方中生地黄用到一斤之多，而仅以人参、生姜、桂枝作为阳药，通阳气，行血脉。阴主静，阳主动，阴在内阳之守也，阳在外阴之使也，重用静药，阴为阳之基，无阴则阳无以生；反之，若阳药多而阴药少，则濡润不足而燥烈有余。即使阴阳均衡，亦恐阴液不足，虽用阳动之力推之挽之，究难奏复脉之效。

炙甘草汤方后用清酒七升，水八升，水酒共煎，这个酒应为米酒，酒之气热味辛，有温阳通脉之力，与水浓煎，汁多气少，阴液充盈血脉，以利于结代脉之复常。正如陈修园所言"尤重在炙甘草一味，主持胃气以资脉之本原，佐以清酒使其捷行于脉道也"。柯韵伯云："酒七升，水八升，只取三升，久煎之则气不峻，此虚家用酒之法，且知地黄、麦冬

① 张盈，亓琼，陈慧敏，等.炙甘草汤方义刍议[J].中医文献杂志，2021，39（6）：8-10.

得酒良 ①② 。"

3. 加减之用

本方在临床应用时，用量可根据病情而定，但不宜与原量相差太远。可根据患者病情调整各药之间的比例，亦可适当加减。如腹泻、便溏可减生地黄、大枣、麻仁用量；卧寐不安者，可将麻仁改为酸枣仁，以养心安神；心悸重而脉缓者，可加大桂枝用量。要探讨经方真谛，在不影响原方君臣佐使结构的前提下，尽量采用经方之加减，即或个人经验，以增减二三味或三四味药为好，不可随意增减，喧宾夺主。

三、后世发挥

炙甘草汤具有养心气、益心血、滋心阴、通心脉之功，凡因伤寒或汗、吐、下、大失血后致血气虚损引起的脉结或代均可用之。后世医家对此方主治有所发展，唐代孙思邈在《千金翼方》中记载本方可用于治疗虚劳，唐代王焘在《外台秘要》中首次提出本方可用于治疗心系以外的病证，用于治疗"肺痿涎唾多，心中温温液液者"。随着温病学的发展，炙甘草汤逐渐运用于温病的治疗，清代吴鞠通在《温病条辨》中将原方去参、桂、姜、枣，加生白芍，改生地黄为干地黄，更名为加减复脉汤，用于温病后期、邪热伤阴的阴虚热伏之证，并在加减复脉汤的基础上创一甲、二甲、三甲复脉汤，治疗温病不同时期之变证 ③ 。

目前该方广泛应用于心血管疾病，随症加减对各类心律失常，尤其对期前收缩、缓慢型心律失常具有较好疗效，也可用于心力衰竭、心肌病、病毒性心肌炎，同时对缺铁性贫血、白塞综合征、痛经、白细胞减少症、特发性血小板减少性紫癜也有较好疗效 ④ 。

① 张尊如，王永梅. 关于炙甘草汤中清酒问题的探讨 [J]. 中国中医基础医学杂志，2001，（7）：541-542.
② 彭慧，刘丽坤. 浅谈以酒为溶媒的煎煮方法 [J]. 世界最新医学信息文摘，2019，19（43）：248-250.
③ 金海浩. 炙甘草汤的方证研究 [D]. 南京中医药大学，2006.
④ 匡朋，李成林. 炙甘草汤在心系疾病中的临床运用概况 [J]. 湖南中医杂志，2019，35（9）：155-157.

第七节　小议五泻心汤

五泻心汤乃张仲景为表证误治后见心下痞而设，但临床上所见不因误治而成痞者，亦复不少。如饮食不慎、劳倦所伤、脾胃虚复感外邪、肝胃不和或情志郁结等，在一定条件下，皆可致痞。按照《伤寒论》条文次序，五泻心汤分别为半夏泻心汤、大黄黄连泻心汤、附子泻心汤、生姜泻心汤和甘草泻心汤。五泻心汤的方证离不开"心下痞"，无形邪热结于心下，气机痞塞而成，按之柔软，但满而不痛，非邪热与水饮结于胸膈之"结胸"矣。然剖析五泻心汤所治之"痞"，其证候、治法、方药各有特点，现介绍如下。

一、半夏泻心汤

半夏泻心汤证因误下后，脾胃虚损而生寒，外邪内陷而为热，以致寒热错杂于中，脾胃升降失职，气机壅滞不通，以心下"但满而不痛"而成痞。《金匮要略·呕吐哕下利病脉证治》云："呕而肠鸣，心下痞者，半夏泻心汤主之。"所以本证当有恶心、呕吐、肠鸣下利等症。

本方与小柴胡汤相比，只换了二味药，就把方名改了，把治疗的重点也改了。把生姜换成干姜，柴胡换了黄连。所治在心下，心下就是胃，所以用半夏作为它的主药，和胃降逆；改用干姜，是因为本证既有呕，又有肠鸣，还有胀痛下利，心下痞还要散，所以把生姜换成了温脾经的干姜；黄芩、黄连泄胸中之热。四药辛苦寒热共为主要药组，突出此方以开、泄、动为主要功效。又用人参、甘草、大枣甘温守土之品，助其健运，以复升降之职。诸药合用，共奏降逆和中、消痞除满之功。

验案举隅：叶某，女，56岁。自觉胃脘部胀闷，伴恶心、口苦、失眠、肠鸣、便溏，舌质淡红，苔薄黄而腻，脉滑。此乃脾胃虚弱，升降失职，邪热内陷，以致寒热错杂于中的痞证，治宜和中降逆消痞。姜半夏15g，炒黄连5g，炒黄芩10g，太子参20g，干姜5g，生甘草5g，大枣10g，砂仁5g（后下），沉香曲5g，秫米15g，木香6g。7剂。患者服药后，胃脘部胀闷、肠鸣皆消失，大便成形，寐欠安。于原方加远志6g，肉桂3g（后入）。患者服药后诸症若失，奏效满意。

二、大黄黄连泻心汤

大黄黄连泻心汤由大黄、黄连、黄芩（黄芩原方脱，林亿等加入）三黄组成。从药物组成看，就可知其所治的是"热痞"。《伤寒论·辨太阳病脉证并治下》云："心下痞，按之濡，其脉关上浮者，大黄黄连泻心汤主之。""伤寒大下后，复发汗，心下痞，恶寒者，表未解也，不可攻痞，当先解表，表解乃可攻痞。解表宜桂枝汤，攻痞宜大黄黄连泻心汤。"本证属热，除心下痞外，伴有口渴、心烦、小便赤、舌红苔黄等证。故宜用大黄黄连泻心汤清泄邪热，则痞满自消。因是无形邪热结于心下形成的"虚痞"，而大黄、黄连、黄芩苦寒，气味俱厚，若煎服必下攻肠道而具有泻下作用，使正气受损。故张仲景在本方煎服法尤有妙义，"上二味，以麻沸汤二升渍之，须臾绞去滓，分温再服"，意在取其气之轻扬，不欲其味之重浊，使之利于清上部无形之邪热，而不在泻下部有形之邪结。况且方中大黄剂量只有大承气汤中大黄剂量的一半，浸泡时间较短，故其作用不在泻下，而在清热，这就是张仲景方药运用的精妙技巧[①]。

验案举隅：李某，男，65岁。自觉胃脘部胀满、心烦、口干、大便量少而不畅，舌红，苔黄而腻，脉弦数。患者2年前行胃肠镜检查提示糜烂性胃炎、肠息肉（已摘除）。服西药泻下药和胃肠动力药，可暂时缓解。此乃无形之邪热盘踞于上焦，非苦寒之泻下不能去，故用大黄黄连泻心汤，泄热消痞。大黄7g，黄连5g，黄芩10g，石斛20g，炒枳壳15g。"三黄"先用麻沸汤浸泡须臾，绞去渣，后二药煎半小时滤汁，然后混服。患者服药后胃脘部胀满好转，大便通畅，顿觉神清气爽，原方

① 崔晓春，赵鸣芳，凌云.《伤寒论》五泻心汤煎煮法探析[J]. 中国中医基础医学杂志，2018，24（1）：116-117.

续服 3 剂。后嘱其清淡饮食自行调理。

三、附子泻心汤

《伤寒论·辨太阳病脉证并治下》云："心下痞，而复恶寒汗出者，附子泻心汤主之。"徐灵胎在《伤寒类方》中云："此条不过二语，而妙理无穷"。附子泻心汤中的痞证仍为热痞，而兼有恶寒汗出，并非表邪不解，而是卫外之阳虚损，其治法若纯以扶阳，则更助其热，单用清热，则阳气越虚，故取寒温并用，邪正兼治之法。方中大黄、黄连、黄芩仍用麻沸汤浸泡绞汁去渣，是取其气之轻扬，以清泄心胸之热而消痞；用辛热之附子另煎取汁，得醇厚之药力，以温经扶阳而固表。正如尤在泾所言："此证邪热有余而正阳不足，设治邪而遗正，则恶寒益甚；或补阳而遗热，则痞满愈增。此方寒热补泻，并投互治，诚不得已之苦心……乃先圣之妙用也。"

验案举隅：吴某，男，68 岁。患者有胃溃疡病史 3 年，近因劳累过度，出现胃脘部胀闷 2 天，继之吐鲜红色血数口，伴乏力，畏寒汗出，大便 2 日未解，舌质淡，苔薄黄，脉细弱。此乃胃火上逆，热伤胃络，患者素有阳虚。急则治标，以"釜底抽薪法"，宜泄热消痞，扶阳固表，用附子泻心汤。大黄 7g，炒黄连 5g，炒黄芩 10g，附子 8g（先煎）。以"三黄"泻胃火，用麻沸汤浸泡须臾取汁，附子久煎顾护阳气，与"三黄"相合而服。患者服药后吐血止，胃脘胀闷好转，解出柏油样便 150g，仍伴乏力畏寒，汗出减少。以黄土汤加别直参 6g（另煎）以温阳健脾养血而收功。

四、生姜泻心汤

《伤寒论·辨太阳病脉证并治下》云："伤寒，汗出解之后，胃中不和，心下痞硬，干噫食臭，胁下有水气，腹中雷鸣下利者，生姜泻心汤主之。"生姜泻心汤证与其他泻心汤证相比，除"胃中不和""心下痞硬"之共性外，尚有"干噫食臭，胁下有水气，腹中雷鸣"。陈修园在《伤寒论浅注》中云："伤寒汗出，外邪已解之后，惟是胃中不和，不和则气滞而内结，故为心下痞硬；不和则气逆而上冲，故为干噫。盖胃之所司者，水谷也，胃气和则谷消而水化矣。兹则谷不消而作腐，故为食臭；水不化而横流，故为胁下有水气。腹中雷鸣，下利者，水谷不消，糟粕未成而遽下。逆其势则不平，所谓物不得其平则鸣者是也。以生姜泻心汤主之。"生姜泻心汤即半夏泻心汤减少了干姜的用量，再加生姜而成，而且生姜的用量较大。主要原因有两个："干噫食臭""腹中雷鸣"，说明胃的消化功能不行，另外还存在有形的水气或痰饮。故重用生姜协同少量干姜，意在温胃而宣散水气降逆止呕。本方在开痞的基础上加强了祛水气之功，此正是张仲景的本意。姜夏与芩连为伍，辛开苦降，以开泄寒热错杂之痞塞。更佐以人参、大枣补益脾胃而复中焦升降之职。诸药合用，共奏和胃降逆、宣散水气、化饮消痞之功。

验案举隅：钱某，女，55岁。患者自觉胃脘部胀闷，嗳气频作，泛吐酸水，腹中常有雷鸣声，纳呆，口臭，口苦，精神疲乏，大便溏薄，舌淡胖，苔白腻，脉滑。此乃脾胃虚弱，水食停滞的胃痞病。治拟和胃降逆，化饮消痞。生姜15g，炙甘草5g，太子参20g，干姜5g，炒黄芩10g，炒黄连5g，姜半夏10g，砂仁5g（后入），炒麦芽30g。7剂。患者服药后胃脘部胀闷、泛酸、肠鸣症状缓解，大便已经成形，伴乏力，舌苔薄白稍腻。于原方加苍术9g，石斛15g。续服7剂，诸症均除。

五、甘草泻心汤

《伤寒论·辨太阳病脉证并治下》云："伤寒中风，医反下之，其人下利日数十行，谷不化，腹中雷鸣，心下痞硬而满，干呕，心烦不得安。医见心下痞，谓病不尽，复下之，其痞益甚。此非结热，但以胃中虚，客气上逆，故使硬也，甘草泻心汤主之。"甘草泻心汤方证比生姜泻心汤证更为复杂，有些症状也加重了，但只要抓住"干呕，心烦不得安"就够了。此证出现并非虚实不显，而是"心下痞硬而满"外，脾胃之气已受损，医不明了复下之，进一步阐述了痞利俱盛之原因。这便是此证区别于半夏泻心汤、干姜泻心汤方证的重点所在，故以甘草泻心汤缓其急而和其中。甘草泻心汤就是半夏泻心汤加了一两甘草变成四两甘草，甘草之品独入脾胃，为中宫之补剂，能健脾胃，固中气之虚羸，益中州之虚，而缓客气之上逆；佐人参、大枣则补中益气之力更增；半夏辛开降逆和胃，消痞止呕；黄芩、黄连苦寒清热，解邪热之烦；干姜之辛，温中散寒。诸药协和，寒温并用，使脾胃之气得复，升降调和，阴阳通达，其痞消利止，正气复而病愈。

验案举隅：黄某，女，41岁。胃脘部胀闷，伴恶心2年余，干呕，口苦，纳差，多食则更剧，伴肠鸣辘辘，心烦心悸，神疲乏力，大便有不消化物，伴黏液，日2～3次，舌质淡红，苔薄黄稍腻，脉弦细。经中西药治疗少效。此乃脾胃虚弱，中焦客气上逆，治宜和胃补中，降逆消痞。炙甘草12g，炒党参15g，大枣10g，炒黄芩10g，炒黄连5g，姜半夏10g，干姜5g，砂仁5g（后入），沉香曲6g，秫米15g，木香8g，六神曲15g。患者服7剂后，干呕、心烦心悸、恶心、纳差好转，大便已成形，睡眠欠佳。原方加莲子15g，紫石英20g（先煎），续服7剂。服药后诸症若失，而奏良效。

总之，五泻心汤虽然都可治疗痞证，按其病因病机与不同的证候表现可分为热痞与寒热错杂痞两类。热痞多因伤寒误下或表病传里，无形热邪壅聚于心下，但其热而无形，按之柔软不痛，以关脉浮、口渴、心烦、舌红、苔黄为临床表现，选用大黄黄连泻心汤泄热消痞；若又见恶寒汗出者，为热痞而兼表阳虚，宜用附子泻心汤泄热消痞，扶阳固表；寒热错杂痞多因脾胃不和、寒热错杂所致，用半夏泻心汤、生姜泻心汤、甘草泻心汤，但在临床具体应用时又有所不同。半夏泻心汤突出了"呕而肠鸣，心下痞者"；生姜泻心汤突出了"干噫食臭""腹中雷鸣"；甘草泻心汤重点则是"干呕，心烦不得安"。总之，脾胃升降功能失调是痞证形成的重要因素，所以我们在临床运用五泻心汤时应深刻理解它的侧重点，学习领悟其遣方用药的规律，并结合临床，辨证施治，恢复脾胃升降功能，使阴阳通达，达到痞满消利止的效果。

第八节 经方治疗心力衰竭

心力衰竭是一组复杂的临床综合征，可见呼吸急促、心悸、胸闷、乏力、出汗、水肿等临床表现。中医古籍中虽然没有出现心力衰竭的病名，然而据其临床表现，可归属于"心悸""水肿""喘证""心水""痰饮""脱证"等范畴。

早在《内经》中即有心力衰竭的描述，《灵枢·胀论》云"心胀者，烦心短气，卧不安"，《素问·痹论》云"心痹者，脉不通，烦则心下鼓，暴上气而喘"，《素问·逆调论》云"夫不得卧，卧则喘者，是水气之客也"，《素问·水热穴论》云"故水病下为胕肿大腹，上为喘呼不得卧者"，《素问·汤液醪醴论》云"五脏阳以竭也，津液充郭"。东汉张仲景在《金匮要略》中也有论述，如《金匮要略·水气病脉证并治》云"心水者，其身重而少气，不得卧，烦而躁，其人阴肿"，《金匮要略·痰饮咳嗽病脉证并治》云"水在心，心下坚筑，短气，恶水不欲饮……水停心下，甚者则悸，微者短气"。以上论述的症状与心力衰竭症状十分契合，也被后世医家认为是治疗心力衰竭的圭臬。

一、病因病机

心力衰竭常由外邪侵袭或误治，导致心、肺、脾、肾等机能受损，气血紊乱，水饮、痰浊、血瘀为患。早期以心肺气虚、运血无力、痰浊内蕴为主；病至中期，则因气虚不复，痰饮、瘀血内聚，脏腑失于荣润，而呈气阴两虚之证；后期气虚及阳，水湿泛滥，瘀血愈甚，心肾阳气虚衰，而至急危重候。在《伤寒论》中，导致心力衰竭的病因，大多为太阳病误治之后，如"下之后""发汗过多"，或为外邪直犯少阴所致，《伤寒论·辨太阳病脉证并治上》云"太阳病，下之后，脉促胸满者，桂枝去芍药汤主之"，《伤寒论·辨太阳病脉证并治中》云："发汗过多，其人叉手自冒心，心下悸，欲得按者，桂枝甘草汤主之……太阳病，发汗，汗出不解，其人仍发热，心下悸，头眩，身𥆧动，振振欲擗地者，真武汤主之。"是发汗过多由太阳病转属少阴病。再如《金匮要略·痰饮咳嗽病脉证并治》云"膈间支饮，其人喘满，心下痞坚，面色黧黑，其脉沉紧，得之数十日，医吐下之不愈，木防己汤主之"，是吐下后致心阳虚弱兼饮邪郁而化热。

二、脉象

《伤寒论》辨脉法第一条云："问曰：脉有阴阳，何谓也？答曰：凡脉大、浮、数、动、滑，此名阳也；脉沉、涩、弱、弦、微，此名阴也。凡阴病见阳脉者生，阳病见阴脉者死。"此句为凭脉辨证的总纲。如《伤寒论·辨太阳病脉证并治上》云"太阳病，下之后，脉促胸满者，桂枝去芍药汤主之"，心力衰竭的脉象可见促脉；《伤寒论·辨太阳病脉证并治下》云"伤寒脉结代，心动悸，炙甘草汤主之"，合并心律失常时可见结代脉；《伤寒论·辨少阴病脉证并治》云"少阴病，下利脉微者，与白通汤，利不止，厥逆无脉，干呕烦者，白通加猪胆汁汤主之，服汤脉暴出者死，微续者生"，六脉微细无力，但欲寐，四肢厥冷，是心肾阳衰重证、脱证，应急予重剂四逆汤以回阳救逆。

三、经方治疗

1.治法

早在《素问·汤液醪醴论》就提出了"平治于权衡，去宛陈莝……以复其形，开鬼门，洁净府"的"治水三法"。去宛陈莝是指祛除日久积滞于体内的瘀积、水饮。开鬼门是指宣肺发汗，以开上窍，通过宣肺、肃肺、化痰，恢复肺之宣发肃降功能，开水之上源，达到提壶揭盖、调整气机之目的。洁净府是通过下泄膀胱，以利下窍，温阳化气，气行则水行，利小便化水饮。

2. 治疗特点

（1）扶阳为生

《素问·生气通天论》云："阳气者，若天与日，失其所，则折寿而不彰，故天运当以日光明。"《素问·灵兰秘典论》云："心者，君主之官也，神明出焉。"心属火，为阳之太阳，人体生命活动有赖于心阳的温煦。心力衰竭主要为心阳虚衰，以致血脉运行不畅，不能温煦五脏六腑。在《伤寒论》中，扶阳不离桂附，在心力衰竭治疗中，大部分方中含有桂枝或附子。含有桂枝的方剂有桂枝甘草汤、桂枝去芍药汤、桂枝去芍药加附子汤、桂枝甘草龙骨牡蛎汤、炙甘草汤、苓桂术甘汤、木防己汤、小青龙汤、肾气丸等。含有附子的方剂有真武汤、四逆汤、茯苓四逆汤、四逆加人参汤等。

（2）重视心肾两脏

心属火，肾属水。心火下交于肾，使肾水不寒；肾水上济于心，使心火不亢。心阳根于肾阳，故心阳虚必累及于肾，或因肾中阳气虚累及于心。心阳虚衰不能制约肾水，则肾水泛滥，可凌心射肺；或肾阳虚，心阳失其温助，亦致心肾阳虚，水火逆乱，甚至出现亡阳。所以，在《伤寒论》中治疗心力衰竭以扶助心肾阳气为主。

（3）重视邪正关系

《素问·通评虚实论》云："邪气盛则实，精气夺则虚。"心力衰竭中的邪气亢盛主要是指外邪、水饮和瘀血。心力衰竭中的虚主要是指心肾阳气虚衰。在临床中可通过补心肾之阳、祛水饮、瘀血而达到正胜邪祛的目的。

3. 治疗原则

心力衰竭的病理基础为本虚标实，治疗原则当以扶正补虚为主，祛除实邪为辅。心力衰竭日久，耗损阳气，其临床多表现为心肾阳虚、心肺气虚、心肺阳虚、心脾气虚，兼夹有水、瘀、痰、湿。治疗以温阳为主，辅以利水活血。

（1）宣肺利水

外邪侵袭是心力衰竭常见的诱发因素，且心力衰竭患者多素有水饮，复感寒邪扰动，凌心射肺，喘而不得卧，如《伤寒论·辨太阳病脉证并治中》"伤寒表不解，心下有水气……或小便不利，少腹满，或喘者，小青龙汤主之"所述，可予小青龙汤温肺化饮。若心力衰竭患者饮停胸膈，咳逆喘息，如《金匮要略·痰饮咳嗽病脉证并治》"支饮不得息，葶苈大枣泻肺汤主之"所论，用葶苈大枣泻肺汤以泻肺平喘。

（2）健脾化湿

心力衰竭患者多因气虚、阳虚而水饮内停，故应健脾化湿，温阳化饮。正如《金匮要略·痰饮咳嗽病脉证并治》"心下有痰饮，胸胁支满，目眩，苓桂术甘汤主之"所论，用苓桂术甘汤温化痰饮。

（3）益气温阳利水

心力衰竭的患者多因心气不足，心阳不振，体倦无力，水津失布，气化失司。治应补益心气，温阳利水。可用《伤寒论》中桂枝人参汤合苓桂术甘汤益气温阳利水，宽胸通脉。

（4）益气养阴

心力衰竭日久，心阴暗耗，心阳偏亢。治应益气养阴，如《伤寒论·辨太阳病脉证并治下》所论"伤寒脉结代，心动悸，炙甘草汤主之"，炙甘草汤具有益阴和阳、宣通气血的作用。

（5）温阳利水，活血化瘀

心力衰竭后期，阳气虚衰，水饮、瘀血内停。治应温阳利水，活血化瘀。可用《伤寒论》中真武汤合《医林改错》血府逐瘀汤以温阳利水，活血化瘀，通络利水。

（6）回阳救逆

心力衰竭后期，心肾阳虚，下焦阴寒盛极，不能启真阳上承于心，少阴阳衰，心阳欲脱。应回阳通脉，如《伤寒论·辨少阴病脉证并治》"少阴病，脉沉者，急温之，宜四逆汤"所论，可用四逆汤。也可用四逆加人参汤、茯苓四逆汤，以回阳救逆、益气固脱。

心者，君主之官，乃一身之主宰。心之为病，症见各异，但总不离心、血、脉、神四方面。病有轻重，亦无非缓急而已。急则亡阳厥脱，危及生命；缓则损伤气血，波及五脏。仲景崇尚《内经》之旨，救治心病，颇有发挥。心病之危，无过于心阳暴脱，阴盛阳衰，救之以破阴回阳、强心固脱，主以四逆辈，回阳为先。仲景治心病时法度严谨，用药层次分明，充分体现了证有缓急，治有先后；辨证用药，兼顾整体；急则轻捷小剂，直捣病所；缓则标本同治，主次有分的整体观念。

四、验案举隅

吴某，男，81岁。2024年6月4日初诊。

患者半个月前因心悸、气急、下肢浮肿住院治疗，经检查诊断为：心力衰竭（心功能Ⅳ级）；冠心病（PCI后）；贫血（中度）。患者治疗半个月后，症状缓解不明显，遂转来我院求诊。刻下症见患者由家属推车入诊室，面色晦暗，心悸胸闷，气短喘促，语声低微，时有胸闷，下肢高度凹陷性浮肿（患者目前服用托拉塞米片、螺内酯片），纳差，乏力，恶心，小便量少，大便正常，舌质暗淡，边有齿痕，苔薄白而腻，脉沉细而弱。

中医诊断：心水病（阳虚、血瘀、水停）。

治法：温阳利水，健脾补肾，兼以益气活血。

处方：真武汤加减。

制附子9g（先煎），炒白术15g，茯苓40g，炒白芍15g，桂枝10g，益母草30g，车前子20g，泽泻30g，丹参20g，陈皮10g，太子参30g，生姜10g。7剂，水煎服。

6月5日二诊：其子电话诉患者服药第2次后，呕吐2次，腹泻水样便一天10余次，但心悸、气急等症状好转，下肢浮肿已退。嘱患者于原方加生姜3片，大枣5枚，继服。

6月11日三诊：患者服药后无呕吐，每天稀便2次，心悸气急明显减轻，尿量多，一天2000～2500mL左右，纳食明显改善。复查肾功能、电解质正常，血红蛋白88g/L。上方加黄芪20g、炒山药30g、当归10g，炒白芍改为10g，以健脾益气补血。

此后依症裁方前后服药1个月，患者现已能自己去菜市场买菜，生活自理，病情稳定。

按语：本案患者年事已高，原有胸痹心痛病史，正气亏虚日久，气虚则无以行血，阳虚则温煦无力，均可使血行不畅，引起气血瘀滞，再加原有痰浊内停，痰瘀阻于心脉，心脉失养，瘀、痰、水饮内蕴，发为心水病。脾虚不运，气血生化无源，则见纳差乏力；心脾气虚，则见心悸气促；阳气虚衰，瘀血阻络，脉道不利，水瘀内停，则见下肢浮肿；肾司二便，主水液，肾阳虚亏，气化不利，小便量少，故见脉沉细而弱。诸症合参，为阳虚、血瘀、水停，心、脾、肾三脏相继衰竭之危重证候。

李雅琴老师用真武汤加减温阳利水以化饮，健脾补肾以固心，佐以益气活血。《伤寒明理论》云："真武，北方水神也，而属肾，用以治水焉。"本方为阳虚水泛而设，其药物由茯苓、芍药、生姜、附子、白术组成。方中附子为主药，功擅温阳，上温心阳，中温脾阳，外扶卫阳，内达三焦。如《本草正义》所云："附子本是辛温大热，其性善走，故为通行十二经纯阳之要药，外则达皮毛而除表寒，里则达下元而温痼冷，彻内彻外，凡三焦经络，诸脏诸腑，果有真寒，无不可治。"白术甘温以补益中焦，苦温燥湿，土旺则抑制水泛，清气则得以升达；茯苓甘淡平和，甘以补中焦之气，淡以渗下焦湿浊，补益中焦，导浊下焦，利湿而不伤中气；生姜辛温，走而不守，上以温肺散寒，中以温脾行走，下助附子温肾寒，开玄府而达腠理，消散内外水湿；芍药一味，一利小便以行水气，二柔肝缓急以止腹痛，三敛阴舒筋以解筋肉瞤动，四防附子燥热伤阴以利久服缓治。方中泽泻燥土利湿，开水府，开闭癃；桂枝温补中阳，益心健脾，与白术、茯苓相合，以培土治水；丹参活血化瘀；太子参量大，益心、肺、脾之元气。患者服1剂后出现呕吐、腹泻水样便10余次，合"开鬼门""洁净腑""去宛陈莝"之法，消除了阴寒之水饮，使心水病得以逆转。三诊时，加黄芪、山药，与太子参相须为用，以益气养心，健脾补肾，固本培元。全方配伍，立足于温肾阳，即扶坎中之阳，只有阳气在位，火力充足，才能温化水气，使阴精敷布于全身；辅以助心、脾、肺之阳，以散浊阴，利水湿；佐以益气活血，通利脉道。正如王逊达《汉方简义》所言"真武者，全在镇定坎水，以潜其龙也"，真阳回，病渐痊愈矣。

第二章　医论精粹

第一节　心悸论治经验撷菁

心悸是临床常见病证，病因多样，病机复杂。心悸并非仅发于心，本脏自病者或归于虚，缘由气血阴阳之不足。或责之于实，求诸于痰结、瘀阻、水扰、邪毒。它脏累及所致心悸者，从肝胆、脾胃、肺、肾皆可求之。所以，五脏六腑皆令人悸，非独心也，临证岂可独治心。

一、法守仲景，承古纳今

张仲景在《金匮要略》中言"寸口脉动而弱，动即为惊，弱则为悸"，正式以"惊悸"为病名。书中虽然没有明确关于"悸"的症状，但据其论述，当属"心悸"范畴。除此之外，《伤寒论》中对心悸的病因病机、治法、方药方面已阐述得较为完备，涉及条文十余条，记载了较多治疗心悸的方剂，大多被广泛用于临床，且疗效显著，开创了治疗心悸的先河，为如今临床治疗心悸拓宽了思路与辨证方法。

1. 心阳不足之心悸

"发汗过多……心下悸，欲得按者，桂枝甘草汤主之"，心阳不足，空虚无主，用桂枝甘草汤辛甘化阳，温补心阳；"火逆下之，因烧针烦躁者，桂枝甘草龙骨牡蛎汤主之"，心阳受损，心神浮越，用桂枝甘草龙骨牡蛎汤复心阳，安神志；"发汗后，其人脐下悸者，欲作奔豚，茯苓桂枝甘草大枣汤主之"，用茯苓桂枝甘草大枣汤温通心阳，化气行水；"伤寒脉浮，医以火迫劫之，亡阳，必惊狂，卧起不安者，桂枝去芍药加蜀漆牡蛎龙骨救逆汤主之"，火法劫汗，必亡心阳，用桂枝去芍药加蜀漆牡蛎龙骨救逆汤温通心阳，镇惊安神。

2. 阴血不足之心悸

"伤寒脉结代，心动悸，炙甘草汤主之"，心阴血不足，心失所养，用炙甘草汤滋阴养血，通阳复脉；"伤寒二三日，心中悸而烦者，小建中汤主之"，心脾两虚，心血不足，用小建中汤温中健脾，化生气血。

3. 水饮内停之心悸

"心下悸者，半夏麻黄丸主之"，水饮停于心下，上凌心阳，用半夏麻黄丸宣发阳气，蠲阳降逆；"假令瘦人，脐下有悸，吐涎沫而癫眩，此水也，五苓散主之"，脾阳虚弱，运化失职，饮邪郁于脐下而悸，用五苓散温阳化气利水；"卒呕吐，心下痞，膈间有水，眩悸者，半夏加茯苓汤主之"，饮气逆于胃，凌于心，蔽于阳，用半夏加茯苓汤蠲饮降逆，宁心镇悸；"太阳病，发汗，汗出不解，其人仍发热，心下悸，头眩，身瞤动，振振欲擗地者，真武汤主之"，用真武汤温肾助阳，化气行水。

4. 少阳枢机不利之心悸

"伤寒五六日中风，往来寒热，胸胁苦满……或心下悸，小便不利……小柴胡汤主之"，少阳枢机不利，肝失疏泄，火郁不发，上犯心神之心悸，用小柴胡汤和解少阳，疏利肝胆，安神定志。

二、心悸辨证，勿泥于心

《素问·灵兰秘典论》云："心者，君主之官也，神明出焉。"故"主明则下安……主不明则十二官危"。心脏有节律地正常搏动，有赖于心及其他脏腑功能正常。

1. 心与肺

心肺同属上焦，心气上通于肺，肺主治节而助心行血，因此，心与肺在病理上互相影响，主要表现在气和血的功能失调。①肺气虚弱，宗气不足，不能助心行血，心气亦弱。临床上表现为心悸，气短，咳嗽喘促，动则尤甚，胸闷，咳痰清稀等心肺气虚症状。②肺失宣肃或肺气虚弱，影响心主血脉的功能，导致血液运行迟滞，临床上表现为胸闷、气短、心悸、唇青、舌紫等心血瘀阻的症状。

2. 心与脾

心主血,脾生血又统血,故在病理上心与脾之间可相互影响。①心病及脾,心行血以养脾,若思虑过度,耗伤阴血,血虚无以滋养脾,影响脾之健运。临床上可出现心悸、失眠、倦怠乏力、多梦等心脾两虚症状。②脾病及心,脾气虚弱,运化失职,则血的化源不足,影响于心,导致心血不足。临床上可见面黄、神疲、食少、心悸、失眠、健忘等心血不足之症。

3. 心与肝

心主血,肝藏血,心主神志,肝主疏泄。心与肝的病理影响可表现在血液和神志两个方面:①血液方面。心血不足,肝血常因之而虚;肝血不足,心血亦因之而弱。临床上可见心悸怔忡、面色不华、舌淡、头晕目眩、爪甲不荣、肢麻筋挛、视力减退、妇女月经过少等心肝血亏的症状。②神志方面。心阴不足,虚火内炽,肝失濡养,肝火亢盛。临床上可见心悸心烦、失眠多梦、急躁易怒、头晕目眩、面红目赤等心肝火旺之症。

4. 心与肾

心与肾之间的关系主要为水火既济的关系,心肾之间阴阳水火精血动态平衡失调,出现心肾不交的病理状态。①肾阴不足,肾水不足,不能上承以济心阴,心阳独亢而致肾阴亏于下。临床可见心悸、心烦、失眠多梦、腰膝酸软、男子遗精、女子梦交等心肾不交之症。②心阳不振,不能下温于肾,以致寒水不化,上凌于心,阻遏心阳。临床可见心悸、喘咳、水肿等水气凌心之候。

三、衷中参西,识脉辨证

西医学按照发作时心律的快慢,把心律失常分为快速性心律失常和缓慢性心律失常。快速性心律失常的发作多与饮食、劳累、情绪刺激有关。其病因是多方面的:一是外邪侵袭(湿疫毒为主),内犯于心,耗气伤阴,心失所养,使搏动失其常度;二是气机不利,心失调养,神不守舍，传导失常；三是痰瘀互结，心脉瘀阻，胸闷胸痛，悸动不安；四是心阳不足，搏动异常，脉气不能正常衔接；五是气血不足，阴阳失调，不能相互制约，脉来结代。

由于"心主血脉"，故脉象尤能反映心脏变化，心律失常的脉象很复杂，多表现为促脉、疾脉、数脉、雀啄脉、短细脉、釜沸脉、结代脉等。《素问·平人气象论》云："人一呼脉一动，一吸脉一动，曰少气……人一呼脉四动以上曰死……乍疏乍数曰死。"《素问·三部九候论》云："参伍不调者病。"《伤寒论·辨太阳病脉证并治下》云："脉按之来缓，时一止复来者，名曰结；又脉来动而中止，更来小数，中有还者反动，名曰结，阴也。脉来动而中止，不能自还，因而复动者，名曰代，阴也。得此脉者必难治。"故心脏之脉象变化较大，要善于识脉，切脉时需仔细明了，当脉症不符时，应舍症从脉。

四、临证经验，善用经方

张仲景治疗疾病的重要法则是"观其脉证，知犯何逆，随证治之"。心悸之病，兼证各异，切脉时指下难以明了，证型复杂，辨证更需悉心推究，需分辨脏腑、阴阳、虚实。虚证应给予补气、养血、滋阴、温阳；实证给予清热、祛痰、化饮、活血。本病以虚实错杂多见，治当标本兼顾。

1. 心虚胆怯之心悸

临床表现：心悸，善惊易怒，坐卧不安，少寐多梦，舌质淡红，苔薄白，脉动数或促。

治法：安神定志。

方药：《医学心悟》之安神定志丸去龙齿、朱砂，加龙骨、牡蛎、郁金、木香。

2. 心脾两虚之心悸

临床表现：心悸头晕，面色无华，倦怠乏力，少寐多梦，舌质淡，苔薄白，脉细弱或结代。

治法：健脾养血。

方药:《金匮要略》之黄芪建中汤加党参、枣仁、甘松、木香。

3. 阴虚火旺之心悸

临床表现:心悸失眠,五心烦热,口干盗汗,腰膝酸软,舌红少苔,脉细数或促。

治法:滋阴降火。

方药:《伤寒论》之黄连阿胶汤加麦冬、太子参、五味子、龙骨、牡蛎、佛手。

4. 心之阴阳两虚之心悸

临床表现:心悸心慌,胸闷气短,面色不华,夜寐欠安,精神疲乏,舌质淡红,苔薄白,脉结代。

治法:补血养阴,益气通阳。

方药:《伤寒论》之炙甘草汤去麻仁加枣仁、甘松。

5. 心阳不振之心悸

临床表现:心悸不安,胸闷气短或胸痛,多汗,面色苍白,形寒肢冷,舌质淡,苔薄白,脉沉迟或结代。

治法:温通心阳。

方药:《伤寒论》之桂枝甘草龙骨牡蛎汤加红参、甘松、附子。

6. 水饮凌心之心悸

临床表现:心悸眩晕,胸脘痞满,形寒肢冷,小便短少,下肢浮肿,渴不欲饮,舌胖,苔白滑,脉弦滑或促。

治法:温阳利水。

方药:《伤寒论》之茯苓桂枝甘草大枣汤合真武汤加黄芪、防己、山茱萸。

7. 痰火扰心之心悸

临床表现:心悸时发时止,受惊易作,胸闷烦躁,口干口苦,失眠多梦,舌红,苔黄腻,脉滑数。

治法:清热化痰,宁心安神。

方药:《备急千金要方》之黄连温胆汤加龙骨、牡蛎。

8. 邪毒舍心之心悸

临床表现：心悸胸闷，气短乏力，咳嗽，咽痛，腹泻，舌质淡红，苔薄黄，脉浮数或结或促。

治法：清热解毒，养心复脉。

方药：《温病条辨》之银翘散合生脉饮。

9. 心血瘀阻之心悸

临床表现：心悸胸闷，时有心痛，痛如针刺，舌质紫暗或有瘀斑，脉涩或结代。

治法：温通心阳、活血化瘀。

方药：《医林改错》之血府逐瘀汤加檀香、桂枝。

五、验案举隅

病案 1

陈某，女，35 岁。2022 年 3 月 3 日初诊。

因经常加班熬夜，工作压力大，近 1 个月来出现心悸心慌，有时胸闷气短，夜寐欠安，月经量减少，大便时有偏干，舌质淡红，苔薄白，脉细弱。心电图示频发室性早搏。24 小时动态心电图示室性早搏（5628 次 /24 小时）。

中医诊断：心悸（心之阴阳气血亏虚）。

治法：益气养血，滋阴复脉。

处方：炙甘草汤加味。

炙甘草 9g，桂枝 10g，生地黄 30g，人参 9g（另炖），麦冬 10g，生姜 10g，大枣 15g，阿胶 9g（黄酒烊冲），酸枣仁 15g，甘松 8g，龙骨 20g（先煎），牡蛎 20g（先煎），佛手 8g。10 剂，水煎服。

3 月 13 日二诊：患者服药后心悸、心慌、胸闷、气短症状好转，睡眠改善，大便日 1 次，质软。原方续服 14 剂。

3 月 27 日三诊：患者自觉症状消失，脉细。心电图示窦性心律，24 小时动态心电图示室性早搏（1347 次 /24 小时）。原方续服 14 剂以资巩固。

按语：炙甘草汤出自《伤寒论》，其云："伤寒脉结代，心动悸，炙甘草汤主之。"该患者因工作压力大，劳累过度，气血阴阳亏虚。方中重用炙甘草为主药，养脾胃补中气，而昌气血生化之源；人参、大枣补气滋液；生地黄、阿胶、麦冬、酸枣仁养心阴，滋心肝之血，以充血脉；桂枝、生姜宣阳化阴；黄酒烊化阿胶，以助血脉之运行；甘松、佛手理气和胃，安神宁心；龙骨、牡蛎镇静定志。全方配伍，甘润辛燥并用，滋阴而不腻滞，通阳而不伤阴，补气又行血。故该病案全程以炙甘草汤加减治疗，很少变方，收效甚捷，为始料未及。

病案 2

林某，女，75 岁。2020 年 7 月 16 日初诊。

患者既往有高血压、老年瓣膜性心脏病、慢性心功能不全、持续性心房颤动病史 10 年，长期服用缬沙坦、倍他乐克、呋塞米、螺内酯、利伐沙班，每次心衰发作均加服中药治疗。近日劳累，心衰加重，又求诊于中医治疗。刻下症：心悸气急，活动后或爬楼时加重，伴乏力，纳食减退，双下肢轻度浮肿，舌质淡胖，边有齿印，苔薄白，舌系带络脉瘀紫，脉细而无力，散乱不整。

中医诊断：心悸（心脾肾阳虚，水气内停）。

治法：温阳利水。

处方：真武汤加味。

附子 9g（先煎），生姜 9g，茯苓 40g，炒白术 15g，炒白芍 15g，桂枝 10g，泽兰 15g，丹参 20g，车前子 20g。7 剂，水煎服。

7 月 23 日二诊：患者心悸气急明显好转，下肢浮肿已退，脉细而弱，参伍不调。原方加党参 15g，陈皮 8g，黄精 15g，续服 14 剂。

8 月 6 日三诊：患者服药后诸症缓解，病情基本稳定，舌质淡红，边有齿痕，苔薄白，脉细，参伍不调。原方续服 14 剂，以资巩固疗效。

按语：西医治疗慢性心功能不全伴心房颤动，不能完全控制病情进展，且生活质量下降。该患者 10 年来，经中西医结合治疗，平时能参加轻微体力活动。中医认为本次发作为心脾肾阳虚，水气内停，上凌于心，故治疗以心、脾、肾三脏为主。方用《伤寒论》真武汤加味，方中附子辛热以壮肾阳，使水有所主；白术燥湿健脾，使水有所制；生姜佐附子助阳，使水能散；茯苓佐白术健脾，淡渗利水，使制水之中有渗水作用；桂枝通阳化气，利水宁心；芍药、泽兰、丹参活血脉，利小便，又可敛阴和营，使之温阳利水而不伤阴，因其阴亦已素亏，若不用芍药顾护其真阴，岂能胜附子之雄烈乎？然阴寒甚而水泛滥，由阳困弱而土不能制伏也，加党参健脾益气。诸药合用，脾肾健，心阳复，水饮去，则悸动可止，其病可愈。

结语：在临床中心悸病患者的症状轻重不一，但扰心乱志，使患者十分痛苦。心为一身之主，万物之源，失而不治，则十二官次第而失职，所谓"主不明则十二官危"。西医治疗多有局限性，并且副作用大，效果不尽如人意。中医认为心悸乃自觉症状，悸动之时未必为心系之病，有时严重的心系病变也未必表现为心悸之症。临床上，即使患者心悸为心律失常所致，有些心律失常自觉有心悸，但致死的风险却很低；有些心律失常平时无心悸症状，但致死的风险较高。李雅琴老师认为，治疗心悸患者应中西医结合，取长补短，把辨证论治和西医学辨病相结合，在继承基础上发扬，形成自己的学术思想和治疗特色。

第二节　胸痹心痛临证经验辑要

胸痹心痛为临床常见病、多发病，相当于西医学的劳力性心绞痛、不稳定型心绞痛、急性心肌梗死等，中医学于2000多年前已有"心痛""胸痛""胸痹""真心痛"等病名。此病最早见于《内经》，如《灵枢·五邪》云"邪在心，则病心痛"；《素问·痹论》云"心痹者，脉不通"；《素问·脏气法时论》云"心病者，胸中痛，胁支满，胁下痛，膺背肩胛间痛，两臂内痛"；《灵枢·厥病》云"真心痛，手足清至节，心痛甚，旦发夕死，夕发旦死"。而论述最为详尽的为《金匮要略·胸痹心痛短气病脉证治》，该篇翔实介绍了"阳微阴弦""胸痹缓急"等，并拟瓜蒌薤白白酒汤等方剂治疗胸痹心痛。

李雅琴老师临证时，勤求古训，尤其对张仲景治疗胸痹心痛的脉证辨治颇有研究，师古不泥，独辟蹊径。李雅琴老师认为胸痹心痛的病因病机虽较为复杂，要辨其胸痛轻重缓急、胸痛性质，掌握要领，并将西医学的冠脉造影、冠脉CT、核磁、心电图、心脏超声、动态心电图、运动平板试验及血清酶学等检查作为四诊延伸，临证时要全面综合分析，进行辨证施治，充分发挥中医药对胸痹心痛治疗的特色优势。现将李雅琴老师治疗胸痹心痛的学术思想和临证经验加以总结，介绍如下，以飨同仁。

一、病因病机

1.寒邪内侵

素体阳虚，阴寒之邪乘虚而入，寒凝气滞，经行不畅，胸阳不振，心脉痹阻。

2.饮食不节

膏粱厚味，烟酒无度，皆能损伤脾胃，遏抑阳气，脾阳不振，运化失职，水谷精微不能化生气血，转而聚湿生痰，痰浊阻络，久则气机郁遏，以致胸阳痹阻，心脉不通。

3.情志失调

忧思过度，日久生郁，胸阳失展，心气郁结，阴凝之邪乘虚侵凌胸中；或思虑太过，伐伤心脾，使之神气亏耗，气血渐亏而心阴心阳俱伤，脉行涩滞。

4.劳倦内伤

房劳太过或经常熬夜，劳倦过度则精耗气伤，肾水渐耗，元气日损，心气不足而胸阳不振，阴血不足则心脉失养，痹着难行。

5.年老体衰

肾气渐衰，遇劳折伤，肾阳虚不能鼓动五脏之阳，引起心气不足，心阳不振，血脉失于阳之温煦，气血运行滞涩不畅，发为心痛。若肾阴虚，则不能滋养五脏之阴，阴亏则火旺，灼津为痰，痰热上犯于心，心脉痹阻，则为心痛。

本病的病位在心，与肝、脾、肾多脏相关，核心病机为胸阳不展，心脉痹阻。其临证主要表现为本虚标实，虚实夹杂。实证常见寒邪、痰湿、痰饮、痰火、血瘀或兼气滞；虚证包括阳虚、气虚、阴虚，或气阴两虚，甚至阴阳两虚。

二、辨证论治，需衷中参西

胸痹心痛相当于西医学的冠心病、心绞痛、心肌梗死等。在胸痹心痛的辨证诊断中，我们可将西医学的辅助检查作为四诊的延伸，如心电图检查是必不可少的，是诊断心肌缺血或急性心肌梗死的重要依据；动态心电图可作为冠心病并心律失常，脉结代的诊断；运动平板试验可作为冠状动脉缺血的辅助检查，也是胸痹心痛的鉴别手段之一；冠状动脉造影是诊断冠心病的金标准，对胸痹心痛的治疗和预后至关重要。故在辨证论治时，既要中医辨病辨证，也要加入西医诊断，既要研究古典医籍，也要紧跟时代步伐，尊古而不泥，有利于从科学角度阐释和发展中医理论。

胸痹心痛的治疗需中西医兼顾，如心绞痛以痰浊瘀阻为主，可"以通为补"，加上祛痰、化瘀药；隐匿性冠心病，无明显胸闷、胸痛症状，临床似乎无证可辨，也属于胸痹心痛的治疗范围，我们可辨其体质、舌脉象、血脂等，估计其病变发展趋势，实施中医药干预治疗，及时治以益气养阴、活血祛瘀、降脂化浊，可起到防微杜渐的作用；对于急性心肌梗死，相当于中医"真心痛"，出现阳虚欲脱时，急以回阳救逆，应立即给予中西医结合抢救治疗；心肌梗死恢复期，多以正虚为主，且不耐攻伐，治宜"以补为通"，以期康复。

三、辨证论治，审轻重缓急

胸痹心痛是由心脏络脉受阻所引起的，以左侧胸膺或膻中处突发憋闷而痛，有时来势较急而凶猛，经常突然发病，治疗时应分清标本缓急，急则治其标，缓则治其本。若发作缓慢，心痛症状轻，或偶然发作，以胸闷胀满不适为主，数分钟内可自行缓解，缓解期间无症状，多为痰浊痹阻胸阳，病位在心之支络；若经常发作，心胸憋闷，缓解期间也经常闷胀，时作刺痛，左臂内侧麻木不仁，多以血瘀、痰浊为主，易发生突变，需预防"真心痛"脱证发生。故在临证时，必须辨清证候之顺逆，预防脱证的发生。

四、辨证论治，察心痛性质

辨别胸痹心痛的性质，便于了解其寒热虚实。属寒者，疼痛如绞，遇寒即发，或得冷加剧；属热者，胸闷灼痛，得热痛甚，有时夹有痰热；属虚者，痛势较缓，其痛绵绵或隐隐而作，劳累后易发；属实者，痛势较剧，有时绞痛憋闷；属气滞者，胸痛胸闷较轻，易受情志影响；属血瘀者，痛如针刺，痛处不移，其病日久。

辨别胸痹心痛的伴随症状及西医学的辅助检查可做出正确判断。若胸痛连及胃脘及胸胁，伴有呕恶、脘胀、情志改变，多以气滞痰浊为主，其病较轻；若胸痛向左肩背沿手少阴心经循行部位放射，持续时间短，常由饮食不节、感受寒冷、劳倦过度而诱发，有时伴有气短乏力，多数患者休息或除去诱因后，经治疗后症状可以缓解；若胸痛在左乳下，放射至左胸、肩背、左臂内侧，痛如针刺，发作部位固定不移，多为久病，瘀阻心脉，病情较重；若胸痛表现为绞痛，疼痛剧烈，持续时间 30 分钟以上，休息后不能缓解，伴有面色苍白，汗出肢冷，为"真心痛"厥脱之证，应及时救治。

总之，胸痹心痛之证临床多相兼出现，难以截然分开，但有轻重不同，医者辨证时疏忽于毫厘，治疗时则谬以千里。

五、辨证论治，切脉象变化

胸痹心痛的诊治，西医有着完备的检查手段，而对中医而言，脉象变化显得尤为重要。心痛之脉象经常瞬息即变，且表现多种多样，有时捕捉困难，指下难明。临床上以气虚、阴虚、阳虚、痰浊、血瘀的病理变化为多，都会出现与之相应的脉象：如脉滑为痰浊闭阻；脉弦涩为瘀血瘀阻心脉；脉沉紧为寒凝心脉；脉结代有力，不迟不数，为痰浊瘀滞；脉结代而数为阴血亏损；脉细无力为心气不足；脉沉迟而细，为心阳不振；脉虚细缓或结代为气阴两虚；脉细数或促代为心肾阴虚；脉沉细迟为心肾阳虚；脉沉微无力为阴损及阳。若无大热而脉数，或身无大寒而脉迟或脉突然虚大，或涩细都是心脉受损增剧，气血渐衰难治。因此切脉也作为辨证论治的重要依据之一，临证时应指下明了。

六、辨证论治，兼顾他脏

胸痹心痛的治疗，不能独治心，尽管胸痛病位在心，但病机涉及肝、脾、肾、肺等脏腑。在临证治疗时，应根据脏腑的联系，兼以补肺气、健脾胃、疏肝胆、温肾阳、滋肾阴等。如情志抑郁，肝气疏泄不畅，胸中气血瘀滞，可加疏肝解郁之药；饮食不节，损伤脾胃，运化失常，痰浊内阻，影响气血运行，应合温化痰饮之剂；心肺同居胸中，肺主气而心主血，气血相贯，若痰浊阻滞，郁闭肺气，胸中气机壅塞，胸阳痹阻，出现"喘息咳唾，胸背痛，短气"之症，兼以肃肺化痰；劳倦内伤或房劳过度，肾阴不足，心失水滋，耗伤阴血，心脉失荣，挛急而痛，兼以滋肾填精；年迈体衰，肾阳虚衰，则心阳失助随之而衰，兼温肾扶阳。

总之，中医对于胸痹心痛的治疗，应本着五脏皆有痛的原则，切不可囿于一脏，见心之痛，就一味治心，而成管窥之见，须以心为主轴枢机，兼顾他脏，审因施治，才能发挥中医辨证论治的优势，提高临床疗效。

七、胸痹心痛，辨证论治

胸痹心痛多属本虚标实，其治疗要详审病机。心气、心阳、心阴的虚衰是心痛的内因，为本；痰与瘀是构成病情持续发展的因素，为标。其总的治疗原则为先治其标，后顾其本，或标本同治，虚实兼顾。

1. 寒凝心脉

临床表现：多因气候骤冷或感寒而发；或素体阳虚，阴寒凝滞，气血痹阻，心阳不振，遇寒痛甚，心悸气短，形寒肢冷或卒然心痛如绞，胸痛彻背，背痛彻心，冷汗自出，舌质淡，苔薄白，脉沉紧或沉迟而细。

治法：温经散寒，活血通痹。

方药：枳实薤白桂枝汤加减。若发展为"真心痛"需回阳救逆，用参附汤。

2. 心血瘀阻

临床表现：胸痹心痛日久不愈，可因恼怒或劳累后加剧，血行瘀滞，心脉不畅，胸痛如刺、如绞，痛有定处，入夜更甚，或心痛彻背，舌质紫暗，有瘀斑，苔薄白，脉弦细或弦细而涩，或沉细而涩。

治法：活血化瘀，通脉止痛。

方药：血府逐瘀汤加减。

3. 气滞血瘀

临床表现：心胸满闷，隐痛，痛有定处，善叹息，或胸胁胀痛，舌质淡红，苔薄白或薄腻，脉弦细。

治法：疏肝理气，活血通络。

方药：逍遥散加减。

4. 痰浊内阻

临床表现：胸闷胸痛，呕吐痰涎，倦怠乏力，舌质淡，边有齿痕，苔白腻或白滑，脉滑或濡。

治法：通阳宽胸，化痰降逆。

方药：瓜蒌薤白半夏汤加减。

5. 心气不足

临床表现：心胸隐隐作痛，胸闷气短，动则益甚，倦怠乏力，有时心中动悸，易出汗，舌质淡红，边有齿痕，苔薄白，脉细缓或结代。

治法：补养心气，活血通络。

方药：保元汤加减。

6. 心阴亏虚

临床表现：心胸疼痛时作，或灼痛，或隐痛，可伴心悸怔忡，或烦热，或潮热盗汗，舌质红少津，苔中裂，脉细数或结代。

治法：滋养心阴，通脉止痛。

方药：生脉饮或炙甘草汤加减。

7. 心肾阳虚

临床表现：胸闷胸痛，气短乏力，腰膝酸软，形寒肢冷或下肢浮肿，有时伴头晕、心悸，舌质淡，苔薄白，脉虚弱或沉细。

治法：温肾助阳，化气行水。

方药：真武汤加减。若阳气虚衰至极，则见大汗淋漓，四肢厥冷，神昏息促，脉微欲绝等阳气虚脱之象，急以回阳救逆，方用参附汤或四逆加人参汤。

八、验案举隅

病案 1

冯某，男，38 岁。2022 年 7 月 12 日初诊。

患者阵发性胸闷胸痛 3 个月，曾在当地医院住院检查，诊断为冠心病、冠状动脉心肌桥，给予对症治疗，症状未见明显缓解。3 个月前曾有失恋史。刻下症：胸闷、胸痛阵发性发作，每逢情志不遂时诱发，持续数分钟可自行缓解，平时善叹息，寐差，梦多，二便正常，舌质淡红，苔薄白，脉弦细。

中医诊断：胸痹心痛病（情志不遂，肝气郁结气滞心胸，心脉不和）。

治法：疏肝理气，和血舒脉。

处方：逍遥散合丹参饮加减。

柴胡 10g，当归 10g，炒白芍 15g，炒白术 15g，茯苓 15g，炙甘草 5g，薄荷 5g（后入），姜竹茹 10g，砂仁 5g（后入），丹参 30g，檀香 3g（后入）。7 剂，水煎服。

嘱患者调节情志，戒烟酒。

患者服药后心情好转，近 1 周胸闷、胸痛未发作，睡眠安稳，守法守方，续服 14 剂。诸症均除而愈。

按语：本案患者已被当地医院诊断为冠心病、冠状动脉心肌桥。冠状动脉心肌桥为先天性发育不良所致，可引起冠状动脉缺血，在中医学属于"胸痹心痛"范畴。心主血脉，肝主疏泄，调畅气机；心藏神，肝藏魂，心与肝关系密切，相互为用，共同维持心血运行，调节情志。《薛氏医案》云："肝气通则心气和，肝气滞则心气乏。"说明心与肝在生理、病理上相互影响。胸痹病位虽然在心，但肝气的通畅与否，对于胸痹的发生、发展起着关键的作用。本案患者情志抑郁，肝胆郁滞，气机不畅，累及心胸则发为胸痹心痛。《杂病源流犀烛》云"七情除喜之气能散于外，余皆令肝郁而心痛"，故情志所致胸痹心痛，在治疗时绝不能简单治疗心脏，必须配合调肝。西医学研究认为，抑郁症已成为冠心病独立危险因素。因此本案患者从肝着手治疗胸痹心痛，方用逍遥散合丹参饮。逍遥散出自《太平惠民和剂局方》，方中当归、白芍养血敛阴，补心肝之血；木盛则土衰，甘草、白术和中而补土；柴胡疏肝解郁，合白芍以平肝，使木得以条达；茯苓淡渗利湿，助甘草、白术以益土，令心气安宁；薄荷量少，疏肝泻肺，辛散解郁。全方诸药合用，以顺肝之性而使之不郁，故为畅遂肝气方之最。丹参饮出自《时方歌括》，本方重用丹参，直走血分，活血行滞，通其脉络，《本草求真》谓其"书载能入心包络破瘀一语，已尽丹参功效矣"。此证尚有气郁津凝的病理存在，所以用檀香散冷气而行结滞，以宽胸；砂仁醒脾气而化湿。三药同用可治血郁气滞，血络挛急。二方合用，使肝郁得解，心气畅达，心络通畅，心肝之血得以滋养，胸中痹塞之患自除。

病案2

陈某，男，56岁。2023年5月20日初诊。

患者有高血压病史5～6年，糖尿病病史2年，急性心肌梗死行经皮冠状动脉介入治疗（PCI）术后2个月。患者近1周来自觉胸闷胸痛，呈阵发性发作，经当地医院检查均正常。刻下症：时有胸闷、胸痛，可自行缓解，胸痛程度较轻，伴倦怠乏力，心烦，寐差，盗汗，大便干燥，舌质暗红，边有瘀斑，苔白腻，中有裂纹，脉弦细数。

中医诊断：胸痹心痛病（气阴两虚，痰瘀闭阻心胸）。

治法：益气养阴，化痰宽胸。

处方：生脉饮合枳实薤白桂枝汤加减。

北沙参 30g，麦冬 10g，五味子 5g，葛根 30g，丹参 30g，枳壳 10g，厚朴 10g，薤白 10g，瓜蒌皮 30g，桂枝 8g，黄连 5g，姜竹茹 10g。7 剂，水煎服，薤白由黄酒浸泡 1 小时后同煎。

二诊：患者服药后胸闷、胸痛、心烦症状明显缓解，睡眠好转，盗汗止，大便已软，但仍觉倦怠乏力，口干。于原方加生晒参 9g，石斛 15g，以补气养阴。续服 14 剂，药后诸症蠲除，病情稳定。

按语：患者为急性心肌梗死 PCI 术后，已有完善的西医治疗方案，但有时仍有胸闷胸痛发作，虽有形之瘀已去，无形之血仍留，血行不畅，再加手术创伤，最终导致气阴两伤，痰瘀内滞，盘踞心胸，阻滞脉道，遏阻胸阳，引起胸闷、胸痛、心烦、盗汗、眠差、便干等一系列术后综合征，治宜益气养阴，祛痰宽胸，用生脉饮合枳实薤白桂枝汤治疗。生脉饮由人参、麦冬、五味子三味药组成，方中人参大补元气以扶心气，麦冬养心阴宁心神，五味子收敛固涩，三药相合，补气而使脉道充盈，敛阴而滋养心脉，固涩止汗，一补一清一敛，使气复津生，汗止阴存，气充脉复，名至实归为生脉所设。因本案虽经西医治疗，但无形之痰瘀仍痹阻胸阳，合用枳实薤白桂枝汤以化痰宽胸通阳。方中薤白用黄酒浸泡 1 小时后同煎，以加强其通阳行气的效果，使其通十二经络无所不达；瓜蒌皮润下宽胸；枳壳、厚朴理气消痞泄满；桂枝散寒通阳。加丹参活血化瘀行滞，黄连、竹茹清心除烦。二方合用，益气养阴固其本，化痰活血祛其邪，症状很快缓解。对于此类患者，配合中药调理实属必要。

病案 3

赵某，男，39 岁。2020 年 11 月 6 日初诊。

患者 2 周前因患急性心肌梗死行 PCI 术，术后仍觉胸闷胸痛不适，爬楼时伴气喘，气短，头晕，乏力，自汗，肢冷，畏寒，腰膝酸软，下肢轻度浮肿，二便正常，舌质淡暗，边有齿痕，苔白腻，脉沉迟细。

中医诊断：胸痹心痛病（心肾阳虚，胸阳不振，血行瘀滞，兼有水饮）。

治法：温肾助阳，化气行水。

处方：真武汤加减。

附子 9g（先煎），炒白术 15g，茯苓 40g，炒白芍 15g，生姜 9g，红参片 9g（另炖），山茱萸 20g，桂枝 10g，丹参 30g，郁金 10g，大枣 10g。7 剂，水煎服。

患者服药后，胸闷胸痛症状明显好转，下肢浮肿已退，自汗止，头晕、肢冷、畏寒、腰酸症状缓解，仍自觉乏力气短。原方加炙黄芪 30g，续服 7 剂。患者症状基本缓解，可正常步行 2～3km。上方共服 1 个月，病情稳定。随访 1 年，工作如常。

按语：本案患者属于急性心肌梗死 PCI 术后胸痹心痛患者。对于冠心病的治疗，PCI 已成为临床的主要手段，然而术后仍有胸痛、胸闷的患者不在少数，因为 PCI 只能解除有形之瘀阻，使血管再通，但不能解除无形之血瘀，且属于有创操作，可使气血受损，并发症也较为常见。根据本案患者的临床表现，辨为心肾阳虚，兼夹血瘀、水饮。阳气虚衰不能鼓动气血，则血行不畅，瘀阻心脉，出现胸痛、胸闷；阳气虚衰，肢体失于温煦，则肢冷、畏寒；心肾阳虚，血瘀水停，则气短而促、下肢轻度浮肿、腰膝酸软。故用真武汤温肾助阳，化气利水。方中附子大辛大热，温壮元阳，破散阴寒，为补命门真火之第一要药，其性雄烈彪悍，力宏效捷，走窜十二经脉，既能通阳，又能温阳，上温心阳以通脉，中助脾阳以健运，下补命门以复阳，外固卫阳以止汗，内驱寒凝以止痛；茯苓性温和，淡渗利湿，祛水饮；白术健脾祛湿；生姜驱散体内寒气；白芍味酸苦，可制附子大辛大热的温燥之性，又能加强利水的作用。清代黄元御云："附子温癸水之寒，芍药清乙木之风，生姜降浊而止呕，苓、术，燥土而泻湿也。"可谓一语破解真武汤用芍药的真谛。加桂枝温复心阳，下气降逆，通阳消阴，与茯苓相配，温阳以制水阴，利水以复心阳；山茱萸补益肝肾，收敛元气以纳气，温肾而振心阳；红参、黄芪大补元气，以扶心气；丹参、郁金行气开郁，活血止痛。全方组合，扶阳温通，使胸闷、胸痛、气喘等症逐渐减轻，阳气恢复，症状缓解。

病案 4

章某，男，64 岁。2019 年 10 月 26 日初诊。

患者于 2016 年行 PCI 术，植入支架 2 枚，症状得以缓解。近 1 周来，因劳累后又出现胸痛、胸闷，阵发性发作，以左侧胸膺部为主，有时呈针刺感，部位固定，爬楼时伴气急、气短，纳食正常，大便2～3天一次，大便干燥，舌质暗淡，边有瘀斑，苔白腻，脉弦涩。患者有高血压病史10余年，糖尿病病史5年余。

中医诊断：胸痹心痛病（心气不足，血瘀胸中，气机不畅，胸阳不展）。

治法：活血化瘀，通脉止痛。

处方：血府逐瘀汤加味。

桃仁10g，红花5g，川芎10g，赤芍15g，生地黄20g，酒当归15g，柴胡10g，枳壳15g，桔梗6g，牛膝10g，甘草4g，瓜蒌皮30g，厚朴10g，薤白10g，桂枝10g，丹参30g，檀香4g（后入），黄芪30g。7剂，水煎服，薤白由黄酒浸泡1小时后同煎。

二诊：患者服药后，胸痛、胸闷症状明显好转，乏力，口干。原方加北沙参30g，石斛15g，补气养阴，续服7剂。

三诊：患者服药后诸症消失，病情稳定，嘱其控制血压、血糖、血脂，适量运动，注意劳逸结合，饮食避免过食肥甘，禁烟忌酒。

按语：患者原有高血压、糖尿病病史，是冠心病诸多危险因素之一。患者现为PCI术后3年，病情虽稳定，但劳累后时有发作。近1周来因劳累过度，又出现胸痛胸闷症状，发作在左侧胸膺部，且位置固定，故用活血化瘀经典祖方——血府逐瘀汤治疗。方中桃仁味苦通泄，归心肝经，擅走心肝血分，泄血滞，祛陈瘀，润燥，破气滞，为治疗瘀血阻滞要药；红花辛散温通，《本草汇言》言其"破血、行血、和血、调血之药也"；川芎为血中之气药，行气通滞散瘀；赤芍清肝火兼泄血分郁热；当归、生地黄相伍可清血之热，兼敛阴养血；牛膝引血下行，其走而能补，通利血道；桔梗、枳壳升降同用，行气滞，散胸结，桔梗为"诸药之舟楫"，可载药上浮，提升黄芪补宗气之功；少量柴胡，佐达清阳，解郁行滞，助元归经。纵观方药布局，可谓行气活血化瘀配伍佳方。本案患者大便秘结，舌苔白腻，病势已由胸部向下扩展到胃脘部，故合用枳实薤白桂枝汤通阳散寒、化痰泄浊，方中瓜蒌皮涤痰宽胸通便；薤白辛温通阳；枳、朴同用理气散结，消痞除满。两方合用，使痰瘀消，邪去；心气足，正扶；胸阳振，心痛症状缓解。本案体现了标本同治、补泻并用的配伍特点。

第三节　慢性心力衰竭中医证治刍议

慢性心力衰竭归属中医"心悸""喘证""水肿"等范畴，中医一直把此病分散在几种疾病中，因此也没有统一的辨证分型，李雅琴老师根据心力衰竭的病因病机、临床症状及多数专家共识，并结合自己的临床治疗经验，辨证分型治疗如下，供临床参考。

一、痰浊壅肺型

此型多见于慢性肺源性心脏病合并心力衰竭。

临床表现：心悸气短，伴咳嗽，咳痰，胸膈痞满，喘咳不能平卧，动则更剧，尿少浮肿。

偏热：咳痰色黄，舌质红，苔黄，脉滑数或兼促、涩。

偏寒：咳痰色白而稀，舌质淡，或胖紫暗，苔厚腻，脉细滑。

病因病机：发于肺胀，肺主治节而朝百脉，肺络于心，久患肺心同病，或肺脏感受外在六淫之邪，或湿热之气损伤肺体，肺失肃降，治节之功失调，不能通调水道，水津内蓄于上焦，停留于肺，水气内结，血液循环不畅而瘀滞于心，心气（阴）受累，可影响心脏功能而致心力衰竭。

治法：化痰降气平喘。

方药：偏热用泻白散合葶苈大枣泻肺汤加减；偏寒用小青龙汤合葶苈大枣泻肺汤加减。

二、心血瘀阻型

此型多见于风湿性心脏病及老年性心脏瓣膜病合并心力衰竭。

临床表现：心悸气短，动则更剧，伴两颧暗红，面部、下肢浮肿，舌质紫暗，或有瘀点，脉涩或结代。

病因病机：久患心痹病，日久不复，则血脉不通，血行不畅。引起肺气不宣，气不宣则气暴上逆，心体鼓满肿胀，继则心气（阳）内虚，心乏开阖之能，血行无力，瘀滞在心，迫使血中水液外渗，而致功减力竭之疾。

治法：益气通脉，活血化瘀。

方药：补阳还五汤加减。

三、气虚血瘀型

此型多见于冠心病合并心力衰竭。

临床表现：心悸气短，疲乏无力，伴胸闷，有时胸膺部疼痛，遇劳、情绪偏激、饱餐或寒冷而诱发，夜间憋醒，尿少浮肿，舌质淡青紫，苔薄白而腻，脉沉细或沉而涩。

病因病机：素有胸痹，胸阳不振，气机不畅，遇劳则心气更虚，遇情志不遂，气机郁滞，遇寒，则寒凝气滞。均使心血运行不畅，心脉瘀阻或夹痰浊阻络而发生胸痹心痛，日久损耗气血，阳气受损，水津不化，水饮上凌心脉而致心力衰竭。

治法：益气养心，活血通络。

方药：举元煎合血府逐瘀汤加减。

四、心肺两虚型

此型多见于肺源性心脏病后期合并心力衰竭。

临床表现：心悸气短，乏力自汗，咳嗽喘促，动则加剧，尿少浮肿，舌质暗淡，或有瘀斑点，脉沉无力或兼促、涩、结代。

病因病机：久咳伤肺损心，肺主气，心主血，气血之间相辅相成，互相影响，咳喘日久，肺气受损，以致心气不足，气虚无力行血，则血脉瘀阻。肺气不宣，则水道不通，蓄积为水饮，波及于心，发为心力衰竭。

治法：补肺益气。

方药：补肺汤加减。

五、气阴两虚型

此型多见于高血压性心脏病合并心力衰竭。

临床表现：心悸气短，头晕乏力，尿少浮肿，伴心烦失眠，舌质红或红绛，苔少，脉弦数或结代。

病因病机：久患眩晕，肝肾阴虚，损及阴津，或心悸反复发作，心气匮乏，无力鼓动血脉，心脉瘀滞。导致气阴两虚或阴阳并损，心体受伤而致心力衰竭。

治法：益气养阴。

方药：生脉饮加减。

六、气阳两虚型

此型多见于心力衰竭中后期，正气损耗较重。

临床表现：心悸气短，乏力恶寒，尿少浮肿，甚至端坐呼吸，动则更甚，舌质淡或淡暗，脉沉弱或沉缓。

病因病机：久患心疾，心气、心阳虚衰，无力鼓动心脉，血行失畅，血脉瘀阻。心之阳气亏虚，不仅使心主血脉的功能受损，亦致肺、肝对血液调节作用失调，进而加重气滞血瘀，心之阳气虚衰，不能下达于肾，肾阳无资，主水无权，水湿泛滥，上凌心肺而成心力衰竭。

治法：益气温阳。

方药：参附汤加减。

综上所述，心力衰竭初起，病变在心肺两脏，病久则累及脾肾肝。本病以气虚为本，血瘀为标；阳虚为本，阴盛为标；气阴两虚贯穿心力衰竭始终。故中医在治疗慢性心力衰竭时强调辨证施治，辨证与辨病相结合，应分清主次先后，轻重缓急，在治心同时兼顾肺脾肝肾。临床证明，中西药联用治疗慢性心力衰竭患者，心力衰竭症状在2周左右可得到有效控制，且作用持久，疗效稳定。

第四节　老年心力衰竭的中医辨证论治经验

随着老年人口的增加，老年人心力衰竭的发病率正逐年增加，心力衰竭已成为心血管病的主要死因及严重危害人类健康的疾病。因此，应积极发挥中医药治疗心力衰竭的优势，改善患者生存质量，提高远期生存率，降低死亡率。

一、病变特点

朱丹溪在《格致余论》中指出："人生至六十、七十以后，精血俱耗。"人之渐老，必见虚损。体衰、脏腑功能减退是老年人的主要生理特点。老年人心力衰竭是多种心脏病发展到后期的最终结果，由于五脏机能衰减，阴阳气血均受损，脏腑功能失调，血脉通行受阻，水湿瘀血内停而发为本病。相当于中医学的"喘证""水肿""心悸""怔忡""痰饮""心痹"等范畴。从病理来看，本虚标实，虚实夹杂。由于老年人脏腑虚损，内不能化生气血，外不能御邪侵袭，故病变多表现为虚实夹杂，而以本虚为主。老年人心力衰竭并发症较多，病情复杂，治疗棘手，可由"胸痹""心痹""真心痛""肺胀""心悸""怔忡""喘证""水肿"等病发展至后期阶段而出现心力衰竭。老年人心力衰竭病情重，容易传变，正气虚弱邪气盛而心阳不足，气血阴阳虚衰，可出现心阳暴脱，或为猝死。病位在心，多涉及五脏，造成肺失宣降，脾失健运，肾失气化，肝失疏泄，使水湿不能正常运行，输布下泄，泛滥为患，造成心与肺脾肾肝数脏同病。

二、病机变化

心力衰竭的论述最早见于《内经》，如"味过于咸，大骨气劳，短肌，心气抑""多食咸，则脉凝泣而变色""味过于甘，心气喘满""脉痹不已，复感于邪，内舍于心""劳则喘息汗出，外内皆越，故气耗矣"。《千金翼方》曰："年五十以上，阳气日衰，损与日至，心力渐退。"说明心力衰竭的病因有饮食不节，过食咸、甘之品；感受外邪，内侵于心；过劳累及于心，加之年高，自身阴阳气血渐亏，五脏机能衰减。故老年心力衰竭为本虚标实，虚实夹杂，五脏同病，多脏虚损，颇显复杂。心力衰竭早期多为心气虚或心肺气虚，继则出现心阳亏虚、心肾阳虚或脾肾阳虚。中后期阶段表现为气阴两虚、阴阳两虚，其心力衰竭的病机演变规律是气虚→阳虚→气阴两虚或阴阳两虚→阳脱。再者，如久患心悸、胸痹、心痹、真心痛、肺胀等，日久不愈，肺失治节、脾失运化、肾失气化，使气血津液运行失常，瘀血、水饮内停，心体（阴）受损，心阴（气阳）亏虚，形成由虚致实、由实致虚的恶性循环，即心力衰竭主要沿气阳亏虚→瘀血阻滞→水饮停蓄→气阴亏虚的螺旋式发展规律演变。

1. 心肺气虚，痰饮内阻

心脉上通于肺，肺朝百脉，肺主治节，可调节心血的运行，宗气赖呼吸之气以生而贯心脉。血液能够在脉道中运行，如环无端，全赖心之阳气即肺气的推动、温煦、固摄作用。如咳喘日久，肺气受损，则肺失肃降，津液不布，聚而为痰，痰饮阻肺，肺气不宣则水道不通，津液蓄积而为水饮。痰饮内结，遏伤心阳，阻塞心气，血脉不畅，肺气上逆而为咳喘。

2. 脾肾阳虚，水湿内停

肾阳为一身阳气之本，"五脏之阳气，非此不能发"，肾阳充盈，才能温煦脾阳，其功能活动才能正常。脾土的运化全赖肾气的蒸腾气化，如久患肾病或心脏病日久，肾阳衰微，命门火衰，水寒不化，上不能资助心阳，心阳不振，心脉瘀阻，瘀血、水饮内停，发为心水。正如《金匮要略·水气病脉证并治》所言"心水者，其身重而少气，不得卧，烦而躁，其人阴肿"，肾阳不能温煦脾阳，中阳不振，健运失司，气不化水，以致水湿内停，发为水肿。

3.气阴两虚，血脉瘀滞

心主血脉，心气能推动血液运行，调控心脏的搏动和脉管的舒缩。

心阴与心阳协调，心脏搏动有力，频率适中，节律一致。如患心悸、心痹日久，或过度劳累伤气，导致心气不足，心搏动无力，或心阴亏虚，心脏搏动过快，不能正常地输送血液，血液在脉中运行无力而血量减少，血脉瘀滞，瘀血、水饮停积，从而出现心力衰竭，正如《素问·痹论》所言"心痹者，脉不通，烦则心下鼓，暴上气而喘"。

4. 阳虚水泛，血瘀水停

心主血脉，气血流通赖于心气之推动、心阳之温煦。肺为水之上源，脾主运化水谷，肾主水液司二便。若疾病后期，心阳虚衰，鼓动无力，血脉瘀滞；肺气虚弱，治节无权，痰饮内结；脾阳不运，水精不布，痰湿内生；命门火衰，气化不利，水饮内停；肝气郁结，疏泄失常，瘀血内滞。最终表现为五脏虚衰，阳虚水泛，瘀血水停。

5. 心阳虚脱，脉微欲绝

心居胸中，为阳中之阳，有温煦和推动血脉运行的作用。《素问·生气通天论》云："阳气者，若天与日，失其所，则折寿而不彰，故天运当以日光明。"老年人多体质虚弱，脏器虚衰，或久病体虚、暴病伤阳耗气等原因而致心气虚弱，气不运血，心阴虚耗，阴虚血涩，表现为气阴两虚，心营不畅，进而气虚阳衰或阴损及阳，最终导致心气衰微，心阳欲脱，阴阳离决，脉微欲绝之危证。

三、辨证论治

老年人心力衰竭辨证治疗，根据其病理特点，治疗原则当以扶正补虚为本，祛除实邪为辅。补虚主在培补心肺肾脾，调和气血阴阳；祛邪主在活血通脉，温化水湿。又根据其病情发展过程，可将慢性心力衰竭分为早期、缓解期、中期、末期进行辨证论治，早期或缓解期以心肺气虚、气阴两虚为主，当补益心肺，补气养阴；中期或病情发作期，出现心肺脾肾肝俱损，运化失职，可见水肿、喘促、瘀血、水饮之症，以温补肾阳、健运中阳、补益心肺、疏泄肝气、活血利水等法治疗；末期阳气虚脱，阴阳两虚，以大汗淋漓、四肢厥冷、脉微欲绝等心力衰竭危重症为主，当回阳救逆。在各期治疗中，均可灵活运用活血、祛痰、逐饮之法，即《内经》治水之法"开鬼门""洁净府""去宛陈莝"。

1. 补益心肺，祛痰平喘法

心与肺同居上焦，心主血，肺主气，两者相互协调，使血液正常运行，维持机体各脏腑组织器官的新陈代谢。若肺气虚弱，心气不足，行血无力，血脉不畅，则肺失宣肃，肺气壅塞，津液不布，聚而为痰，出现心悸气短、神疲乏力、胸闷气塞、咳嗽喘促、不能平卧等症状。舌质暗或淡紫，舌苔白而腻，脉细无力或兼促、涩、结代，为心气不足、血行不畅之证，治宜养心补肺、化痰平喘。方以补肺汤加减，药用党参或太子参、黄芪、生地黄、五味子、紫菀、白术、茯苓、丹参、地龙、干姜、浙贝母。兼喘促加紫苏子、葶苈子；兼尿少、浮肿可加大茯苓剂量（30～50g），酌加葶苈子、大枣。

2. 益气养阴，活血通脉法

心主血脉，心气充沛，心阴与心阳协调共济，则脉管舒缩有度，血流通畅，既不过速而致妄行，又不过缓而致瘀滞。若心气亏虚，气虚日久，阴津生成减少，形成气阴两虚，可见心悸气短、精神疲乏、口干舌燥或五心烦热。心气不充，血行不畅，瘀血内生，经脉壅塞不通，出现胸闷、胸痛、唇舌青紫、舌苔光裂的阴虚之证，脉细涩或结代为气虚血瘀证，治宜益气养阴、活血通脉，方选生脉散合补阳还五汤加减。药用党参或太子参、麦冬、五味子、黄芪、当归、赤芍、地龙、川芎、桃仁、红花、黄精、佛手。尿少浮肿者，加车前子、茯苓；咳嗽、气喘者，加浙贝母、杏仁、紫菀。

3. 健脾补肾，逐饮利水法

脾为水之上源，肾为水之下源。脾气散精，将水精和部分谷精，上输于肺，再由肺输布全身，濡养五脏六腑。肾主水液，肾气蒸化回收水液，维持水液代谢平衡。若脾不运化，水湿不能正常运化、输布，泛滥为患，出现胸腔积液、腹水、下肢浮肿。肾阳亏虚，命门火衰，气化不利，水饮内停，上凌心肺，出现心悸气喘、腰酸膝冷。心肾阳虚，不能推动血脉运行，血脉瘀滞，出现胸闷而痛。舌质淡暗，脉沉细或结代而涩，为脾肾阳虚之证。治宜健脾补肾、温阳利水，方用附子理中丸加减。

药用附子、党参、白术、干姜、茯苓、甘草、陈皮、葶苈子、大枣、丹参、三七、车前子，腹部青筋暴露、腹胀者，加桃仁、枳壳、泽兰、大腹皮。

4. 温阳利水，活血通脉法

肾为先天之本，寓元阴元阳，心本乎肾，心气心阴源于肾，赖肾阳以温煦。心肾阳虚，水饮凌心射肺，则心悸气促，不能平卧，腰酸肢冷，气虚则无以行血，阳虚则血运不行，均可使血行不畅，心脉瘀滞，胸闷胸痛；阳虚火衰，则气化不利，水饮停积，出现面部肢体浮肿、小便量少、舌淡胖、边有青紫、脉沉细而涩的症状，为阳虚水泛、瘀血内阻之证。治宜温阳利水、活血通脉，方用真武汤合补阳还五汤加减。药用附子、白术、茯苓、白芍、干姜、黄芪、桃仁、红花、川芎、桂枝、泽泻、山茱萸，恶心厌食者，加砂仁、陈皮；尿少、腹水者，加牵牛子、大腹皮。

5. 回阳救逆，填髓固脱法

心为君火，肾为相火，心阳充盛，如日照当空，为一身之主宰，肾阳系阳气之根。心病后期，肾阳亏虚，心阳耗竭，心肾之阳衰竭，水湿泛滥，凌心射肺，呼吸喘促，阳气耗竭，四肢厥冷，面色苍白，继而阳损及阴，阴阳两虚，烦躁不安，晕厥谵妄，元阳不固，大汗淋漓。舌质紫暗，苔白滑，脉沉细欲绝或沉迟不续，为阳虚欲绝之证。治宜回阳救逆、填髓固脱，方用参附龙牡汤加减。药用别直参或红参、附子、龙骨、牡蛎、干姜、五味子、山茱萸、麦冬、茯苓、丹参，汗出淋漓者，加黄芪以补气敛汗。

第五节　经方治疗缓慢性心律失常经验

临床上常见的缓慢性心律失常包括窦性心动过缓、缓慢型心房颤动及Ⅱ、Ⅲ度房室传导阻滞，属中医"心悸""厥证""眩晕"等范畴。李雅琴老师认为本病病位在心，根于肾，系于脾。《诊家枢要》云"迟……为阴盛阳亏之候，为寒，为不足"，缓慢性心律失常早期主要为气血不足或心阳不足，心失所养或心阳无力鼓动血液运行，故脉沉细而缓。气血不足则治以益气养血、健脾安神，方用炙甘草汤。心阳不足则予温通心阳，予麻黄附子细辛汤主之。病久及肾，则阴寒凝滞心脉，故脉涩、迟、结代，则予温补心肾，方用真武汤加减。但病情发展过程中常兼痰饮、瘀血，应视其痰饮、血瘀之不同，相应合用苓桂术甘汤、血府逐瘀汤等，使正盛邪去而心搏有力，增快心搏，心悸、胸闷症状消失。现将李雅琴老师临床对缓慢性心律失常的中医诊治经验，总结如下。

一、益气养血，复脉定悸法

一些年老体弱患者，常常心脾两虚，气血生化不足，心脉失养，则脉缓，常兼见气短、乏力、面色萎黄、舌质淡、苔白等症状，常用炙甘草汤加减。炙甘草汤见于《伤寒论》，其云："伤寒脉结代，心动悸，炙甘草汤主之。"方中生地黄滋养阴血，炙甘草益气养心，麦冬滋养心阴，生姜合桂枝温通心阳，人参补中益气，阿胶滋阴养血，大枣益脾胃。李雅琴老师认为该类患者病久则气虚血瘀，常予上方加丹参、川芎活血，桑寄生滋养肾阴，酸枣仁养心安神。现代药理研究表明，甘松有抗心律失常的作用，故李雅琴老师常加用甘松 10g。

二、温通心阳，益气安神法

部分患者为阳虚体质，阳虚则寒盛，阳虚寒凝经脉，气机郁滞，不能推动血行，脉道失充则脉微细。心阳虚衰，不能温煦肢体，则怕冷，舌象一般表现为舌质淡胖，苔薄。针对此类患者，李雅琴老师常用麻黄附子细辛汤加减。麻黄附子细辛汤出自《伤寒论》，其云："少阴病，始得之，反发热，脉沉者，麻黄细辛附子汤主之。"本方本是治疗少阴病兼表证，李雅琴老师认为要抓住少阳阴病阳气衰微、阴寒内盛这一病机。方中以辛甘大热之附子重在温少阴之里，振奋机体之元阳；细辛辛温，佐附子以温经；麻黄辛温发散，宣通通达，振奋心阳，温经通痹，同时现代药理研究表明麻黄提取物麻黄碱有拟肾上腺素作用，能提高窦房结兴奋性。李雅琴老师运用该方时常加桂枝增强温阳之功，因阳虚必气虚，常加党参、黄芪益气，加淫羊藿、补骨脂等温肾阳，加丹参活血。

三、补肾温阳，益气复脉法

一些老年心力衰竭患者，心阳不足日久，心火不能下交于肾，导致肾阳不足，心肾阳虚，则直接影响心跳的快慢、血脉的盈亏，脾阳不能温养，则脾失运化水液，肾不能主膀胱气化，故泛滥肌肤致肢肿。针对此类患者，李雅琴老师常用真武汤加减。《伤寒论·辨少阴病脉证并治》云："少阴病，二三日不已，至四五日，腹痛，小便不利，四肢沉重疼痛，自下利者，此为有水气。其人或咳，或小便利，或下利，或呕者，真武汤主之。"真武汤用于少阴阳虚水泛之证，方中附子辛热以壮肾阳，白术燥湿健脾，生姜助附子温阳，茯苓健脾利水，芍药敛阴和营。李雅琴老师常加桂枝、细辛增加温阳之功，加太子参、黄芪以益气。若水肿明显者，则将茯苓改为茯苓皮；阳虚甚者，将生姜改为干姜，同时佐枳壳、厚朴之类行气。

第六节　女性围绝经期高血压从肝论治杂谈

女性围绝经期高血压指女性进入围绝经期以后所发生的血压升高，主要是由于卵巢功能逐渐衰退或丧失，以致雌激素水平下降，影响自主神经中枢及其支配下的各种脏腑功能，出现一系列自主神经功能失调的症状，如头晕、头胀、耳鸣、潮热、多汗、胸闷、心烦、失眠多梦、腰膝酸软、月经紊乱、情绪易激动等，症状多变，且血压波动明显。女性围绝经期高血压患者用常规西药降压难以控制，且患者难以接受，而用中医中药治疗，临床症状很快得以改善，血压也随之下降平稳。李雅琴老师认为围绝经期高血压与肝关系密切，从肝论治往往收到满意的疗效，现将李雅琴老师的临证经验总结如下。

一、肝失疏泄是病变之因

女性围绝经期综合征属于中医经断前后诸证，这时天癸衰竭，肾精亏虚，虽其因在肾，但病变多在肝。肝主疏泄、藏血，肝肾协调，肝血充盈则余血注入冲脉，冲脉充盈则下注胞宫，与任脉相济为月经，定期藏泄。因围绝经期女性工作压力大，生活不如意，常伴有不同程度的焦虑不安或情绪低落，使肝的疏泄功能失调，肝郁气滞，扰乱月经，致使月经失其常态。同时，肝失疏泄，气机不畅，气血阴阳失调，脏腑功能紊乱，不但与围绝经期出现的症状密切相关，而且血压也随之升高。所以，肝失疏泄是围绝经期女性发生高血压病变之因。

二、肝肾阴虚是致病之源

女性多郁，阴血常虚，是女性疾病的病理特点之一。围绝经期女性天癸竭，营血亏虚，冲任失调，月经紊乱，正如《素问·上古天真论》所言"七七，任脉虚，太冲脉衰少，天癸竭，地道不通，故形坏而无子也"。肝藏血，肾藏精，精血同源即"乙癸同源"，围绝经期女性肝肾不足日益明显。肝与肾是母子关系，肝为刚脏，体阴而用阳，若肾阴不足，木少滋荣，阴不潜阳，则母病及子，阳亢于上，出现头晕、头胀、潮热、出汗、失眠、梦多、腰膝酸软等症状，随之出现虚阳上越，血压升高。

三、从肝立法论治

（一）调理肝脏

既然肝失疏泄是围绝经期女性高血压的病变之因，因此治疗应以调理肝脏为主。

1.肝气郁结

临床表现：肝气郁结，疏泄不及，表现为精神抑郁，胸胁胀闷，月经先后无定期；气机不畅，气血阴阳失调，脏腑功能紊乱，而出现头晕，头痛，舌质淡红，苔薄白，脉弦。

治法：疏肝解郁。

方药：逍遥散加天麻、石决明、益母草等。

2.肝火上炎

临床表现：头晕，头胀，月经先期，潮热盗汗，口苦心烦，面红目赤，夜寐不安，便干，舌质红，苔黄，脉弦数。

治法：疏肝解郁，泄热降火。

方药：龙胆泻肝汤加菊花、天麻、龙骨、牡蛎等。

（二）滋阴潜阳

古人有"乙癸同源""肝肾同治"之说，肝藏血，肾藏精，肝肾亏虚往往相互影响，精血虚则无以制阳，出现阴虚阳亢之证。

1.肝阳上亢

临床表现：眩晕，头痛，月经紊乱，潮热盗汗，急躁易怒，少寐多梦，舌质淡红，苔黄，脉弦数。

治法：平肝潜阳，补肾养阴。

方药：天麻钩藤饮加龟甲、女贞子、旱莲草等。

2.肾水不足

临床表现：眩晕，耳鸣，腰膝酸软，潮热盗汗，五心烦热，心悸失眠，舌质淡红，苔中裂，脉弦细。

治法：滋补肝肾。

方药：杞菊地黄丸加龟甲、龙骨、牡蛎等。

第七节　泻火滋阴法治疗青年原发性高血压

进入 21 世纪以来，我国高血压患者日趋年轻化。因此，需要重新审视和认识高血压的危害并积极防治青年原发性高血压。中医学无"青年原发性高血压"的病名，但根据其症候特征，多归属于"眩晕""头痛"等范畴。究其原因，多与遗传因素、肥胖、摄盐量、神经内分泌因素、社会环境因素、经济状况等密切相关。中医学认为此病是由于情志失调、饮食失节、内伤虚损及体质的盛衰等因素的影响，使机体的阴阳平衡失调，制约关系失常所致。《素问·至真要大论》曰"诸风掉眩，皆属于肝"，主张从肝立论。《临证指南医案》云"肝为风脏，因精血衰耗，水不涵木，木少滋荣，故肝阳偏亢"。李雅琴老师在漫长的临床治疗过程中积累了丰富的经验，现论述如下。

一、病因病机

1. 火热内生是青年原发性高血压的发病原因

从"热"论原发性高血压，古代医家多有论述，如《千金要方》首倡风、热、痰致眩晕，其认为"热"是眩晕的主要致病因素。《素问玄机原病式·五运主病》云："所谓风气甚，而头目眩运者，由风木旺，必是金衰不能制木，而木复生火，风火皆属阳，多为兼化，阳主乎动，两动相搏，则为之旋转。"主张眩晕应从"火"立论。当今社会竞争激烈和应酬频繁、工作紧张，青年人身心承受着巨大的压力，影响肝气疏泄，肝木失于条达，气机郁滞，再加沿海地区，喜盐食咸，引动心火，火性上炎，主升主动，肝火相火相激相助，加之形盛体壮，助长火势，火无所制，肝阳上亢，发为眩晕、头痛、头胀。

2. 阳盛体质是青年原发性高血压形成的内在基础

青壮年的身体大多处于各脏腑生理功能的鼎盛时期，机能活跃，再加上生活条件优越，饮食结构变化，使人体体质向偏阳盛实热方面转化。

饮食结构改变：沿海地区，嗜咸喜鱼，以酒为浆，酒食为火热之性，热量过剩，形体肥胖和超重人群正在激增。因此，火热是肝风内动的病理基础。

保健品不合理应用：由于经济条件的改善，独生子女增多，过度食用温补保健之品，保健品性偏温燥，味偏辛散香窜，久服易化火化燥，可化生火热，促使体质向阳盛方向转化。

3. 阴虚阳亢是青年原发性高血压病机演变的必然

随着现代生活节奏的加快，人们起居失常，经常熬夜，阴津耗损，又加房劳过度，耗伤肝肾之阴，水不涵木，肝阳上亢，出现头晕、耳鸣等症。同时青年阳盛体质，其病理属性与火热有关，平时又常服保健壮阳之药，火热、温燥日久，必耗伤肝肾之阴。因此，火、热、燥是暂时标实，阴虚是病变之必然。

二、治疗原则

火热内生、阳盛体质、肝肾阴虚是青年原发性高血压的重要病机。根据立法应源于证，"治病必求于本"的宗旨，故治疗疾病的关键在于抓住疾病的本质。追溯其因，缜密组方。用清热泻火、滋阴潜阳法治疗，使之火灭热清，阴阳平衡，血压自平。

1. 清热泻火，以正本源

刘渡舟教授认为高血压常见于火热者，为厥阴风火上逆于头，阳郁于上而不能下达所致，此属阳热亢盛、风火上逆之证，单用重镇降逆药不能达到降压目的，此时当泻火，可用牡丹皮、黄芩、菊花清热泻火，火灭热清，火降血凉，血压亦平。

2. 滋阴潜阳，以复阴阳

青年原发性高血压以肝肾阴亏为演变，高血压虽头绪纷繁，然常见者多属阴虚阳亢，滋阴柔肝，法不从善，独惜其缺乏介类潜阳之品，阴阳互根，阴亏之甚者，则不能维阳，治此等证，育阴与潜阳并用之，使阴平阳秘，内风亦无从旋动矣。可用白芍、龟甲、石决明、珍珠母滋水涵木，介类潜阳，阴阳平衡，血压自平。

三、方药分析

清热泻火、滋阴潜阳法组方为牡丹皮、黄芩、菊花、天麻、钩藤、白芍、龟甲、珍珠母、石决明。方中黄芩味苦寒，清上焦肝胆实火，有调脂降压作用；牡丹皮辛苦微寒，善清血热而又活血，有抗凝降压作用；菊花甘苦微寒，善清肝热，有扩血管降压作用；钩藤甘凉，清热平肝，抗血栓，降血压；天麻甘平，平肝通络，有扩血管降压作用；龟甲咸甘平，滋肾阴而潜浮阳；白芍苦酸微寒，滋阴柔肝，平抑肝阳；珍珠母味甘咸寒，平肝潜阳，既可降压又可改善症状；石决明咸微寒，平肝潜阳，可用于阴虚阳亢之高血压。全方组合，清热泻火，滋阴潜阳，经临床研究证明，降压疗效可靠，为日后探索治疗青年原发性高血压的作用机制提供依据。

四、本方创新点

1. 组方精炼

本方紧紧抓住"火热""阴虚""阳亢"这一病机关键，确立了清热泻火、滋阴潜阳的治疗原则，组方精练严谨，君臣佐使职责分明，功用明确，直中病位，疗效确切可靠。

2. 泻火与滋阴同治

青年原发性高血压患者临床可见眩晕、头胀、耳鸣等症，若单用重镇之品，难以平降肝胆之实火，往往起不到潜阳降逆的目的，此时当泻火，火降则阳亢亦降，泻火以制阳，引阳气下行，再者火逆则血涌，火降则血得以下行。若单用重镇之品，不能滋水涵木，难以制亢奋之阳，此时应滋阴涵木，水火既济，血脉宁静，则升者自伏，血压亦随之而降。

3. 全面调理，平稳降压

泻火滋阴法治疗青年原发性高血压，不仅能调节血压平衡机制，实现缓和、平稳、持久的降压效果，还能修复和矫正心血管的危险因素，有助于患者暂缓服用西药降压药物，甚至可终身治愈。

第八节　眩晕难守一法，临证尚需细琢

眩晕是以目眩与头晕为主要表现的病证，眩指眼花，晕指头晕，二者常同时并见，统称为眩晕。其重者头晕眼花，如坐舟车，不能站立，

或伴有恶心、呕吐，甚者昏倒。李雅琴老师认为眩晕属于疑难病、多发病，病因病机比较复杂，辨证不易，治疗十分棘手。现将李雅琴老师辨治眩晕的经验介绍如下，以飨同道。

一、历代医家对眩晕的认识

对于眩晕病证，历代医家论述颇多。"眩晕"病名最早见于《内经》，称之为"眩"或"眩冒"。《素问·至真要大论》云"诸风掉眩，皆属于肝"，《灵枢·海论》云"髓海不足，则脑转耳鸣"。张仲景则认为痰饮是眩晕发病的原因之一，并用苓桂术甘汤、泽泻汤及小半夏加茯苓汤治疗痰饮眩晕。朱丹溪倡导痰火致眩学说，提出"无痰不作眩"的理论。张景岳认为眩晕的病因病机"虚者居其八九，而兼火兼痰者，不过十中一二耳"。

二、详询病因，识本澄源

眩晕之症虽在临床较为常见，然其致病原因颇多，兼症错综复杂，辨识不易，给治疗带来了一定的难度。李雅琴老师临床多年，在临证时详询患者致病原因，同时不忘结合西医学的各项检查。正如张景岳所言："本，致病之原也。人之疾病……必有所本。故或本于阴，或本于阳，病变虽多，其本则一。知病所从生，知乱所由起，而直取之，是为得一之道。譬之伐木而引其柢，则千枝万叶，莫得弗从矣。倘但知见病治病，而不求其致病之因，则流散无穷。"头晕目眩乃是主症，此易识别，但临证时关键在于寻找致病原因，识病之源。此病包括西医学的耳源性眩晕、脑性眩晕、神经症、高血压、低血压等，从因施治，遣方用药，在加减时必有兼顾，方可无误。

三、辨治眩晕，必审虚实

眩晕乃常见多发之缠绵痼疾，根治颇难。因其为多病所致，病因多端，病机比较复杂，病名（西医）迥异，然从中医而论，总不离"虚""实"二字。一般而言，新病多实，久病多虚；年轻者多实，年老体弱者多虚；发作时多实，缓解期多虚。病久者常虚中夹实，虚实并见。基于此，论治着眼于病之根本，治病必求于本，立法应源于证，临床先审证候之虚实，不受西医病名之束缚或左右；选方应恪守辨证论治，遣药之道，以胜病为宜，不囿书本之量，经方、时方、当代名医之方不受其限，方能灵活运用，左右逢源，可获得理想疗效。

李雅琴老师一般将眩晕分为虚、实两类。实者以风、痰、瘀为致病因素，如肝火上炎、肝阳上亢、痰饮上泛、痰浊中阻。虚者约有三端，一曰气血亏虚，不能上荣于脑；二曰中气不足，清阳不升；三曰肝肾亏虚，髓海失养。但亦有虚实并见者，如肝肾不足兼痰浊上扰，气血亏虚兼风阳上亢等。临床见证纷繁，应详细询问，分辨虚实，抓住主证，在施治时融多法于一炉，或按缓急先后施治，务使方证对应，才能圆机活法，收到满意之效。

四、辨证论治

1.肝火上炎

临床表现：头晕头胀，急躁易怒，耳鸣耳聋，口苦咽干，面红目赤，舌质红，苔黄，脉弦数。

分析：情志过极或饮酒过度，肝郁化火，火性上炎，风火上扰清窍，则眩晕作矣。此种眩晕，可见一派肝热上冲证候。

治法：清热泻火，平肝息风。

方药：龙胆泻肝汤加减。

验案举隅：于某，男，38岁。2021年6月21日初诊。患者工作压力大，经常借酒消愁，头晕头胀，心烦口苦，情绪易激动，血压146/102mmHg，便干，舌质红，苔薄黄而腻，脉弦数。

中医诊断：眩晕（肝郁化火，肝火上炎，肝阳上亢）。

治法：清热泻火，平肝息风。

处方：龙胆泻肝汤加减。

龙胆草6g，焦山栀10g，黄芩10g，柴胡10g，生地黄15g，泽泻10g，制大黄6g，当归10g，木通5g，车前子20g，石决明30g（先煎），天麻 10g。7 剂，水煎服。

嘱患者调畅情志，戒烟酒，多运动，饮食宜清淡。

二诊：患者服药后头晕头胀、心烦口苦症状好转，大便已软，舌苔已化，测血压 130/100mmHg。原方去制大黄，加龟甲 15g（先煎），以滋阴潜阳。

三诊：患者服药后诸症悉平，测血压 120/80mmHg。

按语：患者因工作压力大，情志过极，再加嗜酒无度，起居失常，致肝郁化火，火热上冲颠顶引起眩晕、头胀，故用龙胆泻肝汤泄热平肝。本方组成其意义包括两个方面：一是祛邪治其标，二是扶正以固其本。方中龙胆草大苦大寒，上泻肝胆实火，下清下焦湿热，为君药；黄芩、栀子具有苦寒泻火之功，配伍龙胆草清泻实火，为臣药；泽泻、木通、车前子清热利湿，使湿热之邪从水道排出；肝藏血，肝经有热，本易耗伤阴血，方中较多苦燥渗利之品，以防再耗其阴，故用当归、生地黄滋阴养血，标本兼顾；柴胡为引诸药入肝胆经而设，又能疏肝泄热；天麻平肝息风；龟甲为李雅琴老师的特殊用药，因患者舒张压偏高，一般以阴虚阳亢之证多见，龟甲滋阴潜阳，降阴火，滋肾水，可使血压降至正常。纵观全方，泻中有补，利中有滋，使火降热清，湿浊分清，循经所发诸症相应而愈。

2. 肝阳上亢

临床表现：头晕头胀，心烦，潮热，出汗，失眠多梦，舌质红，苔薄黄或少津，脉弦数。

分析：烦劳过度或情志抑郁，久则气郁化火，气血上冲，肝阳亢制无制，或年老体衰，天癸竭绝，或房劳过度，暗耗肾阴，肝木失涵，肝阳亢盛，上犯清窍，而致眩晕。

治法：平肝潜阳，滋养肝肾。

方药：自拟滋阴潜阳汤（药物组成为女贞子、墨旱莲、天麻、生地黄、山药、山茱萸、石决明、龟甲、郁金、夏枯草）。

验案举隅：俞某，女，51 岁。2022 年 9 月 19 日初诊。患者近 1 个月来出现头晕，潮热，出汗，心烦，失眠多梦，月经已 3 个月未行，伴腰膝酸软，大便有时不畅，舌质淡红，苔薄黄，中有裂纹，脉弦数，血压 140/100mmHg。

中医诊断：眩晕（肝肾阴亏，肝阳上亢）。

治法：滋补肝肾，平肝潜阳。

处方：滋阴潜阳汤加减。

女贞子 15g，墨旱莲 15g，天麻 10g，生地黄 15g，山药 30g，山茱萸 15g，焦栀子 10g，石决明 30g（先煎），龟甲 15g（先煎），益母草 30g，夏枯草 10g，郁金 10g，木香 8g。7 剂，水煎服。

二诊：患者服药后头晕、潮热、出汗症状好转，睡眠改善，测血压 130/90mmHg。药已对症，原方加菊花 10g，以平肝明目。

患者续服上方 7 剂，诸症消失，测血压 120/80mmHg，以知柏地黄丸续服，以巩固疗效。

按语：女性到了经断前后，身体会出现一系列变化，这个变化的关键在于肝肾。肝肾阴虚，阴不制阳，肝阳上亢，会出现眩晕、心烦、潮热、出汗、腰膝酸软等一系列症状。本案患者天癸已竭，肝肾不足，肝阳上亢，而出现了眩晕等诸症。方用李雅琴老师经验方——滋阴潜阳汤加减。方中生地黄、山药、山茱萸为六味地黄丸之三补，补肝肾之阴，是治其本；女贞子、墨旱莲益肾凉血止血，两者相合，可有效缓解肝肾阴虚、虚热内扰之症；栀子清热泻火除烦；龟甲滋阴潜阳，用于阴虚阳亢高血压（以舒张压升高为主）引起的眩晕；天麻平肝息风；石决明平肝潜阳以明目；郁金与夏枯草相合，清肝泻火制阳亢，使木气条达。全方组合滋水涵木，平肝潜阳，则眩晕止。

3. 痰饮内停

临床表现：头晕头重，恶心，时有呕吐，或视物旋转，四肢困倦，大便溏薄，舌质淡，苔白滑，脉滑细。

分析：脾胃阳虚，中气虚衰，水饮内停，蒙蔽清阳，清阳不升，浊阴不降，故见眩晕。

治法：温阳化饮，健脾利水。

方药：苓桂术甘汤加减。

验案举隅：蒋某，女，58岁。2021年5月22日初诊。患者患梅尼埃病已3年，每逢劳累时发作，经西药治疗后可暂时缓解。本次发作时感头晕头重，视物旋转，步态不稳，恶心呕吐，纳差乏味，大便溏薄，舌质淡，苔白滑，脉细滑。

中医诊断：眩晕（脾胃阳虚，水饮内停，上蒙清窍）。

治法：温阳化饮，健脾化湿。

处方：苓桂术甘汤合泽泻汤加减。

茯苓20g，桂枝10g，炒白术15g，炙甘草5g，泽泻30g，姜半夏10g，陈皮8g。5剂，水煎服。

二诊：患者服药后头晕头重好转，恶心、呕吐已除，伴乏力，大便有时不成形。于原方加太子参20g，炒山药30g，以补气健脾。7剂，水煎服。

后随访，患者服药后诸症悉平。

按语：本案患者为素体气虚，脾胃运化失常，以致水饮内停，水饮之邪上乘清阳，积于耳窍，清阳不得上升，浊阴不得下降，即发眩晕。故用苓桂术甘汤温阳化饮，以泻其寒水。苓桂术甘汤出自《金匮要略》，其言："心下有痰饮，胸胁支满，目眩，苓桂术甘汤主之。"方中茯苓为治疗饮病的要药，淡渗利水化饮。桂枝辛温通阳，振奋阳气以消饮邪。白术健脾燥湿，甘草和中益气，两药相伍补土制水。本方有温化三焦水饮之功，故后世称为苓桂剂之祖方。泽泻汤也出自《金匮要略》，其言："心下有支饮，其人苦冒眩，泽泻汤主之。"本方可治疗胃中有痰饮引起的头晕目眩，方中重用泽泻健脾利水，与白术相合，使水气下行，浊阴不得上冒清阳。李雅琴老师在临床治疗痰饮引起的眩晕时，常在苓桂术甘汤合泽泻汤中，加入小半夏汤降逆化饮、和胃止呕。三方组合，可断其生痰之源，畅通中州，使清阳得升，供奉于脑，浊阴下降而不上冒，故眩晕自止。

4. 痰浊中阻

临床表现：头晕，头重如裹，甚则视物旋转，恶心，有时呕吐，胸闷脘痞，倦怠乏力，舌质淡，边有齿痕，苔白腻，脉弦滑或濡。

分析：脾胃虚弱，运化不健，痰浊中阻，清阳不升，浊阴不降，蒙蔽清窍而致眩晕。痰浊中阻，气机不利，可出现胸脘痞闷、恶心之象。脾气虚弱，故纳少、倦怠乏力。舌质淡，苔白腻，脉弦滑等均为脾胃虚弱、痰浊内阻之证。

治法：健脾益气，行湿蠲饮，息风定眩。

方药：半夏白术天麻汤加减。

验案举隅：叶某，男，65岁。2023年5月20日初诊。患者头晕、头重反复发作1年余，在当地医院诊断为后循环缺血。刻下症：头晕，头重，时有恶心，项背酸胀，神疲乏力，纳差，便溏，舌质淡红，边有齿痕，苔白腻，脉弦滑。

中医诊断：眩晕（脾胃虚弱，运化失常，痰浊壅滞）。

治法：健脾益气，祛痰息风。

处方：半夏白术天麻汤加减。

姜半夏10g，炒白术15g，茯苓15g，天麻10g，橘红8g，生甘草4g，僵蚕10g，川芎8g，葛根20g，党参15g，炒麦芽30g。7剂，水煎服。

二诊：患者服药后头晕、头重好转，恶心已除，但晨起站立时随体位改变后头晕发作数秒。于原方加苍术9g，升麻8g，荷叶6g，升清阳。7剂，水煎服。

后随访，患者服药后诸症悉除。

按语：本案患者平素嗜酒无度，痰湿内蕴脾胃，痰浊中阻，清阳不升，浊阴不降，上蒙清窍而致眩晕，如《丹溪心法》言"无痰不作眩"，选方半夏白术天麻汤。方中半夏燥湿化痰，降逆止呕；天麻平肝息风而止头晕，两药合用，为治风痰眩晕头痛之要药。《脾胃论》云："足太阴痰厥头痛，非半夏不能疗。眼黑头旋，风虚内作，非天麻不能除。"故以半夏、天麻为君药。白术、茯苓健脾祛湿，能治生痰之源。橘红理气化痰，脾气顺则痰清。葛根升清阳，治项背酸胀；僵蚕入肝、肺经，息风化痰通络，二药合用，可改善大脑微循环，此二药为李雅琴老师治疗颈源性眩晕必用之品。本案患者在二诊时出现体位性眩晕，加苍术、升麻、荷叶，而成清震汤。头为诸阳之会，五脏精华之血、六腑清阳之气皆上注于头。此三味药可升清阳，能治一过性眩晕。诸药相伍，使风息、痰消、脾健、湿祛、清升，则眩晕自愈。

5. 瘀血阻窍

临床表现：头晕，头重如刺，经久不愈，面色晦暗，舌质暗或有瘀斑，脉弦涩或细涩。

分析：多因头部外伤或脑卒中后遗症，血行不畅则气滞，气滞则血瘀，瘀阻不通，清窍失养则目眩、头痛。李雅琴老师认为单纯血瘀证眩晕临床上不多见，而在其他证型眩晕中夹杂血瘀证者却不在少数。另外因虚致瘀者亦不少见，故临证时不可不辨。

治法：活血祛瘀，通窍活络。

方药：通窍活血汤加减。

验案举隅：史某，男，68岁。2021年9月26日初诊。患者2年前因头部外伤后，经常头晕、头痛，诊断为脑震荡后遗症。刻下症：头晕，头痛，以左侧为主，有时呈针刺感，入夜尤甚，伴腰膝酸软，大便不畅，舌质暗红，边有瘀斑，苔薄白，脉沉细涩。

中医诊断：眩晕（瘀血阻窍，兼肝肾亏虚）。

治法：活血通络，兼以补益肝肾。

处方：通窍活血汤加减。

当归10g，赤芍15g，川芎10g，桃仁10g，红花5g，大枣10g，天麻10g，僵蚕10g，山药30g，山茱萸15g，熟地黄15g，香附10g。7剂，水煎服。

二诊：患者服药后头晕、头痛明显减轻，仍腰腿酸软。原方加菟丝子20g，枸杞子15g，以补益肝肾，续服7剂。

三诊：患者服药后头晕、腰酸症状大为改善，大便偏烂。上方减桃仁，续服7剂。

后随访，患者服药后症状已基本缓解。

按语：本案患者眩晕因外伤所致，历时2年，诊断为脑震荡后遗症，头晕、头痛经久难愈，伴有腰膝酸软等症，辨为血瘀兼有肝肾亏虚之眩晕。故治疗采用通窍活血之法，兼滋补肝肾，药用通窍活血汤合补肝肾之品。方中赤芍、川芎行血活血；桃仁、红花活血通络；大枣益气，缓和药性；天麻、僵蚕息风化痰通络；山药、山茱萸、熟地黄补养肝肾，滋养脑髓，又可防止桃仁、红花、川芎等走窜伤血耗气。二诊时，加菟丝子、枸杞子补益肝肾之药，以扶正。李雅琴老师在整个治疗过程中以攻为主，攻补兼施，药到病除。

6.气血亏虚

临床表现：头晕乏力，遇劳即发，精神不振，面色少华，时有心悸，少寐，舌质淡，苔薄白，脉细无力。

分析：气血是人体脏腑经络等一切组织器官进行生理活动的物质基础，《难经》云："气主煦之，血主濡之。"是对气血功能的高度概括。若先天不足，禀赋孱弱，气血亏虚；或久病大病耗伤气血；或失血过多，虚而不复；或思虑过度，伤及心脾，使气血亏损；或饮食不节，损伤脾胃，不能化生气血，出现气血两虚之眩晕。

治法：益气养血。

方药：归脾汤加减。

验案举隅：姚某，女，16岁，学生。2023年11月4日初诊。患者患缺铁性贫血3个月，服铁剂后，血红蛋白已达到正常范围。但仍觉头晕乏力，纳差，夜寐梦多，上课注意力不集中，大便正常，舌质淡红，边有齿痕，苔薄白稍腻，脉细弱。

中医诊断：眩晕（思虑过度，心脾两虚，气血不足，不能上荣于脑）。

治法：补气养血，健脾养心。

处方：归脾汤加减。

党参15g，黄芪20g，炒白术15g，茯神15g，当归10g，炙甘草5g，木香6g，大枣10g，酸枣仁10g，黄精10g，郁金10g，炒麦芽30g，龙眼肉10g。7剂，水煎，分早、晚2次口服。

患者服药后头晕好转，纳食增加，寐安，原方续服14剂，诸症蠲除。

按语：本案患者为学生，平时挑食，又用脑过度，劳伤心脾，气血日耗，不能上荣于脑。故用归脾汤加减补益气血。方中黄芪甘温，补脾益气；龙眼肉甘平，既补脾气，又养心血；党参、白术皆为补脾益气之要药，与黄芪相伍，补脾益气之功益著；当归补血养心；酸枣仁宁心安神；茯神养心安神；木香理气醒脾，共为佐药，与诸补气养血药相伍，可使其补而不滞；炙甘草补益心脾之气，调和诸药，为使药；大枣调和脾胃，以资化源；炒麦芽健脾开胃；郁金疏理肝气；黄精健脾养血。诸药合用，使脾胃健运，气血得以上荣于脑，则精神倍增。

7. 中气不足

临床表现：头晕目眩，视物不清，伴少气懒言，大便时稀，时黏，舌质淡胖或边有齿痕，苔薄白，脉细无力。

分析：中气不足常由久病失养，或劳倦过度，忧思日久，或先天不足，后天失养，使中气耗损，气虚下陷，清阳不升所致眩晕。正如《灵枢·口问》所言"故上气不足，脑为之不满，耳为之苦鸣，头为之苦倾，目为之眩"。

治法：益气升清荣脑。

方药：益气聪明汤加减。

验案举隅：金某，女，17岁，学生。2023年3月11日初诊。患者由于学业繁重，每天熬夜，近期出现头晕，上课注意力不集中，精神不振，疲乏，纳食欠佳，大便稀，舌质淡，边有齿痕，苔薄白，脉细弱。

中医诊断：眩晕（中气不足，清阳不升）。

治法：补中益气，升举清阳。

处方益气聪明汤加减。

党参15g，黄芪30g，蔓荆子10g，当归10g，葛根20g，升麻5g，盐黄柏6g，炒白芍15g，炙甘草5g，陈皮8g，炒麦芽30g。7剂，水煎服。

患者服药后头晕好转，神疲乏力减轻，大便有时不成形。于原方加炒山药30g，健脾止泻。续服7剂而愈。

按语：本案患者所患眩晕为中气不足，清阳不升，属于"虚眩"范畴，由于劳累而引发。益气聪明汤为升发清阳之方，证方相符，本方出自李东垣的《东垣试效方》。方中黄芪、党参温补脾气，意在治本，为君药；葛根、升麻、蔓荆子鼓舞清阳，上行头目；白芍养血柔肝；黄柏量少，清热泻火补肾水；炙甘草调和诸药；陈皮、炒麦芽健脾开胃，增食欲；当归配伍白芍以养肝血，与黄芪相伍补气养血。诸药合用，中气得补，清阳得升，肝血受益，耳聪目明，眩晕自愈。

8. 肝肾不足

临床表现：头晕，视力减退，耳鸣健忘，腰膝酸软，男子遗精，女子经血量少，舌质淡红，苔薄白，脉沉细或弦细。

分析：多因年老体虚；或久病不愈，损伤肝肾；或房劳过度，引起肝肾不足，以及阴不制阳，导致阳相对偏亢；阴液亏虚，水不涵木，肝肾阴虚。阴虚之证，五脏俱有，但以肝肾为本，其他三脏（心肺脾）可同时相兼，久延不愈，最终多累及肝肾。《灵枢·海论》云："髓海不足，则脑转耳鸣，胫酸眩冒。"

治法：滋补肝肾，填精益髓。

方药：补肾益髓汤（此方为李雅琴老师的经验方，药物组成为女贞子、旱莲草、熟地黄、山药、山茱萸、当归、炒白芍、郁金、石菖蒲、龟甲、远志）。

验案举隅：王某，女，86岁。2022年11月26日初诊。子女代诉，患者近2年来经常出现头晕，精神萎靡不振，耳鸣，健忘，有时去附近公园都忘记回来的路，腰膝酸软，睡眠欠佳，大便2～3天一次，舌质淡红，苔薄白，中裂，脉沉细。有高血压、脑梗死病史。

中医诊断：眩晕（肝肾不足，髓海空虚）。

治法：滋补肝肾，填精益髓。

处方：补肾益髓汤加减。

女贞子20g，旱莲草15g，熟地黄15g，山药20g，山茱萸15g，当归10g，炒白芍15g，郁金10g，石菖蒲8g，龟甲15g（先煎），远志6g，制首乌15g，木香8g。10剂，水煎，分早、晚2次口服。

二诊：患者服药后头晕、耳鸣症状减轻，精神好转，大便每日1次。

于原方加黄精 15g, 健脾补肾, 续服 14 剂。

后随访, 患者服药后大有好转, 到公园散步, 已能认识回来的路, 为了长期治疗, 将上方加减, 制成膏方, 至今能生活自理。

按语: 本案患者年老体衰, 肾阴亏虚, 肾阴为一身阴液之本, 水不涵木, 肝肾阴虚, 形体脏腑失其滋养, 则精血骨髓日益不足, 脑髓匮乏, 故眩晕、耳鸣、健忘、腰膝酸软, 治以壮水滋阴。方中女贞子、旱莲草 (二至丸) 合熟地黄、山药、山茱萸补肝肾之阴, 使水旺以制火, 共奏补阴精、益肾健脑之功, 所谓 "蒂固则真水闭藏, 根摇则上虚眩仆" "滋苗者必灌其根"。当归、白芍滋肝之阴血而柔肝, 龟甲、石菖蒲、远志为孔圣枕中丹化裁, 有益智安神的作用。本方以滋补肝肾为基础, 加上补肾益髓开窍之孔圣枕中丹, 对老年性脑动脉供血不足引起的眩晕、健忘、耳鸣属肝肾阴虚者疗效甚佳。正如陈士铎所言: "此病得之肾劳, 无肾水以润肝, 则肝木之气燥, 木中龙雷之火, 时时冲击一身, 而上升于巅顶, 故头痛而且晕也。治法宜大补其肾中之水, 而少益以补火之品, 使水足以制火, 而火可归源, 自然下引而入于肾宫。"李老师组方即此意也。

第九节　中医分期治疗脑梗死的临床思路

脑梗死属中医"中风"范畴, 梗死发生在不同部位可出现不同的症状, 如肌肤不仁, 肢体不遂, 语言不利, 甚至神志昏蒙。根据不同时期出现的临床表现进行辨证施治, 可获得较好的疗效。

一、急性期 (发病 2 周内)

临床以此期治疗尤为重要。中风患者急性期虽有本虚, 然侧重标实, 以瘀血痰火为主, 具有以下指征。临床表现以便秘、舌苔黄腻、脉弦滑为其三大特征。特别是便秘 3～5 天, 甚至 10 天, 舌苔初始见薄黄, 后渐渐转为黄腻, 脉弦滑者, 是内有痰热。总之, 根据临床观察急性期患者有半数以上为中焦痰热瘀血实邪互结，失于升清，影响气血运行、输布，致使半身不遂和神志不清症状加重。因此，当务之急为化痰通腑、理气化瘀。组方：生大黄10～15g，胆南星10g，瓜蒌仁15～30g，桃仁10g，枳实10～15g，丹参30g，姜半夏10g，陈皮10g，生白术20g，茯苓20g，天竺黄10g。

二、恢复期（发病2周以后到6个月）

度过急性期后，大多数患者病情稳定，脑水肿、颅内高压征象消退，脑部机能开始恢复，进入恢复期。无论病之深浅、症状轻重，此期虚象较著，正虚邪实并见。临床表现为半身不遂，麻木，疼痛无力，甚至手足肿胀，舌质正常或红，苔薄白，脉弦细。治以扶正为要，通过扶正以增强机体抵抗力，有利于肢体活动的恢复。辨证以气血不足、肝肾阴虚为本，瘀血阻滞、留于经络为标。治疗当标本兼顾，益气补血，滋养肝肾，活血通络。方用补阳还五汤合地黄饮子加减治疗。组方：黄芪40g，桃仁10g，红花5g，生地黄30g，川芎10g，当归10g，山萸肉10g，麦冬10g，地龙10g，肉苁蓉10g，赤芍10g，木瓜15g，海风藤15g，女贞子15g，丹参30g。

三、后遗症期（中风6个月后）

此期患者病情稳定，重病患者可遗留偏瘫，病程数月，偏瘫恢复迟缓，虚证明显，肝肾不足，气血不荣，肢体筋骨失滋，瘀血内阻，络脉痹阻。临床表现为肢体痿软无力，麻木疼痛肿胀，甚至僵硬，纳食二便正常，舌质紫暗，苔薄白，脉弦细。此期病势胶结顽固，必须采用气阴双补、活血化瘀、搜风通络之品，才可获得较为理想的效果。以王清任补阳还五汤合地黄饮子加减治疗，再加上虫类、藤类药以搜风通络。组方：黄芪40g，当归15g，川芎10g，桃仁10g，赤芍10g，生地黄30g，地龙10g，红花5g，山萸肉10g，麦冬10g，茯苓15g，木瓜15g，海风藤15g，水蛭5g，蜈蚣2条，女贞子15g，巴戟天10g。

中风病发病急骤，其病位在脑，病变涉及肝肾心脾等脏腑，波及血脉经络，其病理产物为风、火、痰、瘀，尤其是急性期治疗至关重要，此期以标实为主，特别是痰瘀内阻，腑气不通者以通腑为要，运用通腑攻下法，有"釜底抽薪"之意，不仅能清泄胃肠积热，清除瘀滞，还可抑上亢之肝阳，使痰火随大便下泄，这时神志亦随之清醒。同时采用中西医结合救治，使颅内压高、脑水肿得以控制，扭转病之危急。但要注意中病即止，腑通为度，不可反复攻下太过，以致伤气耗阴。恢复期和后遗症期，扶正祛邪并用，气阴双补，活血化瘀，搜风通络，有利于肢体筋脉滋养，络脉畅通，使偏废肢体得以恢复，行走自如。

第十节　经方治疗不寐之浅析

《内经》《伤寒杂病论》对不寐的病因、病机、证候、辨证等均有探究，迄今对治疗不寐仍具有非常重要的指导意义。现将其归纳介绍如下。

一、心肾不交型

此型临床症见心悸不宁，心烦不寐，手足心热，头晕目眩，颧红潮热，口干，舌红，少苔，脉细数。此为心肾不交、阴虚阳亢型失眠，治以滋阴降火、交通心肾。《伤寒论·辨少阴病脉证并治》云："少阴病，得之二三日以上，心中烦，不得卧，黄连阿胶汤主之。"此类失眠属于邪入足少阴肾经，郁久化热，热邪煎熬肾水，肾阴亏虚不能上济心阴，阴虚阳亢，以致心火炽盛，躁扰不宁，发为失眠。黄连阿胶汤中黄芩助黄连直折心火，白芍助阿胶再伍鸡子黄滋肾水、养肾阴，心肾得以交通，心火平则心烦除、卧寐安。

二、阴血亏虚型

此型临床症见虚劳虚烦不得眠，心悸盗汗，惊惕不安，头目眩晕，咽干口燥。治宜清热养血安神。《金匮要略·血痹虚劳病脉证并治》云：

"虚劳虚烦不得眠，酸枣汤主之。"此方专治肝阴血虚、虚热内扰之失眠，以酸枣仁为君，补心血，敛肝气，除虚烦，养肝阴；茯苓、甘草宁心安神，培土暖肝；知母清虚热，滋燥火；川芎理血疏肝行气。五味共济，以达养阴清热、补虚除烦、安神助眠之效。

三、心肺阴虚型

此型临床症见心神不宁，沉默少言，内热扰心，郁闷焦虑，情绪郁结，无法入睡，口苦，溲赤，脉微数。治宜养阴润燥，除烦安神。《金匮要略·百合狐惑阴阳毒病证治》云："百合病者，百脉一宗，悉致其病也。意欲食复不能食……饮食或有美时，或有不用闻食臭时，如寒无寒，如热无热。"可选用百合知母汤、百合鸡子汤、百合地黄汤。此种百合病类型的失眠，皆由心肺阴虚而生内热所致，治以百合为君。百合性味甘凉，入心肺二经，养阴润肺，清心安神，擅治精神恍惚、失眠忧郁。知母增强其清热之功，合生地黄、鸡子黄增强其滋心阴、养肺阴、生津润燥、除烦安神之效。以上三方虽都治阴虚内热之失眠，但配伍各异，体现了仲景"随证治之"的治病原则。

四、少阳郁热型

此型临床症见胸胁苦满，痰浊上泛，痰热扰心，心烦多梦，口苦口干，目眩，舌质偏红，苔白腻，脉弦滑。治以和解少阳、通阳宁心兼以镇静安神。《伤寒论·辨太阳病脉证并治中》云："伤寒八九日，下之，胸满烦惊，小便不利，谵语，一身尽重，不可转侧者，柴胡加龙骨牡蛎汤主之。"该方中柴胡和解少阳，桂枝通阳，大黄泄热，茯苓宁心，龙骨、牡蛎重镇安神以止烦惊，铅丹有毒不用，可用代赭石或生铁落代替。

五、心阳受损型

此型临床症见久病体虚，形寒肢冷，精神萎靡，神疲乏力，面色无华，心悸不宁，气短胸闷，起卧难安，脉沉弱，舌质淡，苔薄白。此为心阳受损严重，心神失依，神明失守所致的失眠。治以温补心阳，回阳救逆法。《伤寒论·辨太阳病脉证并治中》云："亡阳，必惊狂，卧起不安者，桂枝去芍药加蜀漆牡蛎龙骨救逆汤主之。"该方通心阳，安神志，适用于心阳受损、亡阳阴盛、神明失守之起卧不安。仲景以桂枝配甘草，辛甘化阳，温通心阳；生姜配大枣调和营卫，补益中焦；蜀漆涤痰散邪；龙骨、牡蛎重镇潜阳。

六、邪热内扰型

邪热内扰是指外邪虽解而余热滞留，扰于胸膈。此型临床症见心中懊侬，郁闷不舒，坐卧不安，烦躁身热，虚烦难眠，憋闷不适。《伤寒论·辨太阳病脉证并治中》云："发汗吐下后，虚烦不得眠，若剧者，必反覆颠倒，心中懊侬，栀子豉汤主之。"方中以栀子苦寒清心除烦，为主药；淡豆豉具有辛凉升散之性，协助栀子宣泄郁热，为佐药。两药共用，一清一透，上下分消，透邪泄热，除烦解郁，使胸膈之郁热得解，心烦失眠自消。

七、脾胃不和型

此型临床症见完谷不化，心下痞硬而满，脘腹胀满，嗳气嘈杂，发热而呕，饮食不下，夜寐不安，形体消瘦，肠鸣下利或便秘，舌苔白腻或薄黄，脉弦滑或数。此为中焦气化失常、胃失和降、胃气虚弱、寒热错杂所致，即《素问·逆调论》所谓"胃不和则卧不安"，治以调理中焦、和胃安神，方选半夏秫米汤。半夏、秫米两药具有祛痰和胃、化浊宁神的功效，可用于治疗湿痰内盛、胃气不和引起的失眠，历代医家将其推为"治疗失眠第一方"。《伤寒论》创立的半夏泻心汤、生姜泻心汤，以及《金匮要略》之甘草泻心汤，皆可治疗由中焦升降紊乱、气化失常引发的失眠。方用人参、大枣、甘草补益中州，健脾和胃；干姜（生姜）、半夏辛温化痰，降逆止呕；黄芩、黄连清热解毒燥湿。诸药合用，和中降逆，消痞散结，使中焦健运而湿热自化，阴阳调和而升降得复，虽不用安神之药而寝寐自安。

八、水热互结型

此型为太阳表邪未解，内传膀胱之腑，致膀胱气化失常，一方面水蓄下焦，小便不利；一方面津液不能上布，口渴欲饮，但又水入即吐，可谓水热互结，内热伤阴，心烦难耐而不得安睡，治以养阴清热利水之法。《伤寒论·辨少阴病脉证并治》云："少阴病，下利六七日，咳而呕渴，心烦不得眠者，猪苓汤主之。"此为少阴热化之证。本方功效在于滋阴清热利水，但凡属肾阴虚导致的水热互结、上扰心神的失眠均宜用之。方中猪苓、茯苓、泽泻淡渗利水；滑石甘寒清热利水；阿胶乃血肉有情之品，咸寒润下，有育阴清热之功。五药共用，清热而不损正，利水而不伤阴，滋阴而不助湿，使水热得清，阴亏得养而睡眠自安。

第十一节　胃痛的用药特色及辨证论治

胃痛又称胃脘痛，是以上腹胃脘部近心窝处经常发生疼痛为主要症状的一种病证。《素问·六元正纪大论》云："木郁之发……民病胃脘当心而痛。"《灵枢·邪气脏腑病形》云："胃病者，腹膜胀，胃脘当心而痛。"上面所说的心痛都是指胃脘痛。胃痛的发生多因寒邪客胃、饮食伤胃、肝气犯胃、脾胃虚弱等，如《素问·举痛论》曰："寒气客于肠胃之间，膜原之下，血不得散，小络急引故痛。"《医学正传·胃脘痛》曰："初致病之由，多因纵恣口腹，喜好辛酸，恣饮热酒煎煿，复餐寒凉生冷，朝伤暮损，日积月深……故胃脘疼痛。"《沈氏尊生书》曰："胃痛，邪干胃脘病也……唯肝气相乘为尤甚，以木性暴，且正克也。"《证治汇补·心痛选方》曰："服寒药过多，致脾胃虚弱，胃脘作痛。"

胃痛临床表现为上腹胃脘部近心窝处疼痛反复发作，痛时可牵连胁背，兼有胸脘痞闷，恶心呕吐，纳差，嘈杂烧灼感，嗳气，泛酸或呕吐清水，便溏或完谷不化，或干结，甚至呕血、便血等。

一、大病瘥后，重在调理脾胃

胃为五谷之腑，又号太仓，水谷入口，兼注于胃，"散精于肝，淫气于筋""浊气归心""经气归于肺"，故称"胃者，水谷之海"，其气和调五脏，洒陈于六腑，为奉养生身之大源。《灵枢·五味》云："五脏六腑皆禀气于胃。"故胃气在疾病的发展及转归中对人体起主导作用。李东垣指出："胃虚则五脏、六腑、十二经、十五络、四肢，皆不得荣运之气，而百病生焉。"故李雅琴老师在多年临床经验中深切体会到"凡欲察病者，必须先察胃气"之理，"有胃气则生，无胃气则死"。明代医家缪希雍云："谷气者，譬国家之饷道也。饷道一绝，则万众立散。胃气一败，百药难施。"因此，在治疗疾病的过程中，我们应始终把保护胃气作为首要任务。

李雅琴老师在治疗大病瘥后，若患者头晕乏力，面色无华，则为大病初愈，邪气渐退，应用顾护胃气、扶正固元的方法来调养身体。在用药时不宜过于攻伐或苦寒，以免耗伤胃气，临床多选择香砂六君子汤、益胃汤、黄芪建中汤、异功散、参苓白术散等方剂。

二、察舌验苔，重在辨脏腑虚实

《灵枢·经脉》云："唇舌者，肌肉之本也。"脾主肌肉，其荣在唇，其经脉连舌本，附着于舌质上的苔垢则系胃气化生，形成各种舌苔。因此观舌验苔是诊治胃痛的重要依据之一。概言之，有苔为实，主湿滞；无苔为虚，主阴亏；苔白主寒；苔黄为热。治疗用药，先以舌象为指导。若舌苔白厚，为寒湿中阻，当用苦温燥湿之品；舌苔黄腻，为湿热壅结，宜用苦寒燥湿之品；舌苔黄白相间，为寒热错杂之象，宜温凉同用，辛开苦降；舌苔少津，为胃阴不足之象，宜益胃生津，慎用辛燥之药；舌质淡嫩，脾胃气虚，宜用甘淡健脾补益之品；舌面光滑无苔，为胃阴枯涸，其病难治，经大剂沙参、麦冬、石斛之类久服以濡养胃阴，得舌苔渐生，病情方有转机。

三、用药清灵，以疏为和

1. 清灵

"清灵"，其义有三。其一，用药宜轻。脾胃既虚，运化力弱，重投补剂，必有碍脾胃之运化，适得其反也。不唯补剂如此，李雅琴老师认为，纵为实热之证，亦不可峻猛攻伐，须中病即止。如苦寒清热之品，李雅琴老师用黄连、龙胆草不超过5g，有败胃气之嫌；行气药多辛温芳香而性燥，多用有耗气伤阴之弊，如木香、厚朴、沉香之类用量在3～6g为宜，且不可久用；消食化滞之品，如山楂、麦芽、六神曲，少用有健脾和胃之效，用量以15～30g为度，过用则伐胃气。

其二，动静结合。如益气之人参、白术、黄芪宜配陈皮、枳壳、防风等疏散之，使其益气健脾补而不滞；养阴之沙参、玉竹、麦冬、石斛宜配扁豆、葛根、佛手等流动之，使其养胃阴，鼓胃气，滋而不腻；凡滞腻碍胃之属，如熟地黄、阿胶之类，均在所不宜。

其三，配伍灵巧。胃之病，寒热虚实不难分辨，实者承气，一剂可愈；虚者理中，数剂可安。然寒热互存，虚实并见，诸症相兼者，在临床颇为多见，选方用药孰轻孰重最为关键。效与不效常在一二味药之取舍，验与不验多因药量之增减。如旋覆代赭汤治呃逆，代赭石量6～10g，重必直抵下焦，仍呃逆不止，量大恐金石之药伤胃气。吴鞠通所谓"治中焦如衡"并非仅为温病而设，凡中焦之疾，医者均宜守之。

2. 以疏为和

胃居中焦与脾以膜相连，若脾虚不能为胃行其津液，则胃病；肝为刚脏，主疏泄喜条达，若肝失疏泄，气机郁滞，则木旺乘土也。所以，胃病与肝、脾之关系最为密切。胃气宜降，脾气宜升，肝气宜疏，以维系阴阳之气机平衡。若情志不遂，肝失疏泄，气机失调，出现气、血、瘀、食、热之胃痛，通常着眼于肝，以疏肝理气为通用大法。因此，兼滞者，行而调之；兼逆者，降而治之；兼积者，消而导之；兼瘀者，活血化之；兼寒者，温而热之；兼燥者，甘寒润之；兼虚者，补而益之。始终注重平衡，"疏和"安胃，阴阳平衡，通降复常，通则不痛也。

四、辨证论治

1. 饮食积滞

临床表现：症见胃脘痞闷，饱胀作痛，嗳腐吞酸，有时胀满呕吐，肠鸣辘辘，苔白厚而腻，脉滑。

分析：暴饮暴食，或过食肥甘厚味，或误食酸腐不洁之物，则食积胃府，气失通降，而致胃痛。

治法：消食导滞，和胃止痛。

方药：保和丸（汤）加减。

验案举隅：许某，男，16岁。2019年6月8日初诊。2天前因多食糯米粽子及油腻食物后即觉胃脘胀闷作痛，嗳气酸臭，呕吐1次，吐后为快，大便完谷不化，日2次，舌质淡红，苔白腻，脉滑。

中医诊断：胃痛（食积胃脘，气失通降）。

治法：消食导滞，下气宽中。

处方：保和汤加减。

焦山楂30g，六神曲10g，茯苓15g，姜半夏9g，陈皮8g，莱菔子10g，炒麦芽15g，连翘10g，砂仁5g（后入），豆蔻3g（后入），藿香10g。3剂，水煎服。

嘱患者饮食清淡，忌辛辣刺激食物。

患者服药后，胃痛等症状消失。

按语：本案为伤食之胃痛。《素问·痹论》云："饮食自倍，肠胃乃伤。"糯米、油腻食物积于胃脘，损脾碍胃，脾胃功能失常，脾不升清，胃不降浊，气滞中焦，不通则痛。《症因脉治·内伤胃脘痛》云："内伤胃脘痛之因，饮食不节，伤其胃口，太阴升降之令，凝结壅闭，则食积之痛作矣。"故患者症见嗳气酸臭、呕吐、大便完谷不化，苔白腻，脉滑为食积不化之象。治宜消食和胃，用保和丸取其汤剂使用。保和丸出自《丹溪心法》，由山楂、神曲、半夏、茯苓、陈皮、连翘、莱菔子组成。方中重用酸甘性温之山楂为君，消一切饮食积滞，尤长于消肉食油腻之积；神曲消食健胃，长于化酒食陈腐之积；莱菔子辛甘而平，下气消食除胀，长于消谷面之积。三药共用为臣药，能消各种食物积滞。食积易阻气，生湿化热，故以半夏、陈皮理气化湿，和胃止痛；茯苓甘温，健脾利湿，和中止泻；连翘味苦微寒，既可助消积，又可清解食生之热，均为佐药。砂仁、豆蔻化湿开胃消食；藿香化湿醒脾，辟秽和中。诸药相合，消食和胃。

2. 肝郁气滞

临床表现：胃脘胀满作痛，疼痛连胁，嗳气频繁，口苦泛酸心烦，舌质淡红，苔薄黄，脉弦。

分析：肝为春生之脏，将军之官，主疏泄而喜条达，情志刺激，气郁肝经，疏泄不及，横逆乘土出现胃痛。

治法：疏肝解郁，理气止痛。

方药：柴胡疏肝散加减。

验案举隅：余某，女，36岁。2020年4月11日初诊。患者1个月前因家庭琐事而烦恼，出现胃脘部胀痛不适，伴心烦，嗳气泛酸，纳食不香，大便不畅，舌质淡红，苔薄白稍腻，脉弦。

中医诊断：胃痛（肝郁气滞，木乘土壅）。

治法：疏肝解郁，活血止痛。

处方：柴胡疏肝散加减。

柴胡10g，香附10g，川芎6g，陈皮8g，枳壳10g，炒白芍15g，炙甘草5g，姜半夏10g，浙贝母10g，乌贼骨15g，焦山栀10g。7剂，水煎服。

嘱患者调摄情志，饮食清淡，忌辛辣刺激食物。

患者服药后胃胀痛、嗳气泛酸基本缓解，大便通畅，唯纳食欠佳。于原方加生麦芽20g，以疏肝消食开胃。续服7剂，药后诸症蠲除。

按语：肝主疏泄条达，胃主受纳腐熟，肝气条达，则胃气和降。本案情志不遂，肝气郁结，疏泄不及，木不疏土，木郁土壅，横逆侮土，扰乱胃气，致使胃气悖逆，壅滞不通，不通则痛。正如《沈氏尊生书》所言："胃痛，邪干胃脘病也……惟肝气相乘为尤甚，以木性暴，且正克也。"故见胃痛、嗳气泛酸、心烦等症，方用柴胡疏肝散加减，本方出自《景岳全书》，疏肝行气活血止痛。本案患者之所以疼痛，是因肝气不舒所致，用柴胡疏肝解郁；香附理气疏肝止痛；少量川芎活血行气止痛；陈皮、枳壳理气行滞；芍药、炙甘草养血柔肝，缓急止痛；姜半夏、乌贼骨、浙贝母降逆和胃，制酸止痛；焦山栀泄热除烦。诸药合用，肝气条达，胃不受侮，则胃自安和，疼痛亦止。

3. 中寒气滞

临床表现：胃脘灼痛，痛甚彻背，口淡，恶寒，嗳气频作，食欲不振，便溏，苔多薄白，脉沉迟或沉细。

分析：外感寒邪，入侵胃腑，或阳明中寒，或饮食生冷，寒积于中，寒性凝滞，寒主收引，胃寒则经气闭阻，络脉挛急。

治法：温中散寒，理气止痛。

方药：良附丸加减。

验案举隅：赖某，女，45 岁。2021 年 11 月 8 日初诊。胃痛 1 年余，时作时止，经胃镜检查诊断为糜烂性胃炎，平时痛时嗳气吐清水，有时饥饿时痛，但食后亦痛，痛时引背，口淡纳差，喜温恶寒，大便不成形，舌质淡，苔薄白，脉弦细。

中医诊断：胃痛（寒积于中，阳被寒遏，气机不展）。

治法：温中散寒，理气止痛。

处方：良附丸加减。

高良姜 6g，香附 6g，太子参 20g，炒白术 15g，砂仁 5g（后入），佛手 8g，姜半夏 10g，陈皮 8g，炒麦芽 20g。7 剂，水煎服。

嘱患者忌食生冷食物。

患者服药后疼痛症状缓解，唯饥饿时不适，于原方加炒山药 30g，玉竹 12g，益胃补中。后随访，患者服药后诸症好转，以原方续服 1 个月终获良效。

按语：本案患者疼痛 1 年余，胃痛表现为泛吐清水，喜温恶寒，舌淡，苔薄白，脉弦细，辨为中寒气滞型胃痛。胃痛日久不愈，阳气受遏，寒凝气阻，气血凝滞引起胃痛，选用良附丸温中暖胃，散寒止痛。良附丸源于清代医家谢元庆所著《良方集腋》，原书载："良附丸，治心口一点痛，乃胃脘有滞或有虫，多因恼怒及受寒而起，遂致终身不瘥。"这段话指出了良附丸的主症及病因。本案患者虚实夹杂，故在良附丸中加入太子参、炒白术、炒山药、玉竹，以增强健脾益气之效。配姜半夏、佛手、陈皮、砂仁，温胃止呕，理气畅中，治虚实夹杂，中寒之胃痛，服后效如桴鼓。

4. 中焦虚寒

临床表现：胃痛隐隐，遇寒或饥时更甚，得温或进食则缓，喜暖喜按，便溏，舌质淡，苔薄白，脉沉细无力。

分析：胃痛日久，累及脾阳，脾胃阳虚，而致胃痛。

治法：温中健脾。

方药：黄芪建中汤加减。

验案举隅：宋某，男，58岁。2014年10月15日初诊。胃部隐痛3～4年，经胃镜检查，诊断为胃窦溃疡，服西药后疼痛时作时止，曾有溃疡伴出血2次，故改服中药治疗。刻下症见胃痛隐隐，神疲懒言，时有泛吐清水，饥时更甚，喜暖喜按，得食可减轻，大便有时烂，舌质淡，边有齿印，苔薄白，脉沉细。

中医诊断：胃痛（脾胃虚寒）。

治法：温中补气，缓急止痛。

处方：黄芪建中汤加减。

黄芪 20g，炒山药 20g，桂枝 10g，白芍 12g，炙甘草 5g，大枣 10g，饴糖 15g，刺猬皮 8g，干姜 5g，佛手 8g。7 剂，水煎服。

嘱患者忌辛辣生冷食物，戒烟酒。

患者服药后疼痛缓解，大便已成形，但有时饥饿时可出现疼痛不适。于原方加党参 15g，玉竹 15g，以补气益胃，患者服药后诸症均缓解，力求巩固疗效，原方续服 2 个月，观察 1 年，未复发。

按语：本案患者是胃溃疡所致胃痛，临床表现为隐痛，喜温喜按，饥饿时更甚，神疲懒言，舌淡，脉沉细。辨证为中焦虚寒型胃痛，用黄芪建中汤加减，以温中散寒，缓急止痛。该方出自《金匮要略》，其言："虚劳里急，诸不足，黄芪建中汤主之。"所谓"里急"，指里虚腹中急痛；"诸不足"，指阴阳气血俱虚。《灵枢·邪气脏腑病形》云："阴阳形气俱不足，勿取以针，而调以甘药也。"《素问·至真要大论》云"劳者温之""急者缓之""损者温之"。黄芪建中汤乃甘温之剂，甘可缓急，温能补虚，与本证相宜。方中黄芪甘温补气，化生阴阳气血；饴糖温中补气，缓急止痛；重用白芍敛阴；桂枝温阳；炙甘草一味得芍药则酸甘化阴，缓急止痛，得桂枝辛甘化阳，温中补虚；生姜改为干姜，温中暖胃；大枣入脾而益营阴，俾中阳健运，化生气血，灌溉四旁，则虚劳不足诸症可愈。故求阴阳之和者必于中气，求中气之立者必以建中，求建中化生气血者必加黄芪也。李雅琴老师在方中加刺猬皮行瘀止痛，止血收敛，促使溃疡愈合；配佛手理气和中止痛。患者服药2个月，胃痛消失，后复查胃镜，胃溃疡已痊愈。

5. 胃阴亏虚

临床表现：胃脘疼痛隐隐，灼热不舒，饥而不欲食，口干，嗳气，大便干燥，舌红少苔，脉细数。

分析：胃属阳土，喜润而恶燥，若胃病久延不愈或热病灼伤阴液，或平素嗜食辛辣之物，每致胃阴耗损，胃阴不足，络脉失润，而致胃痛。

治法：滋阴益胃。

方药：自拟养阴益胃汤（药物组成为北沙参30g，玉竹15g，黄精15g，石斛15g，麦冬10g，佛手8g，炒白芍15g，炙甘草5g）。

验案举隅：刘某，男，42岁。2020年4月25日初诊。反复胃痛2年，经胃镜检查诊断为慢性中度萎缩性胃炎，刻下症见胃痛，有烧灼感，时作时止，屡治不效，胃脘部嘈杂似饥，不思饮食，口干，大便干燥，舌质淡红，苔裂少津，脉弦细。

中医诊断：胃痛（饮食不节，燥热内劫胃液，灼伤胃阴，胃络失养）。

治法：养阴滋胃。

处方：自拟养阴益胃汤加减。

北沙参30g，玉竹15g，黄精15g，石斛15g，麦冬10g，佛手8g，炒白芍15g，炙甘草5g，乌梅10g，香茶菜15g，白花蛇舌草15g。7剂，水煎服。

嘱患者忌辛辣、烘烤饮食，戒烟酒。

5月2日二诊：患者服药后胃痛症状缓解，大便已软，胃纳欠佳。于原方加炒麦芽30g，行气健脾开胃。

患者前后共服药2个月，胃痛未复发，胃镜检查为慢性轻度萎缩性胃炎。

按语：萎缩性胃炎是一种临床常见的胃病，由于胃之腺体萎缩，胃酸、胃蛋白酶分泌减少，甚至完全无游离酸，这与中医胃阴不足、津液缺乏相类似。由于胃阴不足，譬如"釜中无水，不能熟物"，本案患者胃失濡养，则见胃痛如灼；津不上承则口干，不能施则于下，大便干燥。舌红，苔裂少津，脉弦细是津液亏损之证。李雅琴老师经过临证多年揣摩仲景之麦门冬汤、叶天士之养胃汤和吴鞠通之益胃汤等化裁，自拟了养阴益胃汤，经多年临床应用，疗效满意。方中北沙参、玉竹养阴生津；麦冬养阴清热，生津润燥；石斛健脾胃滋阴液；黄精补脾益气，养阴润燥，与玉竹相合，共同养护胃阴，补脾气；乌梅与白芍相合，柔肝敛肝而止痛；佛手理气和胃止痛而不伤阴；香茶菜助消化，保护胃黏膜；白花蛇舌草清热解毒；麦芽健脾开胃。方中不单用甘寒养阴之药，还加了炒白芍、甘草，酸甘配伍，酸得甘助而化阴，又能柔肝缓急止痛，正如吴鞠通所云"复胃阴者莫若甘寒，复酸味者，酸甘化阴也"。全方组合补而不腻，润而不凉，为治疗胃阴亏虚型胃痛的有效方剂。

第十二节　脾胃病的调理

脾胃为后天之本，脾主运化，胃主受纳，脾胃功能正常，则升降有度，纳化有常，共同完成饮食的受纳、消化、吸收、运化，是气血生化之源，亦是元气之本。若脾胃功能失常，可出现脾失健运、胃失和降的病理变化。

一、脾胃为升降之枢纽

人体脏腑的功能活动为升清降浊，因长夏土气居于中央，为之枢纽，所以，脾胃之升降出入有序是人体新陈代谢维持生命活动的必要条件。李东垣阐发《内经》"土者生万物"理论，提出了"人以胃气为本"学说。脾胃属土，同居中焦，脾气宜升，喜燥恶湿，胃气宜降，喜润恶燥。胃为腑，属阳土而居于表；脾为脏，属阴土而位于里。胃与脾，一阳一阴，一表一里，一纳一运，一降一升，一润一燥，相反相成，共同担负着化生水谷精微，濡养五脏六腑、四肢百骸的作用。

《素问·经脉别论》云："食气入胃，散精于肝，淫气于筋。食气入胃，浊气归心，淫精于脉。脉气流经，经气归于肺，肺朝百脉，输精于皮毛。毛脉合精，行气于府。"李东垣非常重视脾胃在人体中的作用，人赖元阳之气以生，而此阳气须并于脾胃；人赖地阴之气以长，此阴气须化于脾胃；人赖阴精之奉以寿，此阴精之气必源于脾胃；人赖营气之充以养，此营气必统于脾胃。所以，脾胃升降功能至关重要，在正常情况下，脾胃升降枢纽和畅，脏腑气机有序，清升浊降，阴平阳秘，则脾胃运化升降功能协调有序。

二、脾胃升降失调

脾胃升降相因，燥湿相济，脾胃升降机枢和畅，脏腑气机升降有序，维持水谷饮食的消化吸收。若饮食、情志、寒湿等所伤，或因脾胃本身气虚运化无力等，脾胃升降失常，导致气机逆乱，脾升不及，脾气下陷，多为虚证、寒证或本虚标实证。胃降不及，胃气上逆者以实证、热证为多。所以，脾胃病的主要病机是脾失健运，胃失腐熟之功。

肠胃为腑，无物不受，易被邪气侵犯而盘踞其中，邪气犯胃，胃失和降，脾亦从而不运，一旦气机壅滞，则水谷反为湿，可形成气滞、血瘀、湿阻、食积、痰结、火郁等多种脾胃病。临床治疗，着重疏通气机，使上下畅通无阻，当升则升，当降则降，应入则入，该出则出，调畅气血，疏其壅塞，消其瘀滞，导引食积瘀滞下降。若胃气虚者，气机不运，虚中有滞，宜补虚行滞，不可壅补。

三、脾胃病的调理

对脾胃病的调理，历代医家都非常重视脾胃升降，《临证指南医案》云："纳食主胃，运化主脾，脾宜升则健，胃宜降则和……脾胃之病，虚实寒热，宜燥宜润，固当详辨，其于升降二字，尤为紧要。"可见，脾胃病之治法，着重于"通"，补法亦须寓通，但也不能忽视健脾、疏肝、柔肝、养胃阴之法。

1. 顺应脾、胃、肝三脏之特性

脾胃病与胃、脾、肝关系最为密切，初起病位主要在胃，间可旁及于肝，病久则在脾，或脾胃同病，或肝脾同病，治疗时应根据病证表现明辨疾病之虚实、寒热，细查气机升降失调之所在，然后顺应气机升降之规律，因势利导进行调理。其中，脾宜升、宜健、宜燥、宜温、宜补，胃宜降、宜和、宜润、宜清、宜泄，肝宜疏、宜柔、宜养，这是治疗脾胃病的基本原则，然病变无穷，阳腑有阳伤之疾，阴脏有阴亏之虞，故有温肾阳、救脾阴、柔肝滋胃之治也，乃为变法。如此知其常，达其变，调理脾胃之法全矣。

2. 顾护胃气为先

"人以胃气为本"，所谓"胃气"，即指脾胃之消化吸收功能，表明了胃气在人体的重要性，临证治病应时时扶护脾胃之气，用药宜选轻、清、平和之品，纵然有湿浊、痰浊、瘀浊、食浊等浊邪内阻，不堪重剂再创，方药须轻清灵动，使脾胃气和，中焦通达，升降协调，出入有序，则于清淡之中见神奇，轻灵之中收其功。

3. 常用治法

（1）理气通降法

症见胃脘作胀，时轻时重，其中夹食、夹湿、夹痰，虽间或有之，但以气滞为主者，治宜理气通降。方选香苏饮，可适当加入通降之品，如藿香、苏梗、香附、陈皮、香橼皮、佛手、枳壳、大腹皮等。

（2）疏肝和胃法

症见胃脘胀痛，连及两胁，情志不舒时加剧。治宜疏肝和胃，理气止痛。方选柴胡疏肝散加减。

（3）清胃泄热、和中止痛法

症见胃脘灼热，得凉则减，得热则重。治宜清胃泄热，和中止痛。方选泻心汤合金铃子散加减。

（4）理气活血、化瘀止痛法

症见胃脘疼痛，如针刺状，舌质紫暗或有瘀斑。方选柴胡疏肝散加莪术、三棱、延胡索、炙刺猬皮等。

（5）滋阴通降法

症见胃脘隐隐灼痛，口干，胃中嘈杂似饥，大便干燥等。方选益胃汤加减。

（6）柔肝滋胃法

症见胃脘胀痛，灼热，口咽发干，大便不爽或稀溏。方选用李雅琴老师经验方养阴益胃汤。

（7）温中健脾法

症见胃脘隐痛，遇寒或饥时痛剧，得温或进食后则缓。方选黄芪建中汤加减或香砂六君子汤加减。

（8）健脾行滞法

症见腹胀如坠，食则不运，病久不愈，虚中夹滞。方选补中益气汤加减或香砂六君子汤加减。

胃为水谷之腑，"六腑传化物而不藏"，以通为用，以降为顺，降则和，不降则滞，胃的生理特点集中体现为"降"，胃为传化之腑，无物不受，易被邪气侵犯而盘踞其中，邪气犯胃，胃失和降，脾亦不运，气机壅滞，形成湿阻、血瘀、食积、痰结、火郁等实邪而致胃痛。若脾胃虚弱，升降失调，清浊相干，则虚而夹滞。对脾胃病的治疗，应着眼于"通"，调畅气血，疏其壅滞，消其郁滞。在运用补法时，注意虚中夹滞，调气以温中，和血以养阴。对脾胃病的治疗，选方用药时应考虑一药多性、一药多用的特点，同时还要兼顾肝性喜条达恶郁，脾性喜燥恶湿，胃性喜润恶燥，选方用药要注意润燥得宜，刚柔相济，随症施治。对于脾胃病的治疗，在运用燥润药物时，要选用不燥腻、不寒不热之品，有利于调和脾胃；在运用芳化、清化药物时，宜及早应用。如此治疗，则湿去热退，脾阳得振，胃气得复，气机调达，升降相济，而痛则已矣。

第十三节　咳嗽辨证论治发微

咳嗽是一个症状，涉及的疾病有很多，有的属于疾病的主要症状，有的属于疾病的伴随症状。临床治疗咳嗽错综复杂，辨证选方用药稍有不当，效果不尽如人意。民间有"咳嗽，咳嗽，医家的对头""医家难治咳，百药功不赫"等说法。所以，咳嗽辨治，实属痼疾，虽曲尽心机，群药遍尝，亦每寸功难建。

一、病名源流

《内经》对咳嗽有专篇论述，《素问·咳论》云"五脏六腑皆令人咳，非独肺也……皮毛者，肺之合也，皮毛先受邪气，邪气以从其合也……皆聚于胃，关于肺。"《素问·宣明五气》云"五气所病……肺为咳。"《素问·咳论》将咳嗽分为肺咳、心咳、肝咳、脾咳、肾咳。历代医家对咳嗽的论述较多，如张仲景在《伤寒论》中论及咳嗽的条文有很多，如饮邪作祟致咳、邪热犯肺致咳、气机逆乱致咳等，此外，其在《金匮要略·痰饮咳嗽病脉证并治》和《金匮要略·肺痿肺痈咳嗽上气病脉证并治》中对咳嗽做了专篇论述。巢元方在《诸病源候论》中将咳嗽分为肺咳、心咳、肝咳、脾咳、肾咳、胃咳、胆咳、大肠咳等。张景岳在《景岳全书》中云："咳嗽之要，止唯二证，何为二证？一曰外感，一曰内伤而尽之矣。"程国彭在《医学心悟》中云："肺体属金，譬若钟然，钟非叩不鸣。风、寒、暑、湿、燥、火，六淫之邪，自外击之则鸣，劳欲、情志、饮食、炙煿之火，自内攻之则亦鸣。"

二、辨证论治

历代医家对咳嗽的治疗都做了详细论述，如刘完素云："咳嗽者，治痰为先。治痰者，下气为上。是以南星、半夏胜其痰而咳嗽自愈；枳壳、陈皮利其气而痰自下。"喻昌在《医门法律》中论述了燥伤及肺而咳的证治，创立了温润、凉润的治咳之法。程国彭在《医学心悟》中云"凡治咳嗽，贵在初起得法为善"，其创制了止嗽散。叶天士也系统地说明了咳嗽的治疗标准，其在《临证指南医案》中云："若因于风者，辛平解之。因于寒者，辛温散之……因于火者……以甘寒为主……至于内因为病……有刚亢之威，木扣而金鸣者，当清金制木，佐以柔肝入络。若土虚而不生金，真气无所禀摄者，有甘凉甘温二法。"

（一）辨证关键点

1. 辨外感内伤

①外感咳嗽起病急，病程短，多实证，外感表证；②内伤咳嗽起病慢，病程长，多有脏腑内伤证，有时虚实夹杂。

2. 辨痰

①痰少或无痰，为燥热或阴虚；②痰多，黄而稠，属热；③痰多，白而稠，属湿；④痰多，白而清稀，属风，属寒；⑤痰中带血，属肺热，或阴虚。

（二）治疗要点

1. 外感咳嗽，治以宣肺散邪为主。

2. 内伤咳嗽，治宜扶正祛邪，标本兼治。

3. 初咳者，忌敛涩留邪，当宣畅肺气。

4. 久咳者，注重调理脏腑，健脾，清肝，养肺，补肾，忌辛散。

（三）辨证论治

1. 外感咳嗽

（1）风寒袭肺证

主症：咳嗽，气急，咽痒，咳痰稀薄色白。

次症：鼻塞，流清涕，头痛，肢体酸楚，恶寒发热，无汗。

舌脉象：舌苔薄白，脉浮或浮紧。

治法：疏风散寒，宣肺止咳。

代表方：三拗汤合止嗽散。

（2）风热犯肺证

主症：咳嗽频剧，咳声粗亢或音哑，咽喉干痛，咳痰不爽，痰黏稠或黄稠。

次症：咳时汗出，鼻流黄涕，发热，恶寒，口渴。

舌脉象：舌质红，苔薄黄，脉浮数或浮滑。

治法：疏风清热，宣肺止咳。

代表方：桑菊饮。

（3）风燥伤肺证

主症：干咳无痰或痰少而黏，不易咳出，或痰中带有血丝。

次症：喉痒，唇、鼻、口干燥，咽喉干痛；初起或伴有鼻塞、头痛、微寒、身热等。

舌脉象：舌质红，干而少津，苔薄白或薄黄，脉浮数或滑数。

治法：疏风清肺，润燥止咳。

代表方：桑杏汤。

2. 内伤咳嗽

（1）痰湿蕴肺证

主症：咳嗽反复发作，咳声重浊，痰黏腻或稠厚成块，痰多易咳。

次症：早晨或食后咳甚，胸脘痞闷，呕恶，食少，便溏。

舌脉象：苔白腻，脉濡滑。

治法：健脾燥湿，化痰止咳。

代表方：二陈平胃散合三子养亲汤。

（2）痰热郁肺证

主症：咳嗽气息粗促，喉中可闻及痰声，痰多质黏稠色黄，或腥味难咯。

次症：胸胁胀满，咳时引痛。

舌脉象：舌质红，苔薄黄腻，脉滑数。

治法：清热肃肺，豁痰止咳。

代表方：清金化痰汤。

（3）肝火犯肺证

主症：咳逆阵作，咳时面赤，口苦咽干，痰少质黏，或痰如絮条，咳之难出。

次症：胸胁胀痛，心烦易怒。

舌脉象：舌红或舌边红，苔薄黄少津，脉弦数。

治法：清肝泻肺，化痰止咳。

代表方：泻白散合黛蛤散。

（4）肺阴亏虚证

主症：干咳，咳声短促，痰少白黏，或痰中带血，口干咽燥，或声音嘶哑。

次症：手足心热，午后潮热，颧红。

舌脉象：舌质红，少苔，脉细数。

治法：滋阴润肺，化痰止咳。

代表方：沙参麦冬汤。

（5）肺肾阴虚证

主症：燥咳少痰，咽干喉痛，潮热盗汗。

次症：手足心热，痰中带血丝。

舌脉象：舌质红，少苔，脉细数。

治法：养阴润肺，生津止咳。

代表方：百合固金汤。

（6）肾阳不足证

主症：咳嗽反复发作，痰涎清稀。

次症：畏寒肢冷，腰膝酸软。

舌脉象：舌苔白润，脉沉滑。

治法：温阳散寒，化气行水。

代表方：苓桂术甘汤合肾气丸。

（7）胃气上逆证

主症：阵发性呛咳，咳甚时呕吐苦酸水，平卧或饱食后症状加重。

次症：胃脘部不适，嗳腐吞酸，嘈杂或灼痛。

舌脉象：舌质红，苔白腻，脉弦细。

治法：降浊化痰，和胃止咳。

代表方：旋覆代赭汤。

（8）肺肾两虚证

主症：咳嗽，咳痰色白黏腻，量多，痰有咸味。

次症：气短乏力，动则喘促，腰膝酸软，遇寒后加重。

舌脉象：舌质淡，有齿痕，偏暗，苔薄白，脉沉细或滑细。

治法：滋养肺肾，祛痰止咳。

代表方：金水六君煎。

三、用药特色

外感咳嗽，风寒、风热所致，用三拗汤合止嗽散；风燥咳嗽，用桑杏汤；喉痒属风，有风咳、风寒咳、风热咳等外感袭肺，都可见喉痒，可加荆芥、防风、薄荷、牛蒡子、蝉蜕等药。寒饮咳嗽，伴喘用小青龙汤；伴湿用苓桂术甘汤；伴痰多，气逆上冲，用苓甘五味姜辛汤。胃咳用旋覆代赭汤。顽固性痉挛性咳嗽用芍药甘草汤。慢性咳嗽肺肾两虚，咳痰味咸，用金水六君煎。慢性咳嗽需明辨脏腑，五脏六腑之病传变于肺，皆可使肺气失于宣降，上逆作咳。如木火刑金、脾土不足、肾不纳气、心气不足等，无论虚实者均可传于肺而为咳，故在治疗上要明辨脏腑。

临床治疗咳嗽时，巧用药对。①桔梗为"诸药之舟楫"，必配枳壳或前胡降气，升降结合，舒畅气机，利咽喉胸膈。②蝉蜕配僵蚕，蝉蜕味甘，性寒，归肺、肝经，宣散风热，利咽喉，祛风止痉；僵蚕味咸、辛，性平，归肝、肺、胃经，祛风定惊，化痰散结。二者相须为用，在治疗外感咳嗽、喉痹等疾病方面效果显著。③天冬配麦冬，天冬味甘、苦，性寒，归肺、胃、肾经，滋阴润燥，清肺降火；麦冬味甘、微苦，性微寒，归心、肺、胃经，养阴生津，润肺清心。二者相须为用，甘寒濡润，养阴润燥，且能滋补肾阴，对肺肾阴虚者效果甚佳。

四、小结

关于咳嗽的治疗，在辨证时，当分外感内伤，外感新病多实，其病尚浅易治，当祛邪宣散，切忌用敛涩之药；内伤咳嗽多属邪实正虚，多呈慢性反复发作过程，其病较深，当祛邪止咳，扶正补虚，但需辨别病在何脏，治疗时莫忘调畅气机，取效缓慢。故治疗咳嗽，贵在初起得法为善。

五、验案举隅

病案 1

李某，女，69 岁。2024 年 3 月 2 日初诊。

患者经新型冠状病毒感染后出现咳嗽、咳痰，痰色白，稍气急，咽痒，胸部 CT 检查正常，纳食、二便尚可，舌质淡，苔薄白，脉浮。

中医诊断：咳嗽（风寒犯肺，肺失清肃）。

治法：疏风散寒，宣肺止咳。

处方：三拗汤合止嗽散加减。

麻黄 6g，杏仁 9g，生甘草 5g，陈皮 8g，炙紫菀 10g，荆芥 8g，白前 10g，桔梗 6g，炒枳壳 8g，百部 10g，蝉蜕 5g。5 剂，水煎服。

嘱患者注意保暖，忌食腥、辣之物。

二诊：患者服药后咳嗽已愈，伴乏力，纳减，出现肺脾气虚之症，故用补肺气、益脾气之法调理善后。

处方：北沙参 20g，炒白术 15g，陈皮 8g，茯苓 15g，炒麦芽 30g，姜半夏 10g，炙甘草 5g。5 剂，水煎服。

按语：《景岳全书·咳嗽》云："六气皆令人咳，风寒为主。"咳嗽病因以风邪夹寒者居多，咳嗽易耗气伤阳，易被寒邪侵袭。可见风寒犯肺，肺失宣降，为咳嗽病机的中枢环节。患者经新型冠状病毒感染后，用了寒凉之药，热退，但耗伤了阳气，风邪、寒邪郁于肺经不解，而致咳嗽不止。用《太平惠民和剂局方》三拗汤疏风散寒，宣肺止咳，合《医学心悟》止嗽散宣肺疏风，止咳化痰。方中麻黄、杏仁宣肺平喘，止咳化痰；桔梗、枳壳升降结合，利咽喉，舒畅气机；荆芥芳香而散，清头目，利咽喉；紫菀辛温润肺，苦温下气，治咳逆上气；百部润肺止咳；白前辛开苦降，微温不燥，降气化痰；陈皮调中快膈，导滞消痰；甘草补三焦元气而散表寒。诸药合用，共奏疏风散寒、宣肺止咳之功。本方温润和平，不寒不热，大有启门祛贼之势，无攻击过当之虞，是以客邪易散，肺气安宁。临床用本方化裁治疗咳嗽，大多效验。

病案 2

周某，男，55 岁。2020 年 9 月 12 日初诊。

患者 5 天前不慎受凉出现咳嗽，干咳，咽痛而痒，夜晚和晨起较甚，痰液犹如浆糊黏着咽喉，不易咳出，二便调，舌质淡红，苔薄白，脉浮数。

中医诊断：咳嗽（风燥伤肺，燥热伤津，肺失清润）。

治法：疏风清肺，润燥止咳。

处方：桑杏汤加减。

桑叶 10g，杏仁 9g，淡豆豉 10g，栀子 10g，浙贝母 10g，南沙参 15g，芦根 15g，薄荷 5g（后入），佛手 6g，蝉蜕 5g。5 剂，水煎服。

嘱患者忌食辛辣之物。

患者服药后，咳嗽已缓解，自觉口鼻干燥，大便烂。于原方加石斛 15g，北沙参 15g，玉竹 12g，养阴润肺，去浙贝母、杏仁止咳润肠之品。续服 5 剂，患者服药后干咳、口干等症蠲除。

按语：因秋燥有偏热和偏凉之异，故分为温燥和凉燥，本案咳嗽属秋燥中的温燥。一般秋分节气以前，有暑热的余气，故多见于温燥；秋分节气以后，寒凉渐重，故多见于凉燥。本案患者处于秋分之前，外邪袭肺，肺气不宣，清肃之令失节，肺气上逆，引起咳嗽。燥为秋季主气，秋季天气收敛，其气清肃，最易耗伤肺津，故出现干咳、痰黏难咯、口鼻干燥之症，故以桑杏汤治之。本方出自《温病条辨》，由桑叶、杏仁、沙参、浙贝母、豆豉、梨皮、栀子皮组成。方中桑叶辛凉解表；杏仁宣肺利气止咳；豆豉清宣透表；沙参、梨皮（改用芦根）清热润肺，生津止咳；栀子清泄肺热；浙贝母化痰止咳；蝉蜕利咽解痉，散风热；薄荷辛凉利咽，祛风热。诸药相辅相成，共奏清宣温燥、润肺止咳之效。二诊时，患者表证虽解，考虑温邪有伤津耗液之特点，加养阴润肺之品，以获全功。

病案 3

蔡某，男，38 岁。2021 年 3 月 27 日初诊。

患者反复咳嗽 1 年余，以夜间为甚，咳痰色白而黏，伴有口苦、口臭。详问病史，有反流性胃炎病史，饮食不节时胃脘部痞闷，有烧灼感，有时泛酸，大便偏干，舌质淡红，苔薄黄腻，脉弦细。

中医诊断：咳嗽（脾胃虚弱，痰阻气逆，肺失宣肃）。

治法：降逆化痰，益气和胃。

处方：旋覆代赭汤加减。

旋覆花 10g，代赭石 10g，北沙参 30g，姜半夏 10g，生甘草 5g，炒黄芩 10g，炒黄连 4g，吴茱萸 2g，干姜 5g，玉竹 15g，知母 10g，佛手 8g，大枣 5 枚。7 剂，水煎服。

嘱患者忌服酸、辛、腥、寒凉食物，戒烟酒。

患者服药后咳嗽症状明显好转，口苦、泛酸、胃脘部烧灼感随之减轻，口臭除，大便畅。原方续服 10 剂，诸症缓解。

按语：本案咳嗽由胃痞病而发，盖脾胃居中焦，乃脏腑气机升降之枢纽。而手太阴肺经起于中焦，还循胃口，上膈属肺，一旦胃受病，必影响肺的治节与宣降功能。沈金鳌在《杂病源流犀烛》中言："盖肺不伤不咳，脾不伤不久咳，肾不伤火不炽，咳不甚其大较也。"明确指出了肺、脾、肾三脏在虚咳中的作用。本案患者脾胃受伤，土不生金，致肺虚不能正常宣降而作咳矣。故用旋覆代赭汤降逆化痰，益气和胃。旋覆代赭汤出自《伤寒论》，主治中虚浊阻、气逆不降之症。方中旋覆花宣降肺脾胃之气，清痰行水，治胃兼治肺，《神农本草经》谓其"味咸，温，主结气胁下满，惊悸，除水，去五脏间寒热，补中，下气。一名金沸草，一名盛椹"。因其药性降逆下行，而顺应肺胃降逆，所以有止咳化痰功效。代赭石甘寒质重，能镇冲气之上逆，平肝气之横强，治胃兼治肝；半夏、干姜促脾运，降逆化痰；甘草、大枣补其中虚；黄芩、黄连合半夏辛开苦降，和胃降逆；玉竹、知母清肺胃之热，养肺胃之阴。全方共奏益气和胃降逆、肃肺止咳化痰之效，此乃从肺胃而治之咳嗽。

病案 4

张某，男，39 岁。2023 年 1 月 28 日初诊。

患者咳嗽 1 月余，新型冠状病毒感染后热退，但咳嗽未愈，胸部 CT 检查无异常，经服西药后无效。刻下症见干咳少痰，以夜间、晨起为甚，伴喉痒、口干、盗汗，大便干燥，舌质淡红，苔中裂而少津，脉细。既往有慢性乙型病毒性肝炎病史，正在服用抗病毒药物。

中医诊断：咳嗽（肺肾两虚，金水不能相生）。

治法：滋养肺肾，生津止咳。

处方：麦味地黄丸加减。

麦冬 10g，五味子 5g，生地黄 15g，山药 30g，山茱萸 15g，牡丹皮 10g，泽泻 10g，茯苓 15g，北沙参 30g，乌梅 10g，当归 10g，佛手 8g。7 剂，水煎服。

患者服药后未再复诊，后随访，病已痊愈。

按语："肺为水之上源，肾为水之下源""其本在肾，其标在肺"。《外经微言》曰："肾水非肺金不生，肺金非肾水不润。盖肺居上焦，诸脏腑之火咸来相逼，苟非肾水灌注，则肺金立化矣，所以二经子母最为关切，无时不交相生，亦无时不交相养也。是以补肾者必须益肺，补肺者必须润肾，始既济而成功也。"本案患者经新型冠状病毒感染后，高热耗气伤津，肺气亏损，肺阴不足，致肾阴亏虚，再加素有肝肾不足，故引起肺肾亏虚，金水不能相生。所以表现为干咳少痰，以夜间、晨起为甚，伴有盗汗、口干，苔中裂少津为肺肾之阴亏损之象。麦味地黄丸治疗既有肾阴不足又有肺阴亏虚的患者非常合适。麦味地黄丸首次记载于明代医家龚廷贤所写的《寿世保元》中，是在"补阴方药之祖"六味地黄丸的基础上，加了麦冬、五味子两味药，具有滋肾养肺的功效。方中生地黄补肾阴；山茱萸补肝肾之阴；山药补脾阴；泽泻泄肾中之湿浊；

牡丹皮清肝火；茯苓泻肺气；麦冬润肺，清肺火；五味子收涩肺肾之阴，使肾水充足，肺阴得以收敛，肺部得以滋润；乌梅酸涩收敛，与北沙参相合，益气养阴，止咳敛汗；当归补血活血，治夜间咳嗽；佛手泻肺之郁，升散肝木，润泽肾燥。麦冬、五味子二药即"金生水""阳化阴"之意，令金收水藏木静，相火内藏，由阳入阴，喉痒、咽干、咳嗽自然而愈。全方组合，滋肾养肺，使金水相生，就像天上下雨，地上水流，则大地风调雨顺。方证对应，用之辄效。

第三章　医案实录

第一节　心系病证

一、心悸

病案 1

池某，女，16 岁，学生。2003 年 5 月 2 日初诊。

患者 1 个月前有腹泻病史，近期跑步时感胸闷、气短，中考体检时行心电图检查，结果示①窦性心动过缓伴不齐（42～46 次 / 分）；②高度房室传导阻滞；③房室交界区性逸搏。刻下症：活动时胸闷、气短，胃纳欠佳，睡眠可，大小便调，舌质淡红，苔薄白，脉结而涩。

中医诊断：心悸（心脉失养，脉道不通）。

治法：补气养阴，温阳通脉。

处方：自拟复脉升率汤加减。

太子参 30g，炙黄芪 30g，麦冬 10g，黄精 18g，炙麻黄 5g，细辛 3g，制附子 8g（先煎），桂枝 10g，丹参 15g，炙甘草 6g，甘松 8g。7 剂，水煎服。

5 月 9 日二诊：患者服药后心率 50 次 / 分，律不齐，可闻及早搏 10 次 / 分。于上方加当归 10g，大枣 10g，养心血，益心气。续服 10 剂。

5 月 19 日三诊：患者复查心电图示①窦性心动过缓（56 次 / 分）；②Ⅱ度房室传导阻滞；③房室交界区性逸搏。于上方加淫羊藿 10g，补肾温阳，通心脉。续服 10 剂。

5月29日四诊：患者服药后，胸闷气短症状消失。复查心电图示①窦性心动过缓（62次/分）；②Ⅰ度房室传导阻滞。

上方续服10剂，后多次随访，病情稳定。

按语：本病的发生多由于素体虚弱，正气不足，复感外邪，内舍于心而致。《素问·痹论》云："脉痹不已，复感于邪，内舍于心……荣卫之气亦令人痹乎……不与风寒湿气合，故不为痹。"由此可知，本案患者由于中考耗损正气，复感外邪，邪毒留恋日久，心之气阴受损，寒湿凝滞心脉，心阳不振。故李雅琴老师治疗以补气养阴、温阳通脉为法，用自拟复脉升率汤加减治疗。方中太子参、黄芪、麦冬、黄精补心气，滋心阴；炙麻黄、细辛温经散寒；桂枝、甘草，辛甘化阳，温能通，甘能补，二药相合，温通心阳，滋补心气；附子通经脉，温脾肾，助心阳；丹参、当归补血活血，化瘀生新；甘松理气醒脾，具有抗心律失常作用。诸药温而不燥，走而不散，药到病除。组方中含有经典名方麻黄附子细辛汤、桂枝甘草汤，可见李雅琴老师熟读经典，善用经方，用药精准，此非一日之功也。

病案2

陈某，男，68岁。2004年8月11日初诊。

患者有阵发性室上性心动过速病史20余年，发作时服普萘洛尔片，症状可缓解。1周前自觉胸闷，心悸，气短，故来我院门诊求治。刻下症：胸闷，心悸，气短，无胸痛、黑蒙，小便正常，大便2日未行，舌质紫暗，苔薄白，脉缓结代而涩。心电图示房室交界区性逸搏，窦性停搏，室性心动过缓（心率48次/分）。

中医诊断：心悸（心肾阳虚，心脉鼓动无力，脉道瘀阻）。

治法：温阳益气，活血通脉。

处方：人参5g（另炖），炮附子10g（先煎），炙甘草9g，当归15g，丹参30g，桂枝15g，檀香6g（后下），桃仁10g，红花5g，川芎10g，赤芍10g，麦冬10g，生地黄15g，黄精15g，甘松10g，淫羊藿15g。5剂，水煎服。

嘱患者停普萘洛尔片。

8月16日二诊：患者自觉症状好转，大便已解，心电图示窦性心动过缓（心率50次/分）。于上方加黄芪30g，将淫羊藿改为10g，继服7剂。

8月23日三诊：患者服药后，症状改善，心电图示窦性心律。上方续服7剂。

患者服药后病愈。2022年5月偶遇患者，患者病情稳定，可参加轻便农活。

按语：心脏之跳动、脉搏之搏动、血液之运行，皆赖于心阳心气之温照和推动作用。正如《血证论》所云："气为血之帅。"气行则血行，气滞则血瘀。而心阳根于肾阳，心阳之作用必须受肾阳之火温煦才能发挥。本案患者年老体衰，有心脏隐患20余年，心气亏损，心肾阳虚，血脉运行乏力，血运受阻，心脉痹阻，郁遏于心，心血瘀积，故出现胸闷、心悸、气短等症。方中附子大辛大热，重用且久煎，毒减功足，温通十二经脉，贯通心脉，鼓动心率；人参甘温大补元气，二药相配，有回阳固脱之功。桃仁、红花、丹参、当归、川芎、赤芍、檀香活血化瘀，通行血脉；桂枝、甘草寓桂枝甘草汤之义，桂枝量倍于甘草，辛甘化阳，是补益心阳之基础方，意在急复心阳；黄精、生地黄、麦冬滋阴复脉；甘松行气醒脾，抗心律失常，缓解心肌缺血。全方组合，温阳复脉，益气活血，阳气复，阴血足，血脉通利，心悸自愈矣。

病案3

赵某，男，56岁。2017年7月1日初诊。

患者3个月前劳累后开始出现心悸、气短，动辄尤甚，怕冷，纳差，寐安，大便正常，日1次，小便可，舌淡红，苔白，脉细缓。既往有高血压病史。心电图提示窦性心动过缓，心率42次/分。

中医诊断：心悸（心阳不振）。

治法：温振心阳，安神定悸。

处方：麻黄附子细辛汤加减。

炙麻黄6g，附子10g（先煎），细辛5g，桂枝10g，川芎10g，黄芪15g，降香5g，淫羊藿10g，丹参15g，炙甘草6g，党参15g，郁金10g，山药 30g，炒麦芽 30g。7 剂，水煎服。

7 月 8 日二诊：患者服药后心悸、气短稍缓解，仍感肢冷。于上方加鹿角片 10g（先煎），杜仲 10g，补肾阳，益精血。7 剂，水煎服。

患者连服上方 2 个月，心悸、胸闷、乏力明显缓解，复查心电图提示窦性心动过缓，心率 52 次 / 分。

按语：本案患者年过五旬，阳气渐虚，阳虚寒凝经脉，气机郁滞，不能推动血行，脉道失充，则脉细缓，气虚阳虚，而成心悸之心阳不振。治宜温振心阳、安神定悸，方宗麻黄附子细辛汤加减。本方出自《伤寒论》，其云"少阴病，始得之，反发热，脉沉者，麻黄细辛附子汤主之"，为治疗少阴病兼表证之方。李雅琴老师认为，窦性心动过缓的基本病机为少阴心肾阳虚甚，阴寒凝结。因有形之阴不能速生，无形之阳所当急固，故治疗本病始终要以益气温通为前提。本案患者心率每分钟在 50 次以下，以阳虚寒凝心脉，心气推动无力为主要病机，故治疗关键在于温通阳气，温化寒凝，以期提高患者心率。方中附子振奋少阴阳气；细辛温散少阴之寒；麻黄辛热透散寒邪；黄芪、党参、桂枝、降香、丹参益气温心，化瘀通脉；山药、鹿角片、淫羊藿补肾阳，益精血，培元固本，以稳定心率。李雅琴老师在治疗后期必加温补肾阳药以固本稳定心律。因心阳靠肾阳支撑，《医理真传》云"真阳为君火之种，补真火即是壮君火也"，心君火旺，阳气不虚，阴霾自散，故固本之法当培肾中元阳，以期彻底治愈，恢复正常心率。

病案 4

郑某，女，82 岁。2019 年 1 月 12 日初诊。

患者心悸，胸闷，头晕，四肢麻木，形寒怕冷，大便偏干，舌质暗淡，舌苔薄白，脉促。心电图示快速型心房颤动，心率 104 次 / 分。

中医诊断：心悸（阳气不足，心脉痹阻）。

治法：益气温阳，活血通脉。

处方：桂枝甘草龙骨牡蛎汤加减。

桂枝 10g，炙甘草 6g，龙骨 20g（先煎），牡蛎 20g（先煎），红参 9g（另炖），丹参 20g，檀香 3g（后下），麦冬 10g，黄芪 30g。7 剂，水煎服。

1月19日二诊：患者服药后心悸、胸闷症状好转，心电图示心房颤动，心率82次/分，诸症消失。于上方加当归10g，生地黄15g，补心血，滋心阴，续服7剂。

按语：本病病机复杂，变化多端，不可拘泥于一方一药，应详细辨证，随症加减。本案患者为老年女性，头晕，心悸，胸闷，四肢麻木，形寒怕冷，大便偏干，舌质暗淡，舌苔薄白，脉促。临床病机当责之心阳虚衰，阳虚则阴凝，以致血行凝滞成瘀，闭阻心脉，治拟桂枝甘草龙骨牡蛎汤。本方是张仲景用于治疗因误治而致阴阳离决的阳浮于上、阴陷于下的烦躁证。方中桂枝既温通心阳，又畅通心脉；炙甘草性温，既助桂枝温通心阳，又能利气血，定心悸，健脾气，滋中焦；龙骨潜敛阳气，安神；牡蛎敛阴潜阳；丹参、檀香活血宽胸通脉；黄芪、红参大补心气；麦冬、当归、生地黄滋心阴养心血。全方组合，患者心阳得振，阴血得养，心脉通畅，诸症自平，效如桴鼓。

病案5

夏某，女，43岁。2019年8月19日初诊。

患者心悸、胸闷1个月余。刻下症：心悸，口苦，失眠，头晕，恶心，情绪紧张，伴心烦，舌淡红，苔白厚腻，脉弦滑。

中医诊断：心悸（气郁痰阻，痰热扰心）。

治法：疏泄肝胆，清热化痰。

处方：柴芩温胆汤加减。

柴胡10g，黄芩10g，陈皮10g，茯苓15g，竹茹10g，法半夏10g，枳实8g，甘草6g。7剂，水煎服。

8月26日二诊：患者服药后诸症有所好转。于上方加石菖蒲10g，开窍升清，太子参15g，补益心气，续服7剂。

9月2日三诊：患者服药后心悸、胸闷、口苦、头晕诸症消失。上方继服7剂。

后随访，患者服药后痊愈。

按语：本案之心悸是由情绪刺激所致。患者痰热内蕴，胃失和降，上扰心神，则出现头晕、心悸、失眠；肝气郁结，疏泄失常，则心烦、口苦；苔厚腻，脉弦滑，为肝胃不和、痰热内扰之证。肝为心之母，胆气内通于心，宋代严用和《济生方》曰"夫惊悸者，心虚胆怯所致也"，故李雅琴老师认为此型之心悸应从心、肝、胆入手论治，方选柴芩温胆汤，既可化痰和胃，又可疏肝宁心，有肝、胆、心并治之妙。温胆汤由茯苓、法半夏、陈皮、竹茹、枳实、甘草组成，加柴胡、黄芩而成柴芩温胆汤，以增强疏肝、清热作用。方中茯苓利水渗湿；法半夏辛温，为燥湿祛痰之要药，又有和胃降逆止呕作用；陈皮理气化痰，气顺则痰降，气行则痰化；枳实利胸膈，以降其冲逆之气；竹茹清热化痰除烦，又善清胃热而止呕；柴胡疏肝而升清阳；黄芩清胆热，祛湿邪。诸药合用，使肝脾得以升清，胆胃调畅，脏腑气机和顺，痰热清则心自宁。

病案 6

邱某，女，14 岁。2020 年 10 月 8 日初诊。

患者半个月前恶寒发热，伴恶心、心悸、胸闷，在当地医院就诊，诊断为病毒性心肌炎，经治疗后好转出院，现休学在家。刻下症：心悸，胸闷，纳呆，大便溏泄，日 2 次，倦怠乏力，舌质淡，苔薄白而腻，脉细弱。

中医诊断：心悸（心脾两虚）。

治法：健脾养心。

处方：参苓白术散加减。

太子参 20g，炒白术 15g，茯苓 15g，陈皮 8g，炒山药 30g，炒扁豆 15g，炒薏苡仁 30g，砂仁 3g，姜半夏 15g，桔梗 5g，沉香曲 3g，炙甘草 6g，苍术 10g，莲子 10g。7 剂，水煎服。

10 月 15 日二诊：患者服药后心悸、胸闷好转，苔已化，食欲增加，大便日 1 次，质软。原方续服 7 剂。

10 月 22 日三诊：患者服药后诸症虽已大愈，但仍乏力、气短，脉细弱。脾运虽复，但中气微弱，神气未复，于原方加黄芪 15g，以补中益气，续服 7 剂。

患者服药后复查心肌酶谱正常，心电图复查为窦性心律，诸症消失而愈。

按语：病毒性心肌炎主要为柯萨奇 B 病毒直接侵犯心肌造成心肌细胞损伤、坏死，多见于青少年，是心血管病的危急症之一，病情迁延难愈，治疗较为困难。病毒性心肌炎属中医"心悸""怔忡"范畴，多因正气不足，风热或湿热邪毒乘虚入侵而致病。本案患者因脾胃虚弱，正气亏虚，正邪交争，正不胜邪，感受寒湿之邪，蕴结于心所致。虽经西医治疗，邪热虽去而正气已虚，心肌酶居高不下，难以痊愈。患者心悸，胸闷，纳差，乏力，便溏，舌淡，苔薄腻，脉细弱，为脾胃虚弱，化源不足，导致心气不足，心血亏虚，心脏虚损所致。李雅琴老师认为该患者已过病毒性心肌炎急性期，此时处于病程中后期阶段，当以治本扶正为大法，方用参苓白术散加减。参苓白术散为健脾胃的千古名方，出自《太平惠民和剂局方》，具有补脾肾、益肺气的作用。方中太子参补宗气，益心脉，健脾养胃；白术、茯苓燥湿健脾；山药、薏苡仁、扁豆健脾化湿；砂仁芳香化湿，和胃降逆；桔梗宣肺养肺；莲子补脾养心；甘草调和诸药。诸药合用，药中病除，故心悸、胸闷症状缓解，疗效显著。

病案 7

王某，男，69 岁。2022 年 8 月 20 日初诊。

患者患阵发性心房颤动 3 年余，在宁波、上海等医院行心脏射频消融术 3 次均无效，患者此时正值第 3 次心脏射频消融术后 3 个月，一直服用盐酸胺碘酮片，后出现甲状腺素水平增高而停药，改服琥珀酸美托洛尔缓释片，心房颤动隔三岔五发作。刻下症：心悸，胸闷，气短，心烦，眠差，精神疲惫，二便调，舌质暗淡，苔薄白，脉结涩，参伍不调。心电图示心房颤动（心率 86 次 / 分）。

中医诊断：心悸（阳虚血瘀，肝郁血虚，心脉瘀滞，心神不宁）。

治法：温阳活血，养血柔肝。

处方：桂枝甘草龙骨牡蛎汤合逍遥散加味。

桂枝 10g，炙甘草 9g，龙骨 20g（先煎），牡蛎 20g（先煎），柴胡 10g，当归 10g，炒白芍 15g，炒白术 15g，茯苓 15g，甘松 10g，麦冬 10g。7 剂，水煎服。

8月27日二诊：患者服药后，心悸发作时间明显缩短，胸闷、心烦、睡眠均有明显好转，但仍感气短、乏力，脉结涩。于原方加党参15g，健脾益气，续服14剂。

9月10日三诊：患者服药后，自觉心悸症状消失，精神好转，舌质暗红，苔薄白，脉弦细。原方续服14剂，嘱患者到医院复查心电图和24小时动态心电图。

10月3日四诊：患者复查心电图示窦性心律，24小时动态心电图示窦性心律，房性早搏（1324次/24h）。原方续服。

上方共服2个月，随访1年，患者病情稳定，房颤未复发。

按语：中医古籍中对心房颤动病名无记载，但根据其临床表现应归属于中医"心悸""怔忡"等范畴，张仲景首次提出"心悸"病名。中医脉象中能体现心房颤动节律不整的是结脉、代脉、涩脉、迟涩脉，若快速型心房颤动可见促脉。对于心房颤动的病因病机，《内经》中记载"其动应衣，宗气泄""胸胁支满，心中憺憺大动""心痹者，脉不通，烦则心下鼓"等，心悸的发生与心脉不通、心气亏虚有关。本案患者已过花甲之年，经3次心脏射频消融术失败，身心疲惫，思虑过度，情志抑郁，营血暗耗，心阳衰微，心无所依，神无所归，以致心悸。肝主疏泄，主情志，抑郁、暴怒等情绪容易诱发房颤，故治以温阳活血、养血柔肝，方用桂枝甘草龙骨牡蛎汤合逍遥散加减。方中桂枝辛甘而温，温振心阳，通畅血行。炙甘草一可补心气，合桂枝辛甘化阳，温补并行；二可健脾气，资中焦，使气血生化有源。龙骨、牡蛎入肝敛魂，重镇潜敛，安神定悸。《伤寒贯珠集》载："桂枝、甘草以复心阳之气，牡蛎、龙骨以安烦乱之神。"柴胡疏肝解郁；当归、白芍养血柔肝；白术、茯苓健脾胃，使运化有权，气血有源；党参益心气；麦冬滋阴宁心；甘松健脾理气，调整心律。诸药合用，使脏腑气机调达，气血津液归于正常，经脉之气均匀周流，所以取得满意疗效。

病案8

郑某，男，64岁。2022年10月7日初诊。

患者反复心悸气急6年，多次住院治疗，稍好转便出院。曾做过心

第三章　医案实录

-115-

脏射频消融术，无效，诊断为快速型心房颤动、冠心病、慢性心力衰竭。近期口服美托洛尔缓释片、地高辛片、呋塞米片、螺内酯片、沙库巴曲缬沙坦钠片等，均难以控制病情。刻下症：心悸，胸闷，气短，动则更剧，伴头晕、乏力，下肢轻度浮肿，大便不成形，舌质暗红，苔薄白，脉细促。心电图示快速型心房颤动（心率 112 次/分）。

中医诊断：心悸（心脾肾阳虚，血瘀水饮，心脉痹阻）。

治法：温阳利水，活血化瘀。

处方：真武汤合桂枝甘草龙骨牡蛎汤加减。

制附子 9g（先煎），茯苓 40g，炒白术 15g，炒白芍 15g，生姜皮 12g，桂枝 6g，龙骨 30g（先煎），牡蛎 30g（先煎），麦冬 10g，丹参 15g，降香 6g，益母草 30g，红参片 9g（另炖），甘松 10g。7 剂，水煎服。

10 月 14 日二诊：患者服药后诸症减轻，爬楼时稍感心悸气急，下肢浮肿已退，大便不成形，脉结涩，三五不调。于原方加炒山药 30g，续服 10 剂，嘱患者服药后复查心电图。

10 月 24 日三诊：患者复查心电图示心房颤动（心率 86 次/分）。原方将红参改为党参 15g，加黄芪 30g，山茱萸 15g，补益心气，温肾益精。

患者续服上方 1 个月，病情稳定，诸症缓解。

按语：本案患者病程日久，并且多次住院，联合多种西药难以控制病情，导致心、脾、肾阳气衰弱，血瘀水饮已胶结难解，呈本虚标实之证，治疗上一要温补阳气，二要利其水邪，三要祛瘀通脉。用真武汤扶阳消阴，祛寒镇水；桂枝甘草龙骨牡蛎汤温通心阳，潜镇定惊。《古今名医方论》云："真武一方，为北方行水而设，用三白者，以其燥能制水，淡能伐肾邪而利水，酸能泄肝木以疏水故也。"附子辛温大热，温肾壮阳，使肾阳复而水有所制，脾家得附子，则火能生土，而水有所归矣；肾中得附子，则坎阳鼓动，而水有所摄矣。白术健脾燥湿，脾土健而水有所制；生姜宣散水气，佐附子助阳，是于主水中有散水之意；茯苓淡渗利水，佐白术健脾，是于制水中有利水之用；更得芍药之酸，收肝而敛阴气，既可制附子刚燥之性，又可在大队温阳利水剂中起到固护阴液作用，以免过利伤阴。盖水为至阴，须赖肺、脾、肾诸脏气化以行之，但方中缺少补气药，故加参、芪益气温阳利水最为适宜。李雅琴老师在经方基础上加减用之，无不立竿见影。

病案 9

毛某，女，71岁。2023年10月26日初诊。

患者近1个月因家务劳累后出现心悸、胸闷、乏力，动则出汗，胃纳尚可，睡眠差，大便干，舌质淡红，苔薄白，脉细而结代。患者有乙型病毒性肝炎病史，目前在服药。查心电图示频发室性早搏，24小时动态心电图检查示室性早搏（4821次/24h）。西医给予美托洛尔缓释片，服药后效果欠佳，要求中医药配合治疗。

中医诊断：心悸（心之阴血亏虚，血不养心，血脉不利）。

治法：益气养血，滋阴复脉。

处方：自拟复脉汤加减。

炙甘草12g，麦冬12g，生地黄20g，大枣15g，党参15g，生姜9g，桂枝8g，阿胶6g（烊冲），丹参15g，酸枣仁15g，甘松8g，龙骨20g（先煎），牡蛎20g（先煎）。10剂，水煎服，早晚各服1次。

11月5日二诊：患者服上药后，心悸、胸闷症状明显好转，无汗出，夜寐安。嘱患者原方续服10剂，复查心电图。

11月15日三诊：患者复查心电图示窦性心律。药已见效，效不更方，原方续服14剂。

11月29日四诊：患者服药后，症状基本消失，脉细，复查24小时动态心电图示室性早搏（1021次/24h）。原方续服14剂，以巩固疗效。

按语：本案患者年事已高，近来因劳累过度，透支体力，再加上夜间睡眠差，引起心阴暗耗，心肝血虚，心神失于濡养，故出现心悸、胸闷、乏力、寐差等一系列症状。治疗以益气养血、滋阴复脉为主，用李雅琴老师经验方——自拟复脉汤加减治疗。方中炙甘草味甘，《名医别录》谓其能"通经脉，利血气"，今重用之以补中气，中气充足，则气血生化有源，是复脉之本；生地黄量大，补其真阴，养血脉；阿胶滋阴养血；党参、大枣补气健脾，以资气血之源；桂枝振奋心阳，与生姜相配，更能温通心脉；酸枣仁养心宁神，益血荣肝；丹参活血祛瘀，与桂枝相合，通利心脉；心火亢于上，肾水寒于下，故加甘平之龙骨、咸寒之牡蛎，降泻郁火，合生地黄补养阴精，阴精足则心火降而神安；一味甘松，开郁醒脾，调节心律，改善心律失常。全方配伍，滋阴血，通心阳，泻心火，体现了李雅琴老师全方用药之灵妙。

病案 10

谢某，男，85 岁。2024 年 1 月 6 日初诊。

患者患阵发性心悸、胸闷 1 年余，经医院诊断为阵发性心房颤动，给予利伐沙班片、美托洛尔缓释片、缬沙坦胶囊治疗，症状频繁发作，每次持续时间 1～2 小时，可自行终止。刻下症：心悸，胸闷，气短，每次因情绪激动、夜间噩梦惊吓或劳累后发作，时有头晕，舌质淡红，苔薄腻，脉结代。

中医诊断：心悸（心虚胆怯，痰浊内扰，心神不宁）。

治法：益气养血，化痰宁心。

处方：十味温胆汤合桂枝甘草龙骨牡蛎汤加减。

姜半夏 10g，炒枳壳 8g，茯苓 15g，酸枣仁 15g，远志 6g，五味子 5g，熟地黄 15g，党参 15g，陈皮 5g，炙甘草 6g，大枣 10g，桂枝 8g，甘松 5g，龙骨 20g（先煎），牡蛎 20g（先煎）。7 剂，水煎服，煎煮时每剂加生姜 3 片。

嘱患者调情志，忌烟酒、辛辣，注意劳逸结合。

1 月 13 日二诊：患者服药后心房颤动发作 1 次，但持续时间较短，睡眠改善，大便已解。于原方加麦冬 10g 以清心养阴，续服 14 剂。

1 月 27 日三诊：患者服药后心房颤动未发作，心情舒畅，夜寐已安，原方续服 14 剂。

随诊 3 个月，患者症状未再发作，病情稳定。

按语：《素问·举痛论》云："惊则心无所倚，神无所归，虑无所定，故气乱矣。"《金匮要略·惊悸吐衄下血胸满瘀血病脉证治》云："寸口脉动而弱，动即为惊，弱则为悸。"可见惊则气乱是心悸的重要病机，仲景为此创立了以桂枝甘草为底的桂枝甘草汤、桂枝甘草龙骨牡蛎汤、炙甘草汤等，以通脉、益气养阴、重镇潜阳为治心悸要旨。后世陈无择在《三因极一病证方论》中记载："治心胆虚怯，触事易惊，或梦寐不详，或异象惑，遂致心惊……胆慑，气郁生涎，涎与气搏，变生诸证，或短气悸乏，或复自汗，四肢浮肿，饮食无味，心虚烦闷，坐卧不安。"胆气不足，情志不遂，胆为邪扰，失其宁谧，则胆怯易惊，夜多梦异，惊悸不安。方选十味温胆汤，该方首载于《世医得效方》，为温胆汤去清胆和胃的竹茹，加入益气养血、宁心安神的人参、熟地黄、五味子、酸枣仁、远志而成，改清热之功，增补养心神之力，而成益气养血、化痰宁心之剂，适用于心胆气虚、阴血不足之心悸。方中二陈燥湿化痰，健脾渗湿，湿去痰消而神宁；熟地黄滋养心血；远志、酸枣仁、五味子养心安神，敛心气，止汗；枳壳行气消痰，使痰随气下；炙甘草补心气，调和诸药。桂枝甘草龙骨牡蛎汤出自《伤寒论》，其云："火逆下之，因烧针烦躁者，桂枝甘草龙骨牡蛎汤主之。"方中桂枝、甘草合党参以复心阳之气；牡蛎、龙骨合熟地黄、麦冬以安烦乱之神，滋阴养血通脉。

二、胸痹心痛

病案 1

夏某，男，68 岁。2001 年 1 月 25 日初诊。

患者既往有高血压病史 10 余年，冠心病病史 3 年，经常胸闷、胸痛，服硝酸甘油后疼痛可缓解，近几日由于天气骤冷，胸痛症状加剧，疼痛可放射到左肩背部，疼痛剧烈，服硝酸甘油后疼痛仍不能缓解，患者拒绝 PCI 治疗，由急诊收住院。刻下症见胸痛彻背，面色苍白，四肢厥冷，皮肤出汗，心情烦躁，大便 2 日未行，小便正常，舌质紫暗，苔薄白，脉沉细而数。查体：血压 100/70mmHg，呼吸频率 24 次 / 分，脉搏 92 次 / 分，形体肥胖，精神萎靡，心率 92 次 / 分，律齐，各瓣膜听诊区未闻及病理性杂音，两肺听诊无异常，双下肢无浮肿。心肌酶谱检查结果示肌酸激酶 858U/L，肌酸激酶同工酶 55.9U/L，乳酸脱氢酶 340.5U/L。心电图示急性前壁心肌梗死。

中医诊断：真心痛（寒滞心脉，心脉闭塞，心阳欲脱）。

治法：温阳逐寒，止痛救逆。

处方：乌头赤石脂丸加减。

川椒 3g，附子 10g，干姜 5g，赤石脂 15g，人参 8g（另炖），丹参 15g，川芎 10g。2 剂，水煎服。

患者服药后四肢厥冷、胸痛症状好转。于原方加麦冬 10g，继服 2 剂。患者症状好转，病情稳定。

按语：《灵枢·厥病》云："真心痛，手足清至节，心痛甚，旦发夕死，夕发旦死。"本病多见于中老年者，本案患者有高血压病史 10 余年，冠心病病史 3 年，本次发作因寒凝心脉而致，突然出现剧烈的胸骨后疼痛，面色苍白，四肢厥冷，心悸心烦，服硝酸甘油难以缓解，舌质紫暗，苔薄白，脉沉细而数。辨为寒滞心脉、心脉闭塞、心阳欲脱之真心痛，是中医内科急危病证之一。方中附子、干姜、川椒皆为大辛大热之品，同力相助，振奋心阳，峻逐阴寒邪气；赤石脂温涩调中，收敛阳气，并防温散太过；人参大补元气，与附子相配，回阳益气固脱；麦冬滋阴生津，与人参相合，益气养阴复脉。

病案 2

吴某，男，58 岁。2017 年 1 月 13 日初诊。

患者反复胸闷、胸痛 1 年余，某医院诊断为冠心病、阵发性心房扑动，出院后症状无明显好转。刻下症见胸闷、胸痛阵发性发作，发作时含服麝香保心丸 2～3 分钟后可自行缓解，伴心悸、气短，劳累后更剧，形体胖，夜寐欠安，纳食尚可，二便正常，舌淡胖，边有瘀斑，苔黄腻，脉滑细。

中医诊断：胸痹心痛（心气不足，心阳不振，痰瘀闭阻心脉）。

治法：益气宁心，化痰祛瘀。

处方：十味温胆汤合瓜蒌薤白白酒汤加减。

党参 15g，陈皮 10g，姜竹茹 10g，酸枣仁 12g，炙甘草 9g，薤白 10g，瓜蒌皮 30g，法半夏 10g，茯苓 15g，远志 6g。7 剂，水煎服，薤白头黄酒浸泡 1 小时后与诸药同煎。

1 月 20 日二诊：患者服上药后，胸闷、胸痛症状缓解，但有时仍心悸、气短。药已见效，于上方中加麦冬 10g，甘松 8g，以滋补心阴，抗心律失常，续服 7 剂。

1 月 27 日三诊：患者服上药后，诸症均除，但仍觉乏力。于上方加黄芪 30g，以加强补心气之力。

患者上方共服 3 个月，病情稳定。

按语：本案患者形体肥胖，乃痰湿之体，劳累后更甚，伴心悸气短，提示心气亏虚为本虚。舌有瘀滞，脉涩，为瘀血内生；苔黄腻，脉滑，为痰浊内阻。辨为心气不足，痰瘀内生，闭阻心脉，其病位在心，以心气虚为本，痰阻血瘀为标，用十味温胆汤益心气，化痰宁心，合瓜蒌薤白白酒汤通阳散结，宽胸理气。方中党参益心气；陈皮、半夏、茯苓、竹茹燥湿化痰，健脾渗湿，湿去痰消而神宁；远志、酸枣仁养心安神，敛心气；炙甘草补益心气，调和诸药；瓜蒌理气宽胸，涤痰散结，擅长利气散结以宽胸；薤白通阳散结，行气止痛，行胸阳之壅结，为治胸痹之要药；佐以黄酒辛散温通，行气活血，既轻扬上行而助药势，又可加强薤白行气通阳之力。二方合用，补气益心固其本，祛痰化瘀治其标，心悸气短缓解，胸痹心痛得愈。

病案 3

张某，男，58 岁。2021 年 1 月 2 日初诊。

患者反复胸痛、胸闷，阵发性发作 5～6 年，在某医院行冠状动脉造影、24 小时动态心电图、心脏 B 超、心肌酶谱等检查，均无阳性体征，胸部 CT 检查发现左侧胸膜增厚（患者曾患渗出性胸膜炎），经西医对症治疗均无明显效果。刻下症见阵发性胸痛、胸闷，每逢劳累、提重物、心情不舒时诱发，发作时左胸部憋闷，如有气堵塞感，经深呼吸后症状可缓解，平时伴有胸闷气短，心情急躁，无咳嗽，纳食正常，大便干结不畅，舌质暗淡，边有瘀斑，苔薄白，脉弦细涩。李老师认为，根据西医检查及患者发作时胸痛性质，可排除冠心病引起的胸痹心痛，应该属于胸膜炎后引起胸膜局部粘连所致。

中医诊断：胸痹心痛（气滞血瘀，瘀阻心胸）。

治法：补气活血，通络止痛。

处方：血府逐瘀汤加减。

桃仁 12g，红花 6g，赤芍 12g，川芎 10g，当归 10g，生地黄 20g，桔梗 5g，枳壳 10g，柴胡 10g，川牛膝 10g，檀香 4g（后入），黄芪 30g。7 剂，水煎服。

嘱患者调畅情志。

1 月 9 日二诊：患者服药后胸痛胸闷本周未发作，心情舒畅，大便已解，但有时仍感胸闷气短。于上方加党参 15g，补益心气，续服 7 剂。

1 月 16 日三诊：患者服药后，胸闷胸痛未发作，诸症均已缓解，续服 14 剂以巩固疗效。

后改服血府逐瘀丸，随访半年，未再复发。

按语：本案患者年轻时曾患渗出性胸膜炎，医治不彻底，后来出现胸膜增厚，病程较长，又因工作压力重，情绪抑郁，内伤气机，劳累过度，耗伤气血，气虚无以推动血行，致瘀阻心胸，缠绵难愈，瘀血内蓄于府，出现胸痹心痛。《医林改错·亲见改正脏腑图》指出心肺、胸膈、上焦为发病部位。《素问·脉要精微论》云："夫脉者，血之府也。"脉道为五脏六腑、四肢百骸等人体气血运行之道路，瘀血为产物，遂脉道受阻、血行不畅而瘀滞，不能运行周身，无法助心行血，不可到达胸中心包之络，则极易产生瘀血。本案患者瘀血久留，停滞胸中，气机升降失常，而致胸痛胸闷，治拟补气活血，通络止痛，选用血府逐瘀汤。方中桃仁味苦通泄，归心肝经，走心肝血分，泄血滞，祛陈瘀，润燥，破气滞，为治疗多种瘀血阻滞病证要药；红花辛散温通，《本草汇言》言其"破血、行血、和血、调血之药也"；川芎为"血中之气药"，行气通滞散瘀；赤芍清肝火兼清泄血分郁热；牛膝善引血下行，主治气血壅滞，通利脉道；当归、生地黄相伍可清血分之热，敛阴养血；桔梗为"诸药之舟楫"，可载药上浮，与枳壳升降同行，行气滞，散胸结；柴胡解郁行滞，助元归位，通达无弊。纵观全方，行气活血、祛瘀养血同施，升降兼顾，使气血调达。方中加党参、黄芪补宗气，益心气，振奋胸中阳气以固本。李雅琴老师认为不能单用通法，要以补为通，方中伍以益气养血、益气活血之品，攻补兼施，使患者由多年肺脏疾患引起的胸痹心痛得以治愈。

病案 4

王某，女，78 岁。2022 年 4 月 3 日初诊。

患者患冠心病 5 年，5 年前已做过 3 次 PCI 手术，一直服用西药治疗。近 1 年来经常出现胸膺部阵发性刺痛，牵引至后背部，痛处部位固定，每次发作持续 2～3 分钟，含服硝酸甘油后可自行缓解，伴有胸闷、气短，劳累后发作，次数增加，饮食尚可，大便 2 日一次，质有时偏干，舌质紫暗，有瘀斑，苔薄白，脉弦涩。

中医诊断：胸痹心痛（久病心气不足，心阳不振，心血瘀阻心胸）。

治法：活血化瘀，益气温阳。

处方：血府逐瘀汤加减。

桃仁 10g，红花 5g，川芎 10g，赤芍 15g，当归 10g，生地黄 20g，柴胡 10g，枳壳 10g，桔梗 5g，川牛膝 10g，桂枝 10g，黄芪 30g，甘草 5g。7 剂，水煎服。

4 月 10 日二诊：患者服药后胸痛、胸闷症状明显好转，发作次数减少，胸痛程度减轻，走路时仍感胸闷气短，药已起效，于上方加党参 20g，加强补心气之力，续服 7 剂。

4 月 17 日三诊：患者服药后近 1 周无胸痛，气短、乏力症状已好转。原方续服 2 个月。

随访半年，患者病情稳定。

按语：本案患者患冠心病 5 年，虽服用西药治疗，但胸痛经常发作，胸膺部刺痛，痛处固定，舌质紫暗，有瘀斑，脉涩。四诊合参，仔细揣摩，患者年老体虚，脏气渐亏，精血日衰，病久不愈，气血瘀滞，胸阳失展，心脉瘀阻，不通而致心痛，治当活血化瘀，益气温阳，方用血府逐瘀汤加减治疗。方中桃仁、红花共为君药，桃仁破血行滞以润燥，红花活血化瘀以止痛。川芎可增强君药活血化瘀的功效；牛膝入血分，善能引瘀血下行，使瘀血不停滞在胸中，瘀热不上扰，祛瘀血，通血脉，共为臣药。生地黄、赤芍清热凉血，滋阴养血；当归养血止痛，清热活血；桔梗、枳壳一升一降，宽胸行气，载药上行；柴胡疏肝解郁，理气行滞，气行则血行，共为佐药。甘草调和诸药。方中加了桂枝温通心脉，黄芪、党参补心气，振心阳以固本。诸药合用，既可活血又能行气，打通血分和气分之瘀血，祛瘀和养血同步进行，活血又不伤血，行气又不伤阴，有升有降，调和气血。李雅琴老师临床治疗胸痹心痛时，处方中常加入人参、黄芪补心气，振心阳，获效显著。

病案 5

朱某，男，43 岁。2022 年 4 月 16 日初诊。

患者患急性心肌梗死行 PCI 术后 1 月余，仍自觉时有胸闷、胸痛，爬楼及步行 2km 即感胸闷、气短，有时心慌、出汗，伴腰膝酸软，畏寒肢冷，下肢轻度浮肿，纳食减退，大便溏薄，舌质暗淡，舌系带瘀紫明显，苔白腻，脉沉迟而细。

中医诊断：胸痹心痛（心脾肾三脏阳气虚弱，瘀阻心脉）。

治法：温阳益气，化瘀通脉。

处方：茯苓四逆汤加减。

茯苓40g，附子10g（先煎），干姜6g，炙甘草5g，人参9g（另炖），陈皮10g，丹参30g，桂枝8g，益母草30g，炒山药30g，山茱萸20g，降香6g。7 剂，水煎服。

4 月 23 日二诊：患者服药后胸痛、胸闷症状缓解，爬楼时仍感气急，纳食好转，下肢浮肿已退，汗止，大便不成形。于上方加炒白术15g，黄芪30g，健脾燥湿，补益宗气，续服 7 剂。

4 月 30 日三诊：患者服药后诸症均缓解，舌系带瘀紫变淡。于上方去降香，加水蛭4g，破血逐瘀通络，续服 7 剂。

患者前后共服药 1 个月，病情基本稳定。

按语：患者行 PCI 术后，元气大伤，心阳亏损，有形之血虽去，但无形之血瘀仍存，故辨为心、肝、肾三脏阳气亏虚，瘀阻络脉。《诸病源候论》曰："心为火，与诸阳会合，而手少阴心之经也。若诸阳气虚，少阴之经气逆，谓之阳虚阴厥，亦令心痛。"患者心阳亏损，命门之火不足，五脏之阳气不能发，则诸阳气虚。患者虽行 PCI 术，但胸闷胸痛时作，说明胸阳不振，心脉瘀滞。《金匮要略·胸痹心痛短气病脉证治》

曰："夫脉当取太过不及，阳微阴弦，即胸痹而痛，所以然者，责其极虚也。今阳虚知在上焦，所以胸痹、心痛者，以其阴弦故也。"故在温阳之时，不能忽略标实之"阴弦"，此"阴弦"乃血瘀阻络也，所以予茯苓四逆汤回阳抑阴兼伐水邪。茯苓四逆汤见于《伤寒论》，其云："发汗，若下之，病仍不解，烦躁者，茯苓四逆汤主之。"方中茯苓感太和之气化，伐水邪而不伤阳，其用量大，助姜附通阳利水，以消阴翳，配伍人参以壮元气，故以为君；姜、附破阴回阳为主，配人参于回阳中有益阴之效，益阴中有助阳之功，得茯苓补阳兼以泻阴，为臣药；人参大补元气，救血脉于欲绝之际，故以为佐；炙甘草补中而调和诸药，共成回阳益阴兼伐水邪之功。命门火衰，不能温煦脾土，致脾阳虚，运化水谷失常，而症见纳差、便溏，加炒白术、炒山药、陈皮健脾祛湿。肾阳虚衰，气化不利，水液内停，症见下肢浮肿、腰膝酸软、畏寒肢冷、脉沉迟而细，故用山茱萸、附子温肾助阳，以消阴寒之气。李雅琴老师常以本方加活血化瘀之品治疗冠心病、心肌梗死恢复期伴有轻度心力衰竭患者。全方组合，扶正固本，心、脾、肾三脏阳回而本固，阳复则阴生，心胸之阳振，胸痹、心痛、气急症状自愈也。

病案 6

陈某，男，55岁。2022年12月3日初诊。

患者有高血压病史4～5年，平时工作较忙，家庭负担重，每周几乎无休息。1周前凌晨突然出现胸痛、胸闷，发作时心前区憋闷、呼吸困难、大汗淋漓，自服硝酸甘油后症状未缓解，医院诊断为急性心肌梗死。经住院治疗10余天，病情稳定，好转出院。刻下症：自觉爬楼或活动后胸闷、胸痛，但症状较轻，伴心悸、心慌、气短、乏力、盗汗、腰膝酸软，口干而渴，大便干燥，舌质暗红，苔薄黄而少津，脉沉细略数。

中医诊断：胸痹心痛（心阴不足，肾阴亏虚，经脉失养，心脉不畅）。

治法：滋阴益肾，养心通络。

处方：生脉饮合六味地黄丸加减。

生晒参10g（另炖），麦冬10g，五味子6g，生地黄20g，山药30g，山茱萸 20g，丹参 30g，煅龙骨 20g（先煎），煅牡蛎 20g（先煎），郁金 10g，降香 6g。7 剂，水煎服。

12 月 10 日二诊：患者服药后胸痛、胸闷症状缓解，汗止，已能散步 2km 左右，但仍感乏力，有时心悸。于上方加黄芪 30g，以补心气，因苔见少津，加鲜石斛 15g，益气生津，续服 7 剂。

12 月 17 日三诊：患者服药后症状全部缓解，病情稳定，每晚散步半小时，守法守方继服 14 剂，巩固疗效。

按语：大多数医家从痰浊瘀血论治胸痹心痛，但本案患者因长期加班，劳累过度，气阴亏损，不能充润濡养五脏而致心肾阴虚，心失濡养，心脉突然闭阻而致突发真心痛。虽救治及时，危急症状已缓解，但正气已亏损，日益严重，心阴亏虚，引起肾水不足，水火不济，成心肾阴亏之证，故李雅琴老师用生脉饮合六味地黄丸治疗。

生脉饮来源于古方生脉散，始见于金代医家张元素的《医学启源》，由人参、麦冬、五味子组成。"脉为血之道，得气则充，失气则弱。"本方补气而使血道充盈，脉气以复，故名生脉饮。《医方集解》言："人有将死脉绝者，服此能复生之，其功甚大。"生晒参为君药，大补元气，益气生津；麦冬为臣药，养阴清热，润肺生津；五味子为佐药，收敛止汗，生津止渴。三药合用，一补、一清、一敛，共同发挥益气生津、敛阴止汗的作用，使气复津生，汗止阴存，气充脉复，心悸、气短、盗汗、口干口渴等症状立刻缓解。六味地黄丸出自宋代医家钱乙的《小儿药证直诀》，被誉为补阴方药之祖。本案患者肾阴亏虚，故取其"三补"以补肝脾肾，熟地黄改为生地黄，补血滋阴清热；山药健脾；山茱萸量大，可用于大汗虚脱之症。方中还加了丹参、降香、郁金，活血行滞，祛瘀通络。全方选药精当，配伍合理，诸症很快缓解。服药 1 个月，患者元气恢复，五脏真阴得补，药到病除，效如桴鼓。

病案 7

钱某，男，81 岁。2021 年 9 月 16 日初诊。

患者既往有高血压、糖尿病、慢性肾功能不全、冠心病、阵发性心房颤动病史，反复在本院住院治疗。本次出院半个月后又出现胸痛，胸闷，气短，倦怠乏力，时有心悸，胸脘部不适，大便2～3天一次，质干，舌质暗红，边有瘀斑，苔薄腻，脉沉弦细。

中医诊断：胸痹心痛（中焦阳气虚衰，痰浊、瘀血凝滞，胸阳痹阻）。

治法：补气活血，温通心阳，调畅气机。

处方：自拟通痹宽胸汤。

薤白10g，瓜蒌皮30g，桂枝8g，法半夏10g，砂仁5g（后下），黄芪30g，丹参30g，檀香4g（后下），降香6g（后下），郁金10g。7剂，水煎服。用半两黄酒同薤白冷水浸泡1小时以上，再用他药煮即可。

9月23日二诊：患者服药后，胸痛、胸闷、胸脘部不适症状缓解，但爬楼时感乏力、气短，大便已解，有时自觉心悸。于上方加麦冬10g，甘松8g，滋心阴，醒脾理气，治心动悸。续服10剂。

10月3日三诊：患者服药后，诸症暂时平息，以原方续服14剂，以稳定疗效。

按语：本案患者原有高血压、糖尿病、慢性肾功能不全、冠心病、阵发性心房颤动病史，其脏腑阴阳、气血、升降出入气化功能均失调。然细绎患者病机，年迈而疾病缠身，病史较长，多脏兼病，久病体虚，损及心阳，引起胸中阳气虚衰，宗气运行无力，乃浊阴逆犯清阳之位，则阳陷于下，而阴僭于上。再加久病瘀血内阻，气机郁滞，痰瘀互结，胶着于胸阳清旷之区，阴贼横逆，宫城填塞，君主失守，气血瘀阻，脉道受阻，出现胸闷、胸痛、气短、胸脘痞闷、大便秘结等症状，说明疾病已由胸部向下，应心胃同治。方中瓜蒌皮量大，既能散结开胸通痹，还可通便，现代药理研究表明其具有扩张冠脉、抗心肌缺血、扩张微血管及改善微循环、抑制血小板聚集、抗心律失常等作用。薤白通阳散结，化痰散寒，用黄酒浸，能散胸中凝滞之阴寒，化上焦结聚之痰浊，宣胸中阳气以宽胸，温通心脉，乃治胸痹之要药。桂枝通阳散结，振奋心阳。李雅琴老师认为，胸痹之病机关键在于不通则痛，血脉瘀阻贯穿疾病始终。大量丹参，活血止痛而养血，擅治血分，为调经顺脉之药，药性缓和，攻伐而不伤正。檀香理气宽胸，《本草备要》云其"调脾肺，利胸膈……为理气要药"。黄芪益肺脾之气以扶正,治脾胃虚弱。诸药配伍,胸阳振,血瘀去,痰浊降,阴寒消,正气足,则胸痛、胸闷症状缓解。

病案 8

高某,男,56 岁。2024 年 2 月 19 日初诊。

患者反复胸闷胸痛 7～8 年,冠状动脉造影检查见左主干 30%～40% 狭窄,经服降脂、抗凝等药少效。刻下症:胸闷,胸痛,胸痛以左侧胸膺部刺痛为主,痛处固定,夜间为主,含服复方丹参滴丸后可缓解,每逢劳累后发作,无气急、晕厥史,饮食尚可,大便调,舌质暗淡,边有瘀斑,苔白腻,脉弦滑。

中医诊断:胸痹心痛(心气不足,痰瘀闭阻心脉,胸阳不振)。

治法:化痰祛瘀,通脉止痛。

处方:自拟通痹宽胸汤。

瓜蒌皮 10g,薤白头 10g,法半夏 10g,桂枝 10g,丹参 30g,檀香 4g(后下),砂仁 5g(后下),黄芪 30g,降香 6g,郁金 10g。7 剂,水煎服,其中薤白头用黄酒 50g 浸泡 1 个小时后,与诸药一起煎服。

2 月 26 日二诊:患者服药后胸膺部刺痛明显减轻,不服药几秒钟可自行缓解,药已对症,守上方续服 10 剂。

3 月 7 日三诊:患者服药后,胸痛、胸闷症状已缓解。于上方加党参 15g,益心气以固本。

患者前后服药 2 个月,随访病情稳定无发作,但应预防其反复。

按语:胸痹心痛多见于中老年患者,劳累过度、正气亏损是该病的发病基础,其病机多为心气不足、痰浊瘀血内阻。本案患者以胸膺部刺痛为主要表现,痛处固定,入夜更甚,舌有瘀斑,提示瘀血在胸;苔白腻,脉弦滑,为痰浊内阻之象,辨证为心气不足、痰瘀闭阻胸阳之证。《金匮要略·胸痹心痛短气病脉证治》云:"胸痹不得卧,心痛彻背者,栝楼薤白半夏汤主之。"李雅琴老师以自拟方通痹宽胸汤治疗,方中瓜蒌皮、薤白开胸行气,化痰散结,以祛痰浊之闭阻;佐以黄酒辛散温通,行气活血,既轻扬上行而助药势,又可加强薤白行气之力;丹参、降香活血化瘀而止痛,二药相伍,具有活血而不伤血的特点,久服可避其弊端；桂枝温通经脉，助阳化气；檀香、砂仁、郁金三药合用，温中醒脾，理气止痛；黄芪补益心气以固本。诸药合用，共奏益心气以固本、祛痰瘀以治标之效，达到标本兼治的目的。凡临床病机属痰浊闭阻、心脉瘀阻者，以此方加减治之，甚为得心应手。

三、心衰

病案1

周某，男，45 岁。2016 年 1 月 30 日初诊。

患者半个月前患急性心肌梗死，经 PCI 术后，病情稳定后出院。近 1 周自觉心悸、胸闷、气短，爬楼时气急，动则汗出，伴头晕、四肢畏寒，纳食减退，双下肢轻度浮肿，大便溏薄，舌质淡红，边有齿痕，苔白腻，脉沉细。

中医诊断：心衰（心肾阳虚，水饮内停）。

治法：温肾助阳，化气行水。

处方：真武汤合苓桂术甘汤加减。

附子 10g（先煎），炒白术 15g，炒白芍 15g，茯苓 40g，桂枝 10g，大枣 10g，生姜 9g，炙甘草 5g，川芎 10g，陈皮 10g，黄芪 30g。7 剂，水煎服，附子先煎 1 小时后与他药共煎。

嘱患者可进行适量活动，清淡少盐饮食。

2 月 6 日二诊：患者服药后心悸、胸闷、头晕症状减轻，汗止，下肢浮肿已退，纳食增加。舌苔薄白，脉沉细，仍伴乏力气短。于上方加红参 9g（另炖），以大补心气，续服 7 剂。

2 月 13 日三诊：患者服药后诸症缓解，将上方茯苓量减至 30g，续服 14 剂以巩固疗效。

随访 1 年，患者已正常上班。

按语：《内经》首次描述了心力衰竭的症状，"心胀者，烦心短气，卧不安"。关于心衰病机的描述见于《诸病源候论·心病候》，其云："心气不足，则胸腹大，胁下与腰背相引痛，惊悸，恍惚，少颜色，舌本强，善忧悲，是为心气之虚也，则宜补之。"心力衰竭病机为本虚标实，心气虚弱为本，水饮内停为标，心气虚弱又可致血行缓慢，出现血瘀，故将心力衰竭病机概括为"虚""水""瘀"三端。针对其发病机制，现代医家提出了"益气（温阳）、活血、利水"为治法"金三角"。

本案患者行 PCI 术后，有形之瘀血虽去，然无形之瘀血仍留于脉道之中，又大病后，元气大损，心、脾、肾三脏阳气亏虚，瘀血、水饮之邪内停，表现为心悸、胸闷、气短、头晕、动则汗出、四肢畏寒、纳差、肢肿、便溏等心阳不足、水气横溢之象。心主火，肾主水，脾主运化，心病可累及脾肾，心肾阳虚不能温煦脾胃，可导致运化失权，水湿内蕴。营血不足，又可致心失濡养，心肾阳虚更甚。故用真武汤合苓桂术甘汤，主治心脾肾阳虚、水气内停证。方中补阳药附子与养阴药白芍同用，温阳而不伤阴，益阴而不留邪，阳生阴长，刚柔相济，阴平阳秘；桂枝平冲气，降逆气，以达温阳化气、利水平冲之效；桂枝合甘草辛甘化阳，温补心阳；桂枝与茯苓相配，利水通阳；茯苓配白术利水消饮；甘草配白术崇土制水；川芎、黄芪益气活血，祛瘀通脉，治残留脉道中瘀血，以治其本。二诊时，肿退，水饮之"阴翳"消，加红参大补元气，《本草正》谓人参"气虚血虚俱能补，阳气虚竭者，此能回之于无何有之乡"，《本草新编》谓人参"补气之圣药，活人之灵苗也"。故李雅琴老师用一味红参，补元气，固阴血，本案用之可强心固脱，促进阳气恢复，并且与大辛大热的附子相伍为参附汤，益气回阳。诸药相合，配伍巧妙，药简力宏，恰对心衰之病机，故收效佳。

病案 2

俞某，男，82 岁。2016 年 2 月 6 日初诊。

患者有慢性支气管炎病史 30 余年，肺源性心脏病病史 5～6 年，反复于医院住院治疗。近 1 年来病情加重，出现咳嗽气喘，胸闷气短。刻下症：咳嗽气急，咳痰色白而稀，胸闷，心悸，伴腹胀，饮食减退，四肢畏寒，面部、下肢轻度浮肿，小便量少，大便正常，口唇轻度紫绀，舌质暗淡，苔薄腻，脉沉细。

中医诊断：心衰（肺气壅塞，痰湿阻滞，心肾阳虚）。

治法：温阳利水，泻肺平喘。

处方：真武汤合葶苈大枣泻肺汤加减。

茯苓 40g，炒白芍 15g，炒白术 15g，生姜 5g，附子 9g（先煎），葶苈子 10g，大枣 10g，杏仁 10g，桂枝 10g，地龙 10g，丹参 30g，陈皮 8g。7 剂，水煎服。制附子先煎 1 小时，再与他药一起煎，每次药汁 150mL，餐后 1 小时服用（上午 8～9 点，下午 3～4 点）。

2 月 13 日二诊：患者服药后，尿量大增，面部、下肢浮肿基本消退，四肢畏寒好转，纳食增加，心悸、胸闷改善，仍咳嗽，痰白量多。于上方加款冬花 10g，润肺止咳化痰，续服 7 剂。

2 月 20 日三诊：患者服药后，心悸、胸闷、气急明显缓解，咳痰量减少，大便溏。于上方去葶苈子，加北沙参 30g，补心肺之气，续服 7 剂。

2 月 27 日四诊：患者服药后，气急、浮肿、咳嗽已缓解，有时伴气短、乏力。于上方加黄芪 20g，炒山药 30g，淫羊藿 10g，以益气健脾，温肾固本。续服 14 剂，嘱患者日常加强营养和适当锻炼，增强体质，预防感冒。

按语：本案患者罹患肺病日久，上焦不沉，中焦不运，下焦不温，脾肾阳虚，气化不利，水湿内生，上凌心肺，泛滥肌肤，发为心衰，故用真武汤合葶苈大枣泻肺汤，温阳利水，泻肺平喘。方中附子温肾助阳，又佐茯苓、白术温脾阳，脾肾同治以图固本培元。脾肾之气化得复，面部、肢体浮肿尽退，痰湿浊邪之物得散。生姜为佐药，健脾化痰，并助附子温阳散寒。白芍亦为佐药，其义有二：一可行水气以利小便，《神农本草经》曰其"利小便"，《名医别录》谓其"去水气，利膀胱、大小肠"；二可防附子燥热伤阴，以图久服缓治。葶苈子、大枣，破水泻肺，既可通水之下源，又可行水之上源，调畅肺气，肺气一行，则水湿下从膀胱而出，喘平肿消。大枣还能护脾通津，乃泻肺而不伤脾之法。桂枝助阳化气以平冲，合白术、茯苓、大枣温化水饮，配杏仁止咳平喘。因咳嗽痰多，款冬花润肺下气，止咳化痰。丹参、地龙，活血通肺络而平喘息。三诊时，患者喘平，遂去葶苈子，恐其药猛而伤正气，不可不慎。全方组合，通过温阳利水，消退人体阴翳，达到阴阳调和，可有效改善患者心悸、胸闷、咳喘症状。病后期，因其肾阳虚衰，必致肺气不足，后期方中加黄芪、山药、淫羊藿，补肺气，温肾阳，健脾胃，预防其复发。

病案 3

张某，男，52 岁。2018 年 4 月 3 日初诊。

患者反复头晕、胸闷、心悸、气急 3 年，诊断为心力衰竭、心功能 Ⅲ级、高血压、冠心病，住院治疗后刚出院。刻下症：心悸，气急，胸闷，动则更剧，倦怠乏力，四肢畏寒，下肢轻度水肿，大便可，舌质紫暗，边有瘀斑，苔薄白，脉沉细。

中医诊断：心衰（心肾阳虚，气滞血瘀）。

治法：温阳益气，活血化瘀。

处方：参附汤合苓桂术甘汤加减。

附子 9g（先煎），人参 30g，黄芪 30g，桂枝 10g，炒白术 15g，茯苓 30g，大枣 15g，丹参 30g，山茱萸 20g，益母草 30g，檀香 3g(后下)，降香 6g，甘草 4g。7 剂，水煎服。

4 月 10 日二诊：患者服药后病情好转，心悸、胸闷、气急减轻，下肢浮肿消退，伴乏力畏寒。效不更方，于上方加淫羊藿 10g，温补肾阳，续服 14 剂。

后随访，患者服药后症状缓解，病情稳定。

按语：本案患者，心衰日久，气损及阳，累及脾肾，出现心、脾、肾三脏阳气虚损，水液不化，流溢肌肤为水肿。上凌心肺则心悸，气急。心主血脉，心气虚弱，血液推动无力致心脉瘀阻。舌紫暗，有瘀斑，脉沉细为心肾阳虚、气滞血瘀之象。故李雅琴老师治疗此案用温阳益气、活血利水之法，方用参附汤合苓桂术甘汤化裁。二方为益气温阳的经典方，组方合理，疗效确切，两方合用，使其益气温阳利水之功更为显著。方中以人参为主药，培元益气，合附子、桂枝以益心气，温心脾肾之阳；黄芪补气利水消肿；茯苓、白术、大枣健脾益气，淡渗利水；丹参、益母草、檀香、降香活血化瘀，宽胸理气；甘草调和诸药；山茱萸、淫羊藿温阳益精，收敛固涩而固其本。全方组合，三焦阳气宣通，阳以化生，水饮消，心脉通，且心功能也得到明显提高，心衰病情控制，疗效满意。

李雅琴老师认为本病治疗关键在于①益气回阳，可选用人参、黄芪、附子、桂枝等药。②活血化瘀药适量，化瘀药易耗伤正气，常用丹参、当归活血养血，攻补兼施。③利水要柔和，心衰经常出现水肿、腹泻、食欲减退等症状，不可用峻猛之剂，可用以补为主的健脾淡渗利水药，如茯苓、白术、桂枝、车前子等。④心衰日久，利水过多，阳损及阴，伤精耗髓，阴精亏损。治疗时若不滋阴填精，则无以生化阳气，纯以补气温阳，难以恢复真精，《景岳全书》曰"善补阳者，必于阴中求阳，则阳得阴助而生化无穷；善补阴者，必于阳中求阴，则阴得阳升而泉源不竭"，可伍沙参、麦冬、黄精、五味子、生地黄等滋阴生津之品。⑤心衰后期，应温补肾阳，可加山茱萸、淫羊藿、巴戟天等。

病案 4

密某，女，60 岁。2019 年 12 月 15 日初诊。

患者反复心悸、气短、胸闷 2～3 年，既往有冠心病病史 5 年，慢性心力衰竭病史 2～3 年。刻下症：心悸，胸闷，气短，活动后更甚，伴心窝部胀闷感，口干口渴而多饮，口苦，纳差，易出汗，小便不利，大便不畅，双侧胫前轻度浮肿，舌暗红，苔薄黄稍腻，中有裂纹，脉细数而涩。

中医诊断：心衰（气阴亏虚，血瘀水停）。

治法：益气养阴，活血利水。

处方：生脉饮合五苓散加减。

太子参 30g，麦冬 10g，五味子 6g，猪苓 10g，茯苓 30g，炒白术 15g，泽泻 30g，桂枝 6g，丹参 30g，枳壳 10g，鸡内金 10g。7 剂，水煎服。

12 月 22 日二诊：患者服药后心悸、胸闷、气短较前减轻，心窝部胀闷感缓解，纳食增加，下肢浮肿已退，仍口苦口干。于上方加黄芩 10g，北沙参 30g，以燥湿健脾。7 剂，水煎服。

12 月 29 日三诊：患者服药后诸症缓解，快走时出现胸闷气短，但可耐受日常一般活动，药已起效。上方续服 14 剂。

随访半年，患者病情稳定。

按语：本案患者症见心悸，气短，胸闷，活动后加剧，双下肢浮肿，应属于"心衰"范畴。伴口干口渴，小便不利，舌暗红，脉细数而涩，以气阴两虚、血瘀水停为主。本病虽以气阳亏虚为多见，但不应忽视气阴亏虚。阴虚其因有二：一是本病多见于老年人，如《素问·阴阳应象大论》曰"年四十，而阴气自半也"，故阴虚也为中老年人常见证型；二是西医治疗多用利尿剂，而有伤阴之弊。故治宜益气养阴、活血利水，方选生脉饮合五苓散加减。

生脉饮扶正益气养阴，方中太子参益气，适用于老人小孩虚不受补者，李雅琴老师临证多用于水饮瘀血较重的患者。麦冬味甘、微苦，性微寒，归肺、胃、心经，《神农本草经》言其"久服轻身，不老，不饥"，有养阴润肺、益胃生津、清心除烦的功效，太子参与麦冬为气阴双补绝配。五味子敛肺止汗，生津止渴。三药一补一润一敛，补气阴之虚，润气阴之燥，敛气阴之散。因本案患者有口干、口渴、渴欲饮水、小便不利症状，选五苓散温阳化气，利水消肿。五苓散出自《伤寒论》，《伤寒来苏集》云："水者肾所司也，泽泻味咸入肾，而培水之本；猪苓黑色入肾，以利水之用；白术味甘归脾，制水之逆流；茯苓色白入肺，清水之源委，而水气顺矣。然表里之邪，谅不因水利而顿解。故必少加桂枝，多服暖水，使水精四布，上滋心肺，外达皮毛，溱溱汗出，表里之烦热两除也。"《景岳全书》云："凡治肿者必先治水，治水者必先治气，若气不能化，则水必不利。"本方用药五味，以"苓"为主，共为散剂，因而得名。方中猪苓、泽泻渗湿利水；茯苓、白术健脾利水；桂枝量轻，通阳化气，有四两拨千斤之效。本方甘淡渗利为主，佐以温阳化气，使水湿之邪从小便而去。虽为表里同治之剂，但重点在于化气行水，选方可不拘于有无表证。再加丹参活血化瘀，配合茯苓、泽泻以活血利水。李雅琴老师认为，对于气阴两虚、水瘀内停型心衰，可选用补阴不碍脾之太子参、北沙参、生晒参、麦冬等药，宣肺，健脾，补肾，化气行水，使水道通调，症状消除，心衰得以缓解。

病案5

张某，男，82岁。2023年3月2日初诊。

患者有高血压、糖尿病病史。本次因新型冠状病毒感染而住院，属于重症，经治疗10余天，咳嗽、咳痰症状有所缓解，但伴有心悸、气急、胸闷、气短，动则更剧，血氧饱和度低于90%，需持续氧疗，考虑为心力衰竭、心功能Ⅳ级。刻下症：精神萎靡不振，语声低怯，稍动则心悸不已，呼吸急促，伴全身无力，面色苍白，四肢畏寒，纳食减退，腹胀饱闷，下肢轻度浮肿，舌质暗淡，边有齿痕，苔薄腻，脉沉细无力。

中医诊断：心衰（心脉痹阻，脾阳不运，肾不纳气）。

治法：温阳补气，降气平喘。

处方：茯苓四逆汤合桂枝加厚朴杏子汤加减。

茯苓40g，炮附子10g（先煎），生晒参15g（另炖），干姜5g，炙甘草5g，桂枝8g，炒白芍15g，厚朴10g，大枣10g，杏仁9g。3剂，水煎服，附子先煎1小时后再与他药一起同煎。

3月5日二诊：患者服药后，精神好转，纳食增加，浮肿已退，能自行如厕，气急、乏力存，需持续氧疗。药已对症，于上方加葶苈子10g，黄芪20g，丹参20g，补宗气，活血祛瘀，泻肺平喘，续服5剂。

3月10日三诊：患者服药后，以上症状逐渐好转，吸氧停3天，监测血氧饱和度正常，舌质转红，于上方去厚朴，加佛手8g，以理气健脾，续服5剂。

按语：心衰病位在心，但不局限于心。五脏是一个相互关联的整体，在心衰的发生发展过程中，肺、脾、肾、肝都与心互相制约，互相影响。本案患者属新型冠状病毒感染重症，虽经抗病毒、抗感染等治疗，病情有所好转，外邪虽去，但正气耗伤严重，肺气不足，累及心、脾，波及于肾。《医学实在易》曰："心有系络，上系于肺。肺受清气，下乃灌注。"心肺同居上焦，通过经络相连，肺朝百脉，助心行血，肺气不足则血行不畅，见心悸、胸闷等心肺痹阻之证；肺失输布，脾运失健，水湿内聚，故见水肿；肾为气之根，心肺不足，肾气失于摄纳，则见呼吸急促，动则甚。本病为先受外邪所致，早期为邪实痰浊壅肺，经西药治疗后，邪退正伤，病及心、脾、肾三脏。李雅琴老师用扶阳温肾、回阳益阴之法固其本，降气平喘治其标，选用茯苓四逆汤合桂枝加厚朴杏子汤治疗。

茯苓四逆汤出自《伤寒论》，其云："发汗，若下之，病仍不解，烦躁者，茯苓四逆汤主之。"《伤寒溯源集》云："茯苓虚无淡渗而降下，导无形之火以入坎水之源，故以为君。人参、甘草补汗下之虚而益胃中之津液。干姜辛热，守中而暖胃。附子温经，直达下焦，导龙火以归源也。"方中四逆汤回阳救逆，以固肾本，加生晒参壮元气，补五脏，安精神，益气生津，生晒参配四逆，于回阳之中有益阴之效，益阴中有助阳之功；茯苓重用至40g，取其健脾益气、宁心安神、渗利水湿之功，助姜、附温阳利水以消阴翳，合生晒参壮元气，安精神。诸药合用，共奏回阳益阴兼伐水邪之功。桂枝加厚朴杏子汤出自《伤寒论》第18条："喘家作桂枝汤，加厚朴杏子佳。"盖胃为水谷之海，肺乃呼吸之门，其气不利，则不能疏通，加厚朴、杏仁乃佳，故加厚朴以舒脾气，杏仁以利肺气，桂枝以通阳降逆。二方合用，补心肺之气，温心脾肾之阳，利肺脾之气。尝用仲景之方，见效神捷。

病案 6

郑某，女，84岁。2023年4月4日初诊。

患者1个月前外感风寒后出现心悸、气短、乏力，住院治疗，诊断为老年退行性心脏瓣膜病、心功能不全（Ⅳ级）、高血压。对症治疗10余天症状未见明显好转，遂来我院就诊。刻下症：心悸气短，胸闷乏力，爬楼时更剧，纳食减退，四肢畏寒，下肢轻度浮肿，大便溏薄，舌质淡，边有齿痕，苔白腻，脉沉细。

中医诊断：心衰（心气不足，水气凌心）。

治法：益气温阳，利水化饮。

处方：自拟益气温阳饮加减。

党参15g，附子9g（先煎），炒白术15g，桂枝10g，茯苓30g，炒白芍15g，生姜9g，炙甘草5g，丹参20g，黄芪30g，陈皮10g，车前子20g。7剂，水煎服，附子先煎1个小时后再与他药同煎。

4月11日二诊：患者服药后，心悸、气短、胸闷、畏寒症状明显好转，下肢浮肿已退，纳食有所增加，大便不成形，脾阳未复，将上方生姜9g改为干姜6g，以温中健脾，再加炒山药30g，以健脾助运，续服7剂。

4月18日三诊：患者服药后，诸症缓解，生活已能自理，有时伴下肢酸软，于上方加山茱萸15g以补肾。为巩固疗效，患者要求续服14剂。

随访1年，患者病情稳定。

按语：老年人慢性心力衰竭以气虚、阳虚为主，当出现心悸、气短、胸闷、乏力时，应警惕早期心力衰竭，应及早就医诊治，防止突发性事件。本案患者年事已高，病程日久，耗伤心气，心气不足，心阳亏虚，复感外邪，耗伤心体，引起气血阴阳亏耗，出现心悸、气短、胸闷、乏力等症状。心病累及脾、肾二脏，脾阳不运，水饮内停，出现纳差、肢肿、便溏、苔腻等症状；肾阳亏虚，则四肢畏寒，脉沉细。本案患者经西医对症治疗10余天，仍未见效，缠绵难愈。所以对本案的治疗需紧扣气虚、阳虚，以固本源。李雅琴老师自拟益气温阳饮专治老年性心力衰竭属气虚、阳虚、水饮瘀血内停者。方中党参大补气血，与大辛大热的附子相伍，为参附汤，益气回阳。白芍为臣药，其义有四：一者，利小便以行水气；二者，柔肝缓急止腹痛；三者，敛阴舒筋以解筋肉眴动；四者，可防附子燥烈伤阴，以利于久服缓治。桂枝同为臣药，温阳化气，平冲降逆。佐以生姜温散，既助附子温阳散寒，又合苓、术宣散水湿。甘草其用有三：一可合桂枝以辛甘化阳，以襄助温补中阳之力；二可合白术益气健脾，崇土以利制水；三可调和诸药，功兼佐使之用。黄芪、丹参益气活血，疏通心脉。本方配伍严谨，标本兼顾，药简力宏，具有益气温阳、利水祛瘀之效，可作为治疗老年性心力衰竭的基础方。

病案7

赖某，女，65岁。2024年1月13日初诊。

患者有高血压病史10余年，慢性心力衰竭、持续性心房颤动2年余（经心脏射频消融术后无效），多次住院治疗，未见明显好转，遂来我院就诊。刻下症：心悸，胸闷，动则气急，夜不能卧，伴四肢畏寒，夜寐差，下肢轻度浮肿，神疲乏力，大便溏薄，舌质暗淡，边有齿印，苔薄白，脉沉细，三五不调。

中医诊断：心水（心肾阳虚，水饮内停）。

治法：温阳利水，益气复脉。

处方：真武汤合四逆加人参汤加减。

附子 12g（先煎），炒白术 15g，茯苓 40g，炒白芍 15g，干姜 5g，太子参 30g，炙甘草 5g，麦冬 10g，山茱萸 20g，甘松 8g，佛手 8g。7剂，水煎服，附子先煎 1 个小时后再与他药同煎。

1 月 20 日二诊：患者服药后，胸闷气急症状好转，下肢浮肿已退，夜间眠安，大便仍不成形。于上方加炒山药 30g，补脾益肾，继服14 剂。

1 月 27 日三诊：患者服药后，诸症基本缓解，病情稳定，已能干一般家务活。

患者前后服药 2 个月，病情稳定。

按语：本案患者有心悸病史，心衰日久，又年迈体衰，出现心悸、胸闷、气急等症，辨为心肾阳气虚衰，阴寒内盛，故用真武汤合四逆加人参汤温阳利水，益气复脉。方中附子大辛大热，上助心阳以通脉，下温肾阳而破阴，为"回阳救逆第一品药"。白术甘温，燥湿健脾。干姜温中散寒，回阳通脉，与附子相配一走一守，气味雄厚，扶脾肾之阳而散阴。炙甘草与干姜、白术相须，复脾阳。茯苓淡渗利水，使阴邪从小便而行。芍药养阴和营，制附子之燥。太子参益气固脱，助四逆汤以复阳，补益阴液，合麦冬气阴双补。甘松与太子参、麦冬相配，益气养阴以复脉。李可老中医认为山茱萸可收敛元气，固涩滑脱，在收涩之中兼具调畅之性，能通利九窍，流畅血脉，收正气而不敛邪气，可治疗心衰之阴亏阳虚患者。诸药配伍，温阳益气，滋阴复脉，渗湿利水。患者经上方调治 2 个月，诸恙渐平，心衰得以控制。

基层名老中医四十年临证传承录

四、不寐

病案 1

王某，女，56 岁。2016 年 9 月 8 日初诊。

患者失眠 2 个月，月经已断半年，经西医妇科检查，诊断为围绝经期综合征，需用雌激素治疗。患者不愿服西药，故就诊于中医。刻下症：失眠 2 个月，入睡困难，睡后又易惊醒，一晚只能睡 2～3 小时，白天没有精神，自觉烘热，汗出，伴心烦，口苦，有时心慌，腰胀，脚酸，纳食可，大便干燥不爽，舌质淡红，苔薄黄，脉弦细略数。

中医诊断：不寐（肝肾阴虚，心肾不交，水火不济）。

治法：滋补肝肾，交通心肾。

处方：知柏地黄丸合交泰丸加减。

知母 10g，盐黄柏 8g，熟地黄 15g，山药 30g，山茱萸 12g，牡丹皮 10g，茯苓 15g，泽泻 15g，炒黄连 5g，肉桂 3g（后下），酸枣仁 15g，木香 8g，龙骨 20g（先煎），牡蛎 20g（先煎），郁金 10g。7 剂，水煎服，每天早上 9 时左右、晚上 8 时左右服用。

9 月 15 日二诊：患者服药后，烘热汗出、心烦口苦、心慌症状明显缓解，晚上 10 时左右可入睡，但睡到凌晨 3 时左右就难以再睡。于上方加首乌藤 15g，养血安神。续服 10 剂。

9 月 25 日三诊：患者服药后，诸症均缓解，睡眠改善。原方续服 10 剂，嘱药后可服用中成药知柏地黄丸以滋补肝肾，巩固疗效。

按语：围绝经期失眠与内科所见失眠，其症状表现虽然相似，但因其发生在妇女的特殊时期，身体会出现一系列变化，这个变化根本在于肝肾。天癸竭，肝肾不足，阴不制阳，则见烘热汗出；肝肾主腰膝，肝肾不足，腰膝失养，则见腰胀、脚酸；肾藏精，肝藏血，肝肾亏虚，心肾不交，水火不济，则见入睡难、易惊醒；心阴不足，虚热扰神，则见心烦、心慌。所以李雅琴老师认为肝肾不足是围绝经期女性失眠的发病基础，治疗应从滋补肝肾着手，方用知柏地黄丸。本案患者经断已半年，肝肾虚衰，阳不入阴，虚火上扰心神，故见心烦、不寐。《备急千金要方》曰:"夫心者火也,肾者水也,水火相济。"肾精亏虚,肾水不足,不能上承于心,心气无法下交于肾,肾无心阳之温煦则水寒,心无肾阴之滋润则火炽,心肾失交,水火不济,心神失养,导致失眠。对于心肾不交,难以入睡者,李雅琴老师常用交泰丸交通心肾。《灵枢·岁露论》云:"人与天地相参也,与日月相应也。"故药物取效的关键在于必须严格按照阴阳消长运行规律及人的睡眠—觉醒周期规律来确定服药时间。失眠的病因为阳不交阴,此时用药可调理阴阳,引阳入阴。夜间8点,一般是患者睡前2小时,以药助阳渐渐入阴,不让卫气滞行于阳分,阳入于阴则寐,使患者按期入眠。张志聪言:"气至阳则卧起而目张,至阴则休止而目瞑。"通过顺时调节阴阳治疗顽固性失眠,疗效颇佳。这种服药方式与自然界昼夜节律同步,体现了天人相应的思路。

知柏地黄丸出自《医宗金鉴》,方中山茱萸酸温滋肾益肝;熟地黄滋肾阴,填精髓;山药滋肾补脾,以收补肾治本之功。牡丹皮配山茱萸以泻肝火;泽泻配熟地黄泻肾降浊;茯苓配山药渗脾湿。佐以知母、黄柏降相火,去肾火。知柏地黄丸补肝肾之阴而降相火、君火,解决了肝肾阴虚的基本问题。交泰丸出自《韩氏医通》,其云:"黄连……为君,佐官桂少许,煎百沸,入蜜,空心服,能使心肾交于顷刻。"方以黄连为君药,苦寒入心,清降心火,佐以辛热之肉桂,温肾助阳,二药相伍,使心火得降,肾阳得复,肾水上承,心肾相交,服此,可以交通天地,名曰交泰。二方合用,滋阴降火,交通心肾,其审机准确,用药精当,药证相符。再加酸枣仁、首乌藤养血安神,延长睡眠时间;龙骨、牡蛎平肝潜阳,使阳能入阴而寐;郁金、木香疏泄肝气,调理脾胃而助其睡眠。全方共奏滋肝肾、降心火、养心血、潜浮阳之功。火退水进,心肾既济,睡眠自然安稳。

病案2

赖某,女,36岁。2018年8月2日初诊。

患者失眠4个月余。患者4个月前,独居家中,半夜突然进小偷后受到惊吓,从此以后开始失眠,西医诊断为焦虑症,服黛力新效果差,就诊于中医。刻下症:失眠,入睡困难,多梦,易惊醒,起夜后开始害怕，有恐惧感，白天精神倦怠，心烦，心慌，口苦，胸闷不舒，呃逆，大便干燥不畅，舌质红，边有齿痕，苔白腻，脉弦滑。

中医诊断：不寐（心胆气虚，痰火上扰）。

治法：清心化痰，安神定志。

处方：十味温胆汤加减。

姜半夏9g，枳壳10g，陈皮8g，茯苓30g，酸枣仁15g，远志6g，五味子6g，人参15g，熟地黄10g，炙甘草5g，大枣10g，龙骨20g（先煎），牡蛎20g（先煎）。7剂，水煎服，每天早上9时左右、晚上8时左右服用。

嘱患者舒缓情志，消除紧张情绪。

8月9日二诊：患者服药后，入睡好转，心慌、恐惧感消失。白天精神尚可，心烦、口苦症状缓解，大便已顺畅，但仍梦多，易惊醒。于上方加郁金10g，石菖蒲8g，疏肝解郁化痰以安神定志。续服7剂。

8月16日三诊：患者服药后，情绪平稳，睡眠基本好转，心情开朗许多。原方续服14剂。

后随访，患者症状完全消失，睡眠恢复正常。

按语：失眠是最常见的睡眠障碍性疾病，中医自《内经》以来对其研究颇多。明代张景岳指出："寐本乎阴，神其主也，神安则寐，神不安则不寐。"神不安的两个原因为："一由邪气之扰，一由营气之不足耳。""痰火扰乱，心神不宁，思虑过伤，火炽痰郁而致不眠者多矣。"指出了痰火之邪在失眠中的普遍性。陈士铎在《辨证录》中言："气郁既久，则肝气不舒；肝气不舒，则肝血必耗；肝血既耗，则木中之血上不能润于心，而下必取汲于肾。"故不寐可以从肝胆论治。本案患者为受惊吓后引起失眠，肝胆之腑为邪扰，失其宁谧，则胆怯易惊，心神不宁。《三因极一病证方论》记载："治心胆虚怯，触事易惊，或梦寐不祥，或异象惑，遂致心惊……胆慑，气郁生涎，涎与气搏，变生诸证。"痰火扰心，则惊恐、心烦、口苦；肝郁乘脾，脾运失健，胃失和降，则见胸脘闷胀、呃逆等症。李雅琴老师用十味温胆汤加减调畅气机，清心化痰，安定神志。温胆又可理解为"柔胆"，缓和胆之刚性。元代医家罗谦甫云："胆为中正之官，清静之腑，喜宁谧，恶烦扰，喜柔和，恶壅郁。"《医宗金鉴·删补名医方论》云："命名温者，乃谓温和之温，非谓温凉之温也。若谓胆家真畏寒而怯而温之，不但方中无温胆之品，且更有凉胃之药也。"方剂学家王绵之认为，胆的特点是既不宜热，也不宜寒，只有保持常温，少阳之气才能正常地升发，才能帮助脾胃消化。

十味温胆汤，出自明代王肯堂《证治准绳》，是温胆汤去竹茹，加人参、远志、酸枣仁、熟地黄、五味子，治惊悸不寐因虚而得，以致梦遗惊惕、虚多邪少之象，若专于除痰，则虚者益虚，其病益盛。故以人参、熟地黄大补气血，协同酸枣仁以入于肝胆之地。患者虚烦不眠，心神不宁，情绪紧张，过于忧思，以致心神失养，心血不足易惊怯，怯伤胆气，胆气不得升发疏泄则胆郁化火，横伐胃气，以致肝胃不和，气机升降失常，郁滞中焦，导致心肾不能交通，肾水不能上乘于心，故失眠多梦、易惊醒。用远志、五味子二药，一则可行补药之滞，一则可交通心肾，以补肾宁心，益气生津。十味温胆汤相较于温胆汤，在原清胆和胃的基础上加茯苓用量以增强健脾利湿之效。李雅琴老师又于方中加龙骨、牡蛎，潜阳镇静使心神安；郁金、石菖蒲疏肝解郁化痰，破其气郁痰结，使气机调畅。诸药共奏理气化痰、清胆和胃、益气养血、安神定志之功。邪去，胆复宁谧之性，神明自然安静，则眠安。

病案 3

甘某，男，36 岁。2018 年 12 月 6 日出诊。

患者反复失眠 3 年余，经服养血安神药少效。刻下症：患者由于工作生活压力大，心情不舒畅，出现失眠，有时入睡困难，易惊醒，梦多，有时彻夜难眠，伴胸闷叹息，头痛，大便不爽，2 日一次，舌质暗淡，苔薄白，脉弦涩，舌系带青紫。

中医诊断：不寐（肝郁血虚，心神受制）。

治法：逐瘀安神。

处方：血府逐瘀汤加减。

桃仁 10g，红花 5g，当归 10g，生地黄 15g，牛膝 10g，川芎 10g，桔梗 5g，枳壳 10g，炙甘草 5g，柴胡 10g，炒白芍 15g，远志 6g。7 剂，

水煎服。嘱患者早上9时左右、晚上8时左右服用。

嘱患者调节情绪，放松心情，养成良好的作息习惯。

12月13日二诊：患者服药后，入睡困难好转，每晚能睡5～6小时，仍梦多，无胸闷叹息，心情开朗许多，中午也可小睡片刻，大便每日1次，较前通畅。于上方加合欢皮15g，宁心解郁和血，加夜交藤12g，养血安神。续服10剂。

后随访，患者服药后基本痊愈。

按语：患者由于工作及家庭压力都较大，忧思多虑，情绪不稳，肝气郁结，病邪久寄，久病化瘀，久病入络。审证求因，患者有时彻夜难眠或入睡困难，睡后梦多，胸闷，善叹息，为久病多瘀之证，复观其舌质暗淡，脉弦涩，当属血瘀作祟无疑。《素问·调经论》云："血气不和，百病乃变化而生。"《医方难辨大成》云："气血之乱皆能令人痦寐之失度也。"《临证指南医案》云："凡经主气，络主血，久病血瘀。"越来越多的医家认识到了瘀血对失眠的影响。此时，若用一般养血安神之品，只能隔靴搔痒，杯水车薪。在治疗上应谨守病机，通其血气，血脉通畅，气血和则神安而寐。常法对于病机单一、病程较短的患者疗效明显，但对于病机复杂、病程较长的患者往往收效甚微，时好时坏。故王清任强调："夜不能睡，用安神养血药治之不效者，此方若神……夜不安者，将卧则起，坐未稳又欲睡，一夜无宁刻，重者满床乱滚。"方用血府逐瘀汤，活血化瘀而不伤阴血，疏肝解郁而不耗气，使血脉通畅，祛瘀生新，气血调和。

方中桃仁、红花、川芎活血化瘀；牛膝入血分，祛瘀血，通血脉，并引瘀血下行，使血不郁于胸中，瘀热不上扰；生地黄、当归、白芍（赤芍改为白芍）养血养阴，清热活血；桔梗、枳壳一升一降，宽胸行气；柴胡疏肝解郁，升达清阳，与桔梗、枳壳同用，尤善理气行滞，使气行则血行；甘草调和诸药。本案以血府逐瘀汤为基础方，另加远志交通心肾，治心神不安；合夜交藤养血安神；伍合欢皮宁心解郁和血，合而用之，活血、行血、养血并用，气血和，血脉通畅，神安而寐。临证验之，绝非诳语，此方之妙，非一言尽之，颇可玩味。

病案 4

仇某，女，34 岁，教师。2019 年 1 月 10 日初诊。

患者失眠 2 月余，曾服归脾汤、酸枣仁汤等，治疗效果欠佳。刻下症：失眠，入睡困难，工作压力大，时常感到心情烦躁，梦多，夜尿多，经常口腔溃疡，口干口苦，时有盗汗，喜欢喝咖啡提神，冬天下肢畏寒，纳食正常，大便 2 天一次，有时黏，舌尖红，苔薄黄中有裂纹，脉细数。

中医诊断：不寐（真阴亏虚，虚火扰心）。

治法：滋阴降火。

处方：黄连阿胶汤。

炒黄连 6g，黄芩 10g，炒白芍 15g，鸡子黄 2 枚，阿胶 9g（烊冲）。7 剂，前 3 味药先煎，煎好后去掉药渣，再加阿胶，边加热边搅拌，让阿胶烊化到药汁中，然后关火，待药汁温度降至 60℃左右，将鸡子黄加入药汁中搅拌，每天早上 9 时左右、晚上 8 时左右服用，嘱停饮咖啡。

患者当天回家后，晚上只服药一次便能很快入睡。患者服完 7 剂药后，每晚都能睡 7 小时左右，口疮、盗汗好转，晚上也不起夜了，大小便恢复正常。为巩固疗效，原方续服 7 剂。

按语：失眠，《内经》谓其"不寐""不得卧"，陈士铎在《辨证录》中云："夜不能寐者，乃心不交于肾也……心原属火，过于热则火炎于上，而不能下交于肾。"肾为水脏，心为火脏，在正常情况下，水与火相互制约，相互为用，如《素问·六微旨大论》云："君火之下，阴精承之。"这就是说，君火位于上，必下济于肾水，方可阳施阴化，而不形成水寒之证；肾水在下，必上滋于心火，方使心火不至于独亢。从而使水火阴阳保持着相对平衡的状态。本案患者由于工作压力大，思虑过度，暗耗心阴，真阴为邪热煎熬，致使心火翕然而动，不能下交于肾，阳用过极，则肾水难以上济于心，出现心情烦躁、难以入睡、多梦、口干、口苦、夜尿增多等症，又饮咖啡，助火伤阴，使火愈亢，阴越亏，一派火盛水亏之象。此时，宜"壮水之主以制阳光"，用黄连阿胶汤以滋阴降火，交通心肾。

黄连阿胶汤出自《伤寒论》，其云："少阴病，得之二三日以上，心中烦，不得卧，黄连阿胶汤主之。"黄连味苦，性寒，入心经，可泻君火，原方中用量为四两，其用量最重，清心泻火，除烦解热，以制心火之亢，使心火得以下行，以温肾水。《本草崇原》云："久服令人不忘者，水精上滋，泻心火而养神，则不忘也。大凡苦寒之药，多在中品、下品，唯黄连列于上品者，阴中有阳，能济君火而养神也。"所以黄连清心火之功自不待言。黄芩味苦，性寒，《伤寒杂病论》中对其运用广泛，但都用以"治诸热"，助黄连以清心火，配阿胶、鸡子黄以滋肾水而除烦。芍药味苦，性微寒，入肝经，清热又擅养血和营，既能配合黄连、黄芩加强清热之功，又能辅助阿胶、鸡子黄增强滋阴之效，又以其味酸收敛之性，能收敛火热扰动心神，其热去阴复，心神得安。鸡子黄味甘，性平，滋阴补血，交通心肾。鸡子黄用在黄连阿胶汤中，并非仅取其滋阴之效，尚有引药下行之职，如《伤寒论类方》所云"此少阴传经之热邪，扰动少阴之气，故以降火养阴为治，而以鸡子黄引药下达"。阿胶味甘，性平，归肺、肝、肾经，《素问·阴阳应象大论》云"精不足者，补之以味。"阿胶乃血肉有情之品，气味俱厚，故长于滋补精血。与鸡子黄同用以增强滋阴之力。心火清，真阴补，则烦去寐安矣。

病案 5

高某，女，59 岁。2019 年 10 月 10 日初诊。

患者失眠半年余，患者半年前因一场经济纠纷案后出现失眠、心烦，服安眠药艾司唑仑片 1mg（晚上睡前半小时服），只能睡 3～4 小时左右，故就诊于中医。刻下症：失眠，不服安眠药难以入睡，夜间梦多，易惊醒，伴口苦口臭，胸口灼热，喜喝冷水，心中懊侬，有时头痛，大便干结难解，舌质淡红，苔薄黄而腻，脉弦而躁数。

中医诊断：不寐（郁火扰心，心神不宁）。

治法：清宣郁热。

处方：栀子豉汤合升降散加减。

焦栀子 10g，淡豆豉 10g，僵蚕 10g，蝉蜕 5g，姜黄 8g，大黄 6g（后下），柴胡 10g，北沙参 15g，鲜石斛 15g。7 剂，水煎服，每天早上 9 时左右、晚上 8 时左右服用。

嘱患者调情志，清淡饮食，忌辛辣。

10月17日二诊：患者睡眠状况好转，晚上可睡4～5小时，但入睡还是较困难。胸中灼热感消失，头痛已除，大便已顺畅，精神平静许多，原方去大黄泻下之品，中病即止，加莲子10g，交通心肾，柏子仁15g，养心安神。续服7剂。

患者服药后，诸症蠲除，睡眠已正常，脉已静，续服7剂，以巩固疗效。

按语：人身之阳气，升降出入，运行不息，神明变化所由生焉。一旦阳气郁遏不达，升降出入不畅，则失其冲和之性，郁而化热，此即"气有余便是火"之谓。本案患者因与人有经济纠纷所困扰，七情所伤，升降悖逆，阳郁不达而化热。杨栗山在《伤寒瘟疫条辨》中言："杂气由口鼻入三焦，怫郁内炽，温病之所由来也。"气机怫郁，邪热内炽，即是瘟疫之病机。由于致郁原因不同，所郁部位之异，正气强弱之别，兼杂邪气之殊，故其临床表现复杂。尽管症状千差万别，但由于其具有热郁于内的这一共同病理基础，因而临床表现就有共性可循。脉象弦而躁数，舌红，呈一派热象。气机郁滞，阳郁不达，则见胸部灼热、口秽、便结、失眠等症。治疗宜宣畅气机，清透郁火，故用栀子豉汤合升降散治疗。

栀子豉汤为辛开苦降之祖方，专治火热扰心之心烦懊侬不得眠，剧则反复颠倒。《伤寒论·辨太阳病脉证并治中》云："发汗后，水药不得入口为逆，若更发汗，必吐下不止。发汗吐下后，虚烦不得眠，若剧者，必反覆颠倒，心中懊侬，栀子豉汤主之。"所以，不管什么原因造成了热郁胸膈、心神不宁、虚烦不眠的病机，都可用栀子豉汤治疗，药虽二味，却开治疗郁热之先河。方中栀子苦寒之性以清烦热，淡豆豉其性轻浮，宣透解郁。二药相伍，为清宣胸中郁热、治虚烦懊侬之良方，郁热一除，则胸中灼热可除。升降散是杨栗山《伤寒瘟疫条辨》一书中之名方，由僵蚕、蝉蜕、大黄、姜黄组成，升清降浊，透泻郁热，不仅为治温病之总方，也是治郁火之佳方。方以僵蚕为君，味辛咸，性平，气味俱薄，轻浮而升，善升清散火，祛风胜湿，清热解郁，得天地清化之气，轻浮而升阳中之阳，杨栗山认为该药"能辟一切怫郁之邪气"，而以为君。蝉蜕为臣，味甘性寒，升浮宣透，可清热解表，涤热解毒。姜黄为佐，味苦辛，行气活血解郁。大黄为使，苦寒泻火，通腑逐瘀，推陈致新，擅降浊阴。全方组合，气血畅达，升清浊阴，郁伏于内之热自可透达于外而解。故凡热郁者，皆可以升降散治之。二方组合，祛其壅塞，展布气机，清透郁火，火除心神自安，助其"躺平"，则高枕无忧矣。

病案6

张某，男，32岁。2020年3月7日初诊。

患者患抑郁症2年，服用抗抑郁症药治疗，效果不理想。刻下症：失眠，晚上老是睡不着，辗转不安，不爱与人交流，工作无精打采，焦虑，精神疲乏，情绪不宁，闷闷不乐，缺乏兴趣，心烦，口苦，纳差，恶心，有时心生惊恐，大便不畅，舌质淡红，苔薄黄，脉弦数。

中医诊断：郁病、不寐（胆气虚怯，肝血亏虚）。

治法：疏肝解郁，养血安神。

处方：小柴胡汤合无忧汤加减。

柴胡10g，黄芩10g，人参15g，姜半夏10g，炙甘草5g，大枣10g，生姜6g，炒白芍15g，当归10g，姜竹茹10g，酸枣仁15g，六神曲15g。7剂，水煎服，每天早上9时左右、晚上8时左右服用。

3月14日二诊：患者服药后睡眠好转，情绪稳定，心烦、口苦缓解，纳食渐增，无恶心，大便已畅，有时郁郁寡欢。于上方加合欢皮15g，助其宁心解郁，续服7剂。

3月21日三诊：患者服药后睡眠可达7小时左右，心情舒畅，人也精神起来了。原方续服14剂。

后随访，患者前后服药3个月，症状基本缓解。

按语：中医并无抑郁症的病名，多属于"郁证""脏躁""百合病"等范畴。抑郁症的发病机制常以肝气郁结为核心，多数医家从肝而论，认为七情所伤是抑郁症的病因，肝气郁滞是抑郁症发病的始动环节。陈士铎认为失眠属于肝血不足，胆气虚怯。胆属少阳，其经在半表半里之间，心肾交接之会也，心之气由少阳以交于肾，肾之气亦由少阳以交于心；肝藏魂，肝血足则魂藏，肝血虚则魂越，游魂亦因虚而变。《伤寒

第三章　医案实录

-147-

论·辨太阳病脉证并治中》曰："伤寒五六日中风，往来寒热，胸胁苦满，嘿嘿不欲饮食，心烦喜呕……小柴胡汤主之。"明确指出少阳病中可有神志、行为和消化功能异常症状。本案患者临床表现为不爱与人交流，工作无精打采，闷闷不乐，纳差，恶心，提示抑郁症和少阳枢机之间存在着密切联系。少阳枢机不运，阳气内聚，郁遏日久，胆火内盛，失其中正之性，则焦虑、情绪不宁；胆火循经上走，扰动心神，则见失眠、心烦口苦之症。治宜和少阳之气，然和少阳，又不得不补厥阴，盖足厥阴肝经与足少阳胆经同为表里。和少阳之气，补厥阴之肝血，方用小柴胡汤合无忧汤加减。

《伤寒论》中的小柴胡汤是治疗外感邪气入少阳，枢机不利的半表半里代表方，该方调达枢机，疏利肝胆，为宣畅少阳之主方。方中柴胡苦辛，入肝胆经，透泄少阳之邪，并能疏泄气机之郁滞，使少阳半表半里之邪得以疏散，为君药。黄芩苦寒，清泄少阳半里之热，为臣药。柴胡之升散，得黄芩之降泄，两者相伍，是和解少阳的基本结构。张锡纯谓："柴胡……禀少阳生发之气……为足少阳主药，而兼治足厥阴。肝气不舒畅者，此能舒之；胆火甚炽盛者，此能散之。""黄芩……又善入肝胆清热，治少阳寒热往来……无论何脏腑，其气郁而作热者，皆能宣通之。"半夏辛温，取其开结之力，解半表半里之邪，与柴胡相配，一寒一热，开散通泄并行，使三焦气机升降转输通畅。方中甘草、大枣、生姜伍以人参，甘温补中，鼓舞胃气，以助少阳输转。无忧汤为清代陈士铎《辨证录》中治疗失眠的有效名方，组成为白芍五钱、竹茹三钱、炒酸枣仁三钱、人参三钱、当归五钱。主治"夜不能寐，恐鬼祟来侵，睡卧反侧，辗转不安，或少睡而即惊醒"，其主治与郁证早期症状十分相似，抑郁症的发病也与气血不足有密切关系。气机郁滞，引起脏腑气血阴阳失调，心神失养，出现情志异常。《金匮要略·五脏风寒积聚病脉证并治》云："邪哭使魂魄不安者，血气少也；血气少者属于心，心气虚者，其人则畏，合目欲眠，梦远行，而精神离散，魂魄妄行。"方中白芍滋肾养肝阴；当归归肝经、脾经，作为补血的主力军，可活血养血；人参补气；竹茹性微寒，可清烦热，起到疏肝的作用；炒酸枣仁补肝血以养心安神。

全方配伍，益气补肝血，清胆除心烦。二方合用，和少阳之气，补厥阴之血，则五脏安和，气血通畅，使郁解寐安。

病案7

白某，女，43岁。2022年6月9日初诊。

患者反复失眠1年余，起病初期间断失眠，后逐渐加重，每晚入睡难，睡眠时间短，易惊醒，多梦，白天上班没精神，头昏，心烦，胸闷不适，平时忧思多虑，工作压力比较大，易疲劳，纳食正常，大便2～3天一次，比较干燥，舌质淡红，苔薄白，脉弦细。有乙肝病史，未服药，肝功能正常。

中医诊断：不寐（肝郁血虚，阴血不足，心神失养）。

治法：疏肝解郁，养心宁神。

处方：逍遥散合酸枣仁汤加减。

柴胡10g，当归10g，炒白芍15g，茯苓15g，炒白术15g，炙甘草5g，薄荷5g(后入)，酸枣仁20g，知母10g，川芎10g，香附10g。7剂，水煎服，每天早上9时左右、晚上8时左右服用。

6月16日二诊：患者服药后胸闷、心烦症状好转，精神也好多了，然夜半黎明前易醒难寐，大便仍不畅，此乃气机虽复，但肝血未充之象，加生地黄15g，首乌藤15g，以养血安神。续服10剂。

患者服药后，夜能入睡6小时左右，余症均除，药证合拍，继服14剂而愈。

按语：肝藏血，血舍魂，人寤则魂游于目，寐则魂返于肝，人静则血归于肝脏。在睡眠时血归于肝，则魂易得血养而不妄行。肝之阴血不足，魂失所涵、所镇，则易魂不守舍，自浮自动，出现多梦、易惊醒等症状。清代张秉成云："夫肝藏魂，有相火内寄。烦自心生，心火动则相火随之，于是内火扰乱，则魂无所归。故凡有夜卧魂梦不安之证，无不皆以治肝为主。"本案患者长期操劳辛苦，工作压力大，又是乙肝病毒携带者，夜以继日，以致营血渐亏，心肝血虚，神魂失养，而成失眠。失眠日久，肝血不足，肝气不荣，至今肝魂不得静藏，心神亦不得安宁，失眠严重。故治拟疏肝气，养肝血，宁心安神，方用逍遥散合酸枣仁汤加减。

逍遥散出自《太平惠民和剂局方》，方中柴胡疏肝解郁，使肝郁得以条达，为君药。当归养血和血，且其味辛散，乃血中气药；白芍养血敛阴，柔肝缓急，二药同为臣药，与柴胡同用，补肝体而助肝用，血和则肝和，血充则肝柔。白术、茯苓、甘草健脾益气，木郁则土衰，肝病亦传脾，故实土以御木乘，且使营血生化有源，三药共为佐药。薄荷少许，疏散郁遏之气，透达肝经郁热。使药柴胡，柴胡为肝经引经药，既是君药，又兼使药之用。诸药组合，使肝郁得疏，血虚得养，脾弱得运，气血兼顾，肝脾同调，立法周全，组方严谨，故为调肝养血健脾之名方。酸枣仁汤出自《金匮要略》，其云："虚劳虚烦不得眠，酸枣汤主之。"治疗肝血不足，虚热内扰，心主血藏神，肝藏血主魂，心肝血虚，神魂不安，夜难成寐。方中酸枣仁味酸入肝，养肝敛魂，仲景方中用二升，今价格昂贵，故用20g；佐以茯苓健脾安神；知母养阴清热，滋肾养肝以安神；炙甘草奠安中土，以养五脏；尤妙在川芎一味，辛温走窜，条达肝气，调和阴阳。二方合用，共奏养肝阴、补心血、调肝安神之效。

病案8

陆某，女，65岁。2023年2月11日初诊。

患者新型冠状病毒感染后引起失眠1个月，口服脑白金及艾司唑仑片等，每日只能睡2小时左右，故就诊于中医。刻下症：失眠，入睡难，心烦，口舌有烧灼感，口渴，口苦，经常口腔溃疡，舌边和舌系带旁有一小溃疡，小便黄，大便干燥，舌尖红，苔薄黄有裂纹，脉细数。

中医诊断：不寐（心肺阴虚，心火上炎）。

治法：滋阴降火，养心除烦。

处方：百合知母汤、百合地黄汤、导赤散、交泰丸加减。

百合15g，知母12g，生地黄20g，淡竹叶10g，灯心草5g，生甘草5g，炒黄连5g，肉桂5g（后入），佛手8g。7剂，水煎，每天早上9时左右、晚上8时左右服用。

嘱患者饮食清淡，多食蔬菜水果，忌辛辣刺激食物，作息要规律，避免熬夜和过度劳累，调节情志。

2月18日二诊：患者服药后睡眠明显改善，不服用安眠药也能入睡，每晚可睡5小时左右，口舌烧灼感已消失，舌边小溃疡已愈合，口苦已除，但仍口渴。于上方加鲜石斛15g，北沙参20g，以养阴清肺，益胃生津。再服7剂，水煎服。

患者服药后诸症均除，眠安。

按语：临床上经常会碰到患者由于感染新型冠状病毒后出现睡眠障碍，入睡困难，用西药不尽如人意，因为新型冠状病毒感染后用了大剂量退烧药，热退汗出后，损伤津液，引起心肺阴虚，百脉不和，肺朝百脉，脉病则心病。本案患者新型冠状病毒感染后，热病耗损津液，引起心肺阴虚，心经火旺，心神失养，出现失眠、心烦、口苦、口疮、口渴、小便黄、大便干结、舌尖红、脉细数等症状，脉证合参，系心肺阴虚、心火上炎所致。故用百合知母汤、百合地黄汤、导赤散、交泰丸加减治疗。

百合知母汤、百合地黄汤均出自《金匮要略》。其云"百合病，发汗后者，百合知母汤主之""百合病不经吐、下、发汗，病形如初者，百合地黄汤主之"二方仅三味药，即百合、知母、生地黄，其方证必须具有"百合病"的特点。方中百合色白入肺，平缓不峻，养心润肺；知母养阴清热，除烦止渴；生地黄凉血清热。二方具有清、轻、平、润的特点，有益阴清热、补益心肺之效。导赤散出自《小儿药证直诀》，是去心火代表方。本案患者舌边和舌系带旁有一小溃疡、口舌有烧灼感、小便黄，为心经热盛之症。方中重用生地黄，凉血滋阴以制心火；用灯心草替代木通之苦寒伐胃，上可清心经之火，下可清热利水，使上部郁热下行从小便排出，且有养心安神之效；淡竹叶清心除烦，与灯心草功效相近，二药相须为用，加强疗效。入睡难，合用《韩氏医通》交泰丸，以交通心肾，使心火下降，肾水上承而天地交泰。故四方合用，滋养心肺阴液，清降心经虚火，使阴液得滋，心火得泻，心肾得交，心神安宁，睡眠渐安。

病案9

陈某，女，58岁。2023年9月19日初诊。

患者反复失眠 2 年，曾服艾司唑仑片，开始能睡 4～5 小时，久而效差，只能睡 3 小时左右。刻下症：失眠，难以入睡，多梦易惊醒，醒后难以再睡，伴神疲乏力，头晕，心慌，纳食减退，有时感胸脘部饱闷，大便有时不成形，舌质淡红，边有齿痕，苔薄白，脉细。

中医诊断：不寐（心脾两虚，血不养心）。

治法：健脾养心。

处方：归脾汤加减。

党参 15g，炙黄芪 20g，炒白术 15g，茯神 15g，炙甘草 5g，当归 10g，酸枣仁 15g，远志 6g，龙眼肉 10g，木香 8g，香附 10g。7 剂，水煎，每天早上 9 时左右、晚上 8 时左右服用。

9 月 26 日二诊：患者服药后睡眠改善，夜间可以睡 4 小时左右，未服安眠药，人也精神多了，纳食增加，大便有时黏，不成形。于上方加莲子 10g，补脾止泻，养心安神，继服 10 剂。

10 月 5 日三诊：患者服药后睡眠基本改善，大便有时软，于原方加炒山药 30g，陈皮 8g，健脾止泻。10 剂，水煎服。

患者服药后，睡眠基本正常，神疲乏力明显好转。续服 10 剂，以资巩固。

按语：《内经》中论述了人的正常睡眠是阴阳之气自然而有规律转化的结果，正如《灵枢·口问》言"阳气尽，阴气盛，则目瞑，阴气尽而阳气盛，则寤矣"。若阴阳失调，转化失常，阳不入阴，就会出现不寐。本案患者因家庭生活操劳过度，久则引起中土衰弱，化源不足，阴血亏虚而不能敛阳，阳不入阴，气血阴阳平衡失调而出现失眠、多梦、头晕、心慌、神疲乏力、纳差等症，脉证合参，属于心脾两虚、血不养心之不寐，故用归脾汤健脾补血，养心安神。

归脾汤是根据《素问·阴阳别论》"二阳之病发心脾"的理论创制的，是严氏用药注意"不坏脾胃"，制方力主刚柔相济学术思想的代表方，应用非常广泛。方中党参甘温补气，既能补益脾胃，又能补心益智，助精养神，故《神农本草经》言其"补五脏，安精神，定魂魄"。黄芪甘温，补脾益气。龙眼肉甘温味浓，归经心脾，为补益心脾、养血安神之良药，故《滇南本草》云其"养血安神，长智敛汗，开胃益脾"，与党参、黄芪三药合用，益气补血、健脾养心之功甚佳。白术甘温入脾，与黄芪、党参相合，为补气健脾之要药，使脾胃气充，则气血生化有源，收补气生血、阳生阴长、壮子益母之效。酸枣仁以酸敛之性，甘润之体，入心滋养心血而敛心神，入肝以养肝血，敛肝魂。《景岳全书》云："其仁居中，故性主收敛而入心。多眠者生用，不眠者炒用。宁心志，止虚汗，解渴去烦，安神养血，益肝补中，收敛魂魄。"茯神，其心宁静，与酸枣仁相配，宁心安神，同龙眼肉合用，补益心脾，三药合用，补心体而复心阴，引神入舍，则悸可定，神可藏，意可存。茯神与茯苓本为一体之药，故除安神之效外，还有健脾之功。当归补血养心，与酸枣仁、龙眼肉相伍，补心血、安神志之力更强。远志开心气而安心神，又能通肾气而强志。木香辛温行气散滞。香附，以解肝脾郁结之气而理气醒脾，诚如《本草纲目》所言"木香乃三焦气分之药，能升降诸气……中气不运，皆属于脾，故中焦气滞宜之者，脾胃喜芳香也"。且于大队甘味补药之中，得木香行气，则补中有行，滋而不腻。炙甘草补益心脾之气，调和诸药，以滋化源。此方配伍特点：一是心脾同治，重在补脾，使脾旺则气血生化有源；二是气血并补，重在补气，气旺而能生血，血盈则心有所养，神有所舍；三是补气养血药中佐以行气之品，补而不滞。全方配伍法度谨然，共成健脾养心、补血安神之效。

五、多寐

陈某，女，62 岁。2022 年 6 月 25 日初诊。

患者白天总是打哈欠，经常犯困伴神疲乏力，持续半年多，经医院检查，均正常，遂要求中药调理。刻下症：精神差，倦怠乏力，一天到晚想睡觉，经常打哈欠，大便黏，舌质淡胖，苔薄白，脉细弱。

中医诊断：多寐（中气不足，清阳不升）。

治法：补中益气，以升清阳。

处方：补中益气汤加减。

党参 15g，炒白术 15g，炙黄芪 30g，炙甘草 5g，当归 10g，陈皮

8g，升麻5g，柴胡5g，生麻黄3g，炒山药30g，石菖蒲8g。7剂，水煎服。

患者服药后精神好转，已不再犯困。守法守方，原方续服7剂而愈。

按语：《灵枢·寒热病》云："阳气盛则瞋目，阴气盛则瞑目。"《丹溪心法》云："脾胃受湿，沉困无力，怠惰好卧。"可见，多寐病的病因病机多为阳虚阴气盛，脾虚湿困所致。本案患者的症状表现与李东垣《脾胃论》中"形体劳役则脾病，脾病则怠惰嗜卧"相合，再加患者年事已高，阳气不足，脾气虚弱，气血亏虚。故中气盛则脏腑调，气血旺则精气充，而清阳得升。故治疗宜补中益气，以升清阳。补中益气汤系补中气之名方，方中党参、黄芪、炒白术、炙甘草补脾胃之气；柴胡、陈皮、升麻升清阳，降浊阴，调理气机；当归补血活血；加一味小剂量麻黄，鼓阳气上行，以助清阳宣发，且有兴奋大脑之功；石菖蒲芳香开窍；山药健脾补肾。全方配伍，使精明之府得清阳之荣，脑健清灵，经久不倦。

第二节　脑系病证

一、中风

病案1

励某，女，74岁。2022年9月8日初诊。

患者因外伤致左侧基底节区血肿并破入脑室系统，于2022年8月28日住院保守治疗。当时神志不清并伴高热、咳嗽、咳痰、气急，经CT检查提示肺部感染，经治疗后热退，感染控制，但仍处于昏迷状态，求诊于李雅琴老师。刻下症：不省人事，面赤身热，气粗口臭，痰稠而黏，舌质红绛，苔黄厚腻，脉弦滑。

中医诊断：中风——中脏腑（肝阳暴亢，痰热内闭清窍）。

治法：清热化痰，醒神开窍。

处方：涤痰汤加减。

胆南星 6g，竹沥半夏 10g，枳实 10g，茯苓 15g，橘红 8g，石菖蒲 10g，西洋参 9g，淡竹茹 10g，生甘草 4g，羚羊角粉 0.6g（冲服），鲜石斛 15g，芦根 20g，生姜 6g，黄连 5g。3 剂，水煎，分 3 次鼻饲灌服。

9 月 11 日二诊：患者服药后，神志转清，已能开口讲话，进食少量粥油，舌质红，苔黄腻，脉弦滑。续服 3 剂以固疗效。待急性期后再权衡阴阳气血，缓图其本。

按语：本案患者因跌仆外伤致脑出血，继之肺部感染。临床症见不省人事、面赤身热、气粗口臭、痰多而黏，当属肝阳暴亢，风火痰三邪作用下，肝阳夹痰火上冲于脑。脑为元神之腑，清窍所在，神明所汇，若病情继续加重，阳闭转为脱证，可危及生命，所以治痰为第一要务。本案患者痰与热胶结难解，故应凉化痰浊，佐以潜阳息风，方能奏效，选用《奇效良方》涤痰汤加减。正如叶天士所言"折其上腾之威，使清空诸窍毋使浊痰壮火蒙蔽，乃暂药权衡也"。方中以胆南星为君，意在取其温燥之性以祛湿痰，且兼祛风之能，恰治痰浊内壅阻络之证。臣以半夏，燥湿化痰，与南星相配，助其祛痰之力。佐以枳实破气化痰，橘红理气化痰，二者相合，可使体内较大的痰块破开，打通阻塞的经络，而达气顺痰消之功。配伍茯苓健脾渗湿，杜绝生痰之源。西洋参补气养阴健脾，与石斛、芦根相伍，滋生津液，制半夏、南星之燥，与茯苓共健脾运，助后天之本，使脾气得健，则痰无以生。石菖蒲一则祛痰，二则开窍，与君臣相配，则蠲其痰浊以醒神，疗舌强不能言。竹茹既可化痰，又以其甘而微寒之性制南星、半夏温燥之性，防伤阴之弊。使以甘草，调和诸药，且与参、苓为伍，取四君之用，益中焦脾胃。再加少量生姜，既能化痰，又解南星、半夏之毒。方中加一味羚羊角，治肝阳暴亢，神识不清，为全方名贵药材，与南星并列为君药。诸药相配，共奏涤痰开窍、扶正之功，本案用之，其效卓然。

病案 2

钱某，男，54 岁。2023 年 2 月 2 日初诊。

患者患有高血压病史 10 余年，半年前曾患脑梗死，经住院治疗，病情好转，肢体活动正常，但左侧肢体麻木，经服药少效，求诊于李老师。刻下症：左侧肢体麻木，下肢怕冷，纳食二便均可，舌质暗淡，边有齿痕，苔薄白，脉沉细而涩。

中医诊断：中风后遗症（气虚血瘀，寒凝经脉）。

治法：补气活血，温阳通脉。

处方：补阳还五汤合当归四逆汤加减。

黄芪40g，桃仁10g，当归9g，川芎8g，芍药15g，红花5g，地龙8g，桂枝10g，细辛3g，炙甘草5g，通草5g，大枣10g，鸡血藤30g。7剂，水煎服。

2月9日二诊：患者服药后肢体麻木有所改善，但下肢仍畏寒，考虑阴寒凝滞经脉较重，故加鹿角霜10g，淫羊藿10g，温肾阳，填精血。嘱患者每天晚上用中药泡脚半小时（泡脚方为红花6g，桂枝10g，艾叶10g，当归10g）。

处方：黄芪40g，桃仁10g，当归9g，川芎8g，芍药15g，红花5g，地龙8g，桂枝10g，细辛3g，炙甘草5g，通草5g，大枣10g，鸡血藤30g，鹿角霜10g，淫羊藿10g。7剂，水煎服。

2月16日三诊：患者服药后肢体麻木、下肢畏寒大有好转，原方续服14剂，同时配合外洗方，诸症皆除。

按语：本案患者属中风——中经络，虽病症较轻，但留下肢体麻木、下肢畏寒等症状，在临证中也较为常见。气为阳，血为阴，气对血有温煦的作用，血对气有濡养和运载的功能，气为血之帅，血为气之母，气不足，气血在脉道中运行缓慢，气血凝滞，经气不畅，手脚得不到气血的濡养，阳气不达，出现肢体麻木、畏寒等症状，故用益气活血、温阳通络的方法进行调治，方用补阳还五汤合当归四逆汤治疗。

补阳还五汤是清代医家王清任所创制的治疗半身不遂名方，具有补气活血的功效。本方取效关键在于，其一，患者舌质暗淡，边有齿痕，脉沉细而涩，属于气虚血瘀证；其二，在于黄芪药量，方中重用黄芪往往能取得较好的疗效，老师一般用量为30～45g，用量太大恐出现胸脘痞满、口干燥热之症。本方黄芪用量为40g，也能达到较强的补气效果。

黄芪具有强筋壮力、复活痿废组织再生的功能。用黄芪，其僵硬者可使之柔软，拘挛者可使之缓解，破损者可使之修复，颓废者可使之振兴。因而，对于中风引起的半身不遂等症，重用黄芪，可挽危候，起沉疴。由于气虚，造成血行迟滞，血液黏滞，瘀阻窍络，所以运用活血化瘀的药也非常重要，方中伍以当归、桃仁、红花、赤芍、川芎、地龙以破瘀开滞，扫除阻塞，畅通血管。同时借助川芎的上升之性和地龙的通窜之力，使药效更加集中地直达病所，发挥其作用。当归四逆汤出自《伤寒论》，方由当归、桂枝、白芍、细辛、甘草、通草、大枣组成。方中当归养血活血，配上芍药补血养血。桂枝散寒补阳，温经通脉，能驱散外来的寒邪，以消除诱因，畅达体内郁结的阳气，打通经络，让阳气流通到四肢末梢，疏通经脉，使肢冷麻木可除。再加上助阳的细辛，通经脉的通草，阳虚气滞被轻松攻克。方中甘草、大枣，一个补气，一个补血，气血双补，固护脾胃中焦，强健后天之本。另加鸡血藤以活血补血。全方配伍，温阳养血通脉。二诊时，加鹿角霜、淫羊藿温肾阳，合当归填精血，以治肢麻、畏寒。二方组合，补气活血，温阳通脉，患者气血充，瘀血祛，经脉通，肢体麻木、畏寒自愈。医者只要知常达变，药与病合，就能获效。

病案 3

俞某，女，73 岁。2023 年 5 月 13 日初诊。

患者言语不利 1 个月。患者有高血压病史 10 余年，1 个月前突然出现左侧肢体麻木、无力，伴言语不利，立即送往医院急诊，当时血压为200/110mmHg，头颅 CT 检查为右侧额叶脑梗死，入院治疗。经医院积极治疗 10 余天，肢体活动恢复正常，血压平稳，但仍口齿不清。刻下症：言语不利，有时舌头略感僵硬，情绪不稳定，心烦，口苦，夜间经常流口水，纳食可，大便偏干，2～3 天一次，舌质淡红，苔黄腻，脉弦滑略数。

中医诊断：中风——恢复期（痰热上扰清窍）。

治法：清热化痰，开窍通络。

处方：温胆汤加减。

姜竹茹 10g，枳实 12g，陈皮 8g，茯苓 15g，法半夏 10g，郁金 10g，石菖蒲 8g，生甘草 5g，胆南星 6g，决明子 30g，远志 6g，丹参 20g。7剂，水煎服。

嘱患者加强语言训练，平时多与人交流。

5月20日二诊：患者服药后心烦、口苦好转，夜间无流涎，大便已解，仍言语不利，舌头有僵硬感，舌质淡红，苔薄黄。于上方加僵蚕 10g，搜风剔络，加北沙参 15g，以益气生津，续服 14 剂。

6月3日三诊：患者服药后言语基本利索，舌头僵硬感消失，伴口舌干燥。于原方去胆南星，加石斛 15g，以生津润燥。继服 14 剂。

后随访，患者服药后语言恢复正常。

按语：本案患者有高血压病史 10 余年，血压控制不佳，突然升至 200/110mmHg，出现脑卒中，经医院积极救治，病情稳定，肢体活动恢复止常，但仍留下言语不利之中风后遗症。患者平素喜食辛辣，伤及脾胃，酿生痰热，再加肝阳突然亢逆，肝风内动，出现肢体麻木、言语不利。正如《丹溪心法》所言："半身不遂，大率多痰，在左属死血、瘀血，在右属痰、有热，并气虚……东南之人，多是湿土生痰，痰生热，热生风也。"本案患者言语不利，心烦，口苦，流口水，舌红，苔黄腻，脉弦滑，为痰热内阻窍络之象。四诊合参，其病位在脑，涉及脏腑有肝、胆、脾等，其病机为痰热内蕴。当治以清热化痰，开窍通络，方用温胆汤加减。

温胆汤出自《三因极一病证方论》，其常用于两类疾病，一类是消化系统疾病，如痰湿中阻导致的脾胃不和、肝胆失疏等证；另一类是神经精神疾病，如痰迷心窍、痰阻脑络等证。温胆汤的证候指征中舌象比脉象更为重要，舌苔腻，是凸显指征。方中竹茹清热化痰，李雅琴老师特别强调竹茹的作用，引用清代张志聪所言："竹茹，竹之脉络也。人身脉络不和，则吐逆为热矣。脉络不和，则或寒或热矣。充肤热肉，淡渗皮毛之血，不循行于脉络，则上吐血而下崩中矣。凡此诸病，竹茹皆能治之。"由此可知，竹茹是一味清热通络药，清热可以保护络脉，而通络又有利于清热。另外，竹茹还有清心除烦之功。枳实破气消痰，与竹茹配伍，行气化痰之力倍增，枳实得竹茹则清热降逆之效必显。茯苓健脾渗湿，半夏降逆止呕化痰，陈皮理气化痰，甘草调和诸药。加胆南星为《济生方》导痰汤，加强清热化痰之力。郁金、石菖蒲，豁痰清窍；胆南星、僵蚕，清热化痰通络；丹参化瘀；决明子通腑。中风后只要有温胆汤指征，用之奇妙之处，非一言所能尽美。

病案 4

陈某，男，58 岁。2023 年 8 月 1 日初诊。

患者右侧肢体活动障碍 2 月余。患者 2 个月前突然出现右侧肢体活动障碍，伴口齿不清，某医院诊断为脑梗死、高血压，住院治疗 10 余天好转出院，随后在康复医院住院康复治疗 2 个月，病情改善不理想，为了进一步治疗，求治于李老师。刻下症：右侧肢体麻木、无力，活动障碍，右上肢肌力 2 级，右下肢肌力 3 级，伴口齿不清，痰多不易咳出，大便 2 日一行，舌质暗淡，边有齿痕，苔薄白而腻，脉弦细。

中医诊断：中风——中经络（气虚血滞，脉络瘀阻，兼有痰浊阻滞）。

治法：补气活血化瘀，佐以化痰通络。

处方：补阳还五汤合导痰汤加减。

黄芪 40g，川芎 8g，赤芍 10g，当归尾 9g，桃仁 10g，红花 5g，地龙 10g，炒枳壳 10g，法半夏 10g，茯苓 15g，陈皮 8g，胆南星 6g，石菖蒲 8g。14 剂，水煎服。

嘱患者加强肢体功能锻炼，多与人交流。

8 月 15 日二诊：患者服药后感觉右侧肢体无力有所好转，能拄着拐杖行走 2km 左右，麻木感明显改善，咽部痰涎已减少，口齿转清，药已起效，上方黄芪量加到 50g，续服 14 剂。

8 月 29 日三诊：患者前后服药近 30 剂，右上肢肌力 3 级，右下肢肌力 4 级，麻木感消失，能拄着拐杖独立行走 4km 左右，咽部痰涎消失，口齿已清，生活基本能自理。于上方去化痰之半夏、胆南星、石菖蒲，加山药 30g，山茱萸 12g，滋养肝肾以培其本。续服 2 个月。

后随访，患者生活完全可自理，血压控制正常，病即告愈。

按语：在王清任看来，中风后遗症之所以难治，关键在于正气虚衰，不足以推动血脉运行，就像水中行舟，若"浪不兴，风不起"，则船动弹不得。本案患者中风已经2个月，下肢行走无力，舌暗淡，脉弦细，为气虚血瘀之证；痰多，口齿不清，苔薄腻，为痰浊阻滞络脉之象。古人亦有"百病多因痰作祟，怪病兼痰"等论述，若此时单用补阳还五汤治之必然致使痰浊随气行，而变幻莫测，单一化痰浊，不顾其虚，正气亏虚将更甚。故予以补气活血化瘀，佐以化痰通络，方以补阳还五汤合导痰汤。

补阳还五汤由黄芪、当归尾、川芎、赤芍、红花、桃仁、地龙七味药组成。这个方子乍一看很简单，平平无奇，但稍加品味，就能发现其中的奥妙。该方主要由两组药组成，一组药用来补气，另一组药用来活血化瘀。补气药只用了一味黄芪，用量高达40g。李雅琴老师认为中风所致的半身不遂是因为身体的正气已经亏损了一半，需要通过大剂量的黄芪来补身体的一半之亏。故重用黄芪扶正治本，补气则气旺而血行，正气足了，瘀血自然就会消退。当归尾、川芎、赤芍、红花、桃仁都是活血化瘀的常用药，用活血化瘀药可以让瘀血去得更快一些，可以改善患者血行不畅的局面。尤其是当归尾，擅于破血行瘀，堪称"血中圣药"，"能令诸血各归其所"。桃仁破血，与当归尾相伍，疏通血脉。川芎走而不守，能行散，上行可达颠顶，又入血分，下行可达血海，为行气活血要药。赤芍凉血，红花通经，则如春雨润物，滋养经络，血脉畅通，新血得以生成。地龙为虫药，擅走窜，可搜剔血中败血，为通络祛瘀的利器。诸药相济，瘀无处遁形，这就是补阳还五汤治疗中风后遗症的奇妙之处。方中导痰汤用以通络。三诊时，考虑患者痰浊已化，主以补气化瘀，辅以滋养肝肾培其本。本案患者殷切希望疾病痊愈，坚持服药3个月，并加强锻炼肢体功能，终于病愈。医患相互信任，亦是本案取得满意疗效的关键所在。医者父母心，中风非一日之疾，康复也非一日之功，服药还需持之以恒。

二、眩晕

病案 1

吴某，男，72 岁。2017 年 1 月 9 日初诊。

患者 10 余年来反复出现头晕，无头痛，无恶心呕吐，无肢体活动障碍，多次在我院门诊就诊，诊断为高血压，一直口服降压药物治疗。近 1 周来自觉头晕加重，自测血压为 140～160/80～95mmHg，予口服马来酸左旋氨氯地平片、厄贝沙坦，血压控制不佳，今来我科就诊。其既往有糖尿病病史。刻下症：血压 155/95mmHg，头晕，眼花，乏力，腰膝酸软，盗汗，口干，无口苦，大便偏干，舌质红，苔薄黄，脉弦细。

中医诊断：眩晕（肝肾阴虚，肝阳上亢）。

治法：滋补肝肾，平肝潜阳。

处方：杞菊地黄丸合二至丸加减。

女贞子 15g，墨旱莲 10g，菊花 10g，枸杞子 10g，生地黄 15g，山药 30g，山茱萸 15g，牡丹皮 10g，茯苓 15g，泽泻 10g，知母 10g，佛手 8g，龙骨 20g（先煎），牡蛎 20g（先煎）。7 剂，水煎服。

1 月 16 日二诊：患者服药后，头晕明显好转，血压 130/80mmHg，汗止，眠欠安，大便软。于上方加制首乌 15g，养心安神，续服 7 剂。

1 月 23 日三诊：患者服药后，血压基本维持在 120/80mmHg，头晕症状消失，寐安。原方继服 7 剂，以巩固疗效。

按语：本案患者年老体衰，10 余年来反复出现头晕，眼花，乏力，腰膝酸软，盗汗，口干，中医辨证为眩晕之肝肾阴虚、肝阳上亢。高血压可归属于中医学"眩晕""头痛"范畴。病位在头窍，其病变脏腑与肝脾肾三脏相关。肝为风木之脏，其性主动主升，若肝肾阴亏，水不涵木，阴不维阳，阳亢于上，上扰头目，则发为眩晕；阴虚内热，灼液则汗出。李雅琴老师从滋补肝肾、平肝潜阳入手，方用杞菊地黄丸加减。

方中生地黄滋阴补肾，填精益髓；山茱萸补养肝肾；山药入脾经，补脾益肾。三药相伍，肝、脾、肾同补，是为"三补"。泽泻利湿而泄肾浊；茯苓淡渗利湿，助山药之健运，与泽泻共泄肾浊，助其阴得复其位；

牡丹皮微寒，以清泄虚热，并制山茱萸之温涩。三药配伍，称为"三泻"。六味药合用，三补三泻，补中寓泻，以泻助补，补而不滞，以补为重，以泻为辅。枸杞子滋补肝肾之阴，为平补肾精肝血之品；菊花性微寒，归肝经，宣泄肝经之热。二至丸补肾养肝，方中女贞子滋补肝肾之阴；墨旱莲补养肝肾，凉血止血。二药性皆平和，补肝肾而不滋腻，为平补肝肾之剂。方中又加了龙骨、牡蛎平肝潜阳，收敛固涩，宁心安神而止盗汗；佛手理气醒脾而不伤阴；知母滋阴清热。诸药合用，共奏滋补肝肾、平肝潜阳之效，则眩晕自愈，血压平稳。李雅琴老师认为杞菊地黄汤适用于老年人肝肾阴虚之眩晕效佳。

病案 2

李某，男，56 岁。2017 年 8 月 8 日初诊。

患者既往有高血压病史 5 年，经服药血压控制不佳，血压为 150～170/90～100mmHg，经常出现头晕眼花，恶心，下肢轻度浮肿，大便溏薄，日 1～2 次，舌质淡，苔白滑，脉弦滑。

中医诊断：眩晕（中焦阳虚，清阳不升，浊阴不降，痰饮内停）。

治法：温化痰饮，健脾利湿。

处方：苓桂术甘汤合泽泻汤加减。

茯苓 30g，桂枝 10g，炒白术 15g，甘草 4g，大枣 10g，泽泻 30g，姜半夏 10g，陈皮 8g。7 剂，水煎服。

8 月 15 日二诊：患者服药后，头晕、恶心好转，下肢浮肿已退，测血压 130/80mmHg，伴乏力，大便溏，于上方加党参 15g，健脾益气，继服 7 剂。

后随访，患者服药后眩晕止，血压平稳，恢复正常。

按语：朱丹溪云"无痰不作眩"，本案眩晕系由痰饮上泛所致，故用苓桂术甘汤合泽泻汤治疗以温化痰饮。苓桂术甘汤出自《伤寒论》，其云："伤寒，若吐、若下后，心下逆满，气上冲胸，起则头眩，脉沉紧，发汗则动经，身为振振摇者，茯苓桂枝白术甘草汤主之。"指出了中焦阳虚、寒饮内停眩晕证治。本案患者平时大便溏薄为素体阳虚，脾阳亏虚，健运失司，清阳不升，浊阴上逆，蒙蔽清窍，发为眩晕。方中桂枝温阳行水，配伍茯苓（量大利水）可加强温阳利水的功效，可治疗由阳虚水液停聚所引起的下肢浮肿。白术燥湿健脾。党参助桂枝、甘草复其阳，泽泻助茯苓、白术利湿健脾，使阴消阳自得复。陈皮、大枣理气燥湿健脾，使阳复阴消。

病案3

莫某，女，33岁。2018年5月3日初诊。

患者反复头晕1年余，西医诊断为耳源性眩晕，经服西药后少效，就诊于中医。刻下症：头晕，恶心，发作时视物旋转，呕吐，须闭目卧床稍能缓解，伴耳中蝉鸣，纳食减退，倦怠乏力，便溏，平时喜饮冷饮，舌质淡，苔薄腻，脉细滑。

中医诊断：眩晕病（脾胃阳虚，水饮内停，清阳不升，浊阴不降）。

治法：温健脾阳，化湿止眩。

处方：苓桂术甘汤合小半夏汤。

茯苓30g，桂枝10g，炒白术15g，生姜9g，炙甘草5g，姜半夏10g。5剂，水煎服，分3次温服之。

5月8日二诊：患者服药后头晕、恶心、呕吐症状缓解，纳食渐增，但仍乏力，卧倒和晨起时有一过性眩晕，数秒后可缓解，大便偏黏。于上方加太子参20g，炒山药30g，苍术9g，升麻5g，以健脾燥湿升清，将生姜改为6g，续服7剂。

5月15日三诊：患者服药后诸症缓解，续服10剂以巩固疗效。嘱其平时注意饮食起居。

随访半年未再发作。

按语：本案患者以头晕、恶心、呕吐、纳差、倦怠乏力、便溏、舌淡、脉细滑为主症，辨为脾胃阳虚，中阳不运，痰饮内停，故用苓桂术甘汤温阳化饮。《金匮要略·痰饮咳嗽病脉证并治》云："心下有痰饮，胸胁支满，目眩，苓桂术甘主之。"《伤寒论·辨太阳病脉证并治中》云："伤寒，若吐、若下后，心下逆满，气上冲胸，起则头眩，脉沉紧，发汗则动经，身为振振摇者，茯苓桂枝白术甘草汤主之。"仲景云："病痰饮者，当以温药和之。"本方重用甘淡之茯苓为君，健脾利水，渗湿化饮，既能清除已聚之痰饮，又善平饮邪上逆；桂枝为臣，温阳化气，平冲降逆。茯苓、桂枝相合为温阳化气、利水平冲之常用组合。白术为佐，健脾燥湿，苓、术相须，为健脾祛湿的搭档，体现了治生痰之源以治本之意。桂、术同用，温阳健脾。炙甘草用于本方，其用有三：一可合桂枝以辛甘化阳，以襄助温补中阳之力；二可合白术益气健脾，崇土以利制水；三可调和诸药，功兼佐使之用。四药合用，温阳健脾以助化饮，淡渗利湿以平冲逆。全方温而不燥，利而不峻，标本兼顾，配伍严谨，为治疗痰饮之佳方。因患者每次发作时伴有恶心呕吐，故加入小半夏汤。本方出自《金匮要略》，其云："呕家本渴，渴者为欲解，今反不渴，心下有支饮故也，小半夏汤主之。"本方具有化痰散饮、和胃降逆之功。二方合用，药味虽少，但缓解头晕、恶心、呕吐等症状迅速。临证运用经方的核心是方证对应，证有多种，但抓住主证是关键。主证是疾病的主要病机，决定疾病的全局，故临证时需要分析主证。水饮内停之眩晕，若见头晕、舌胖淡、苔白等症状，都可以使用苓桂术甘汤，起到拨阴见阳的效果，太阳一出，阴霾自散。后续缓解头晕，还要调理脾胃功能，故在二诊处方中加太子参、苍术、炒山药，健脾助运，以固本扶正。

病案 4

吴某，女，39 岁。2018 年 12 月 16 日初诊。

患者头晕目眩 10 余天，就诊时测血压 146/106mmHg，平时工作紧张，生活劳累，伴心烦，口苦，睡眠欠佳，二便可，舌质淡，苔薄黄，脉弦数。

中医诊断：眩晕（肝火亢盛，肝气郁结）。

治法：平肝息风，清肝泻火。

处方：天麻钩藤饮加减。

天麻 10g，钩藤 15g（后下），石决明 30g（先煎），黄芩 10g，焦栀子 10g，益母草 30g，首乌藤 12g，怀牛膝 10g，丹参 15g，龟甲 15g，夏枯草 15g，姜半夏 10g，郁金 10g。7 剂，水煎服。

12 月 23 日二诊：患者服药后头晕目眩消失，口苦、心烦症状缓解，睡眠正常，血压 120/80mmHg，原方续服 7 剂。

患者停药观察 1 个月，血压稳定。

按语：本案患者因工作压力大，经常熬夜，肝气郁结，肝阳偏亢，以致肝肾不足，生风化热所致。肝阳偏亢，风阳上亢，则见眩晕、血压升高；肝阳有余，化热扰心，则见口苦、眠差。证属本虚标实，而以标实为重，治拟平肝潜阳，佐以滋阴清热。方用天麻钩藤饮加减治疗，本方出自《杂病证治新义》，用于治疗肝肾之阴不足、肝阳偏亢、肝风上扰之证。方中天麻、钩藤、石决明平肝息风；黄芩、栀子清肝泻火；益母草量大，活血利水，合乎"治风先治血，血行风自灭"之理；牛膝引血下行；首乌藤养血安神定志；郁金疏泄肝气；丹参、益母草相合，活血化瘀以养血；夏枯草、半夏清肝降逆，助睡眠；龟甲滋阴潜阳，有降舒张压的作用。全方共奏平肝潜阳、滋阴清热之功。若伴有手足麻木或肌肉䐃动者，有肝阳化风之势，尤其对中年以上患者，要注意是否有引发中风病的可能，应及时测量血压、完善头颅 CT 检查，必要时可加菊花、羚羊角以增强清热息风之力。天麻钩藤饮对青年高血压伴有眩晕患者疗效更佳。

病案 5

邓某，男，20 岁。2020 年 5 月 3 日初诊。

患者体形肥胖，半年前开始出现头晕，头昏重，无头痛，伴口黏腻，纳佳，寐欠安，二便调，测血压 150～170/95～105mmHg，未服西药。舌淡红，苔白腻，脉弦滑。

中医诊断：眩晕（痰浊中阻）。

治法：化痰息风，健脾祛湿。

处方：半夏白术天麻汤加减。

陈皮 10g，白术 15g，茯苓 15g，姜半夏 10g，天麻 10g，枳壳 10g，夏枯草 15g，石决明 30g（先煎），远志 6g，丹参 15g，钩藤 15g（后下），焦栀子 10g，石菖蒲 8g，郁金 10g，罗布麻叶 15g。7 剂，水煎服。

5 月 10 日二诊：患者服药后，头晕缓解，测血压 140/90mmHg，仍有口腻。上方加苍术 10g，健脾燥湿，续服 7 剂。

5 月 17 日三诊：患者服药后，头晕缓解，无口腻，寐安，继续服用上方。

患者连续服用上方 4 周，头晕消失，血压稳定在 120/80mmHg 左右。

按语：本案患者年轻体胖，头晕半年，兼头重，口黏腻，纳佳，舌淡红，苔白腻，脉弦滑，四诊合参，辨为眩晕之痰湿中阻型。李雅琴老师认为，随着生活水平的不断提高，年轻人多过食肥甘厚腻，又懒于运动，损伤脾胃，健运失司，水湿内蕴，积聚成痰，痰阻经络，清阳不升，浊阴不降而为头晕、头重。本案患者缺少运动，体型肥胖，痰湿内阻，故当化痰息风，健脾祛湿，方选半夏白术天麻汤加减。方中半夏燥湿化痰，降逆止呕；天麻平肝息风而止头眩。二药合用，为治疗风痰眩晕头痛之要药。李东垣在《脾胃论》中所言："足太阴痰厥头痛，非半夏不能疗。眼黑头眩，风虚内作，非天麻不能除。"白术、茯苓，健脾祛湿，治生痰之源；陈皮理气化痰，脾气顺则痰消；钩藤、焦栀子，清热平肝以降压；石决明平肝以潜阳；郁金疏泄肝胆之气；石菖蒲豁痰开窍，化湿开胃。二诊时，患者仍口黏腻，李雅琴老师加苍术，不仅可增强燥湿化痰之功，还能治痰之源，意在健脾祛湿，改善痰湿体质以治本，风痰消，眩晕止，血压平稳。

病案 6

林某，女，58 岁。2020 年 3 月 15 日初诊。

患者近 3～4 年来经常出现头晕，发作时伴视物旋转，近半年来发作频繁，经中西医检查，诊断为梅尼埃病。近 1 周来由于带孙子劳累，又出现头晕、恶心、呕吐、视物旋转，伴耳闷耳鸣，经西医静脉输液治疗 3 天，症状缓解不明显，要求中医治疗。刻下症：头晕，有时视物旋转，恶心，耳闷，耳鸣，纳食减退，平素畏寒，二便正常，测血压 150/90mmHg，舌质淡，边有齿痕，苔薄白而腻，脉弦细。

中医诊断：眩晕（肝胃虚寒，浊阴上逆）。

治法：暖肝温中，降逆止呕。

处方：吴茱萸汤、泽泻汤合半夏白术天麻汤加减。

吴茱萸 6g，党参 20g，生姜 9g，大枣 12g，炒白术 15g，泽泻 30g，姜半夏 10g，天麻 10g，茯苓 10g，橘红 10g，炙甘草 5g。7 剂，水煎服。

3月22日二诊：患者服药后诸症好转，测血压130/80mmHg，守法守方，原方续服1个月，以巩固疗效。

随访半年，未再发作。

按语：西医学认为梅尼埃病的主要病理改变为膜迷路积水，同时佐证了饮邪上逆之判断。本案患者患梅尼埃病已3～4年，并且间断发作，近半年来发作频繁，出现头晕、视物旋转、恶心、呕吐、纳差、畏寒等症状，结合舌脉辨证属脾胃虚寒、浊阴上逆之证，故主方为吴茱萸汤。吴茱萸汤见于《伤寒论》，其云"食谷欲呕，属阳明也，吴茱萸汤主之。得汤反剧者，属上焦也""少阴病，吐利，手足逆冷，烦躁欲死者，吴茱萸汤主之""干呕，吐涎沫，头痛者，吴茱萸汤主之"。《金匮要略·呕吐哕下利病脉证治》云："呕而胸满者，茱萸汤主之。"共涉及阳明、少阴、太阴、厥阴四经病变，综合起来是针对肝胃虚寒、浊阴上逆这一重要病机，与本案患者方证对应。罗东逸曰："至其治厥阴，则易以吴茱萸，而并去前汤诸药，独用人参、姜、枣有故。盖人身厥阴肝木，虽为两阴交尽，而九地一阳之真气，实起其中，此谓生阳。此之真气大虚，则三阴浊气直逼中上，不惟本经诸症悉具，将阳明之健运失职，以至少阴之真阳浮露，且吐利厥逆，烦躁欲死，食谷欲呕，种种丛生矣。吴茱萸得东方震气，辛苦大热，能达木郁，又燥气入肝，为能直入厥阴，招其垂绝不升之生阳以达上焦，故必用以为君；而又虑无真元气以为之合，则一阳不徒升也，于是去药之燥渗酸泻与偏阳亢气者，择人参之清和而大任之，以固元和阳为之辅，取姜、枣和胃而行四末。斯则震、坤合德，木、火、土同气以成一阳之妙用，而足三阴之间皆成生生之气矣，诸症有不退者乎？"泽泻汤见于《金匮要略》，其言："心下有支饮，其人苦冒眩，泽泻汤主之。"清阳出上窍，头为诸阳之会，水饮阴邪上逆，清阳不升，浊阴不降，脑窍失养，则见眩晕频作、恶心呕吐、耳鸣耳闷。方中泽泻利水除饮，白术补脾制水。半夏白术天麻汤出自《医学心悟》，其云："眩，谓眼黑。晕者，头旋也……有湿痰壅遏者，书云'头旋眼花，非天麻、半夏不除'是也，半夏白术天麻汤主之。"故方中以半夏燥湿化痰；天麻息风止眩晕；白术、茯苓健脾祛湿，以治生痰之源；橘红理气化痰，甘草、生姜、大枣调和脾胃。三方相合，直中病机，效如桴鼓。

病案 7

雷某，女，51 岁。2021 年 1 月 12 日初诊。

患者半年前无明显诱因下开始出现头晕，有时头部两侧胀痛，无恶心、呕吐等，自测血压 140～150/90～100mmHg，未服药。近 1 周来症状加重，来我院就诊。刻下症：头晕，头部胀痛，潮热汗出，易怒，月经不规律，纳可，寐欠安，大小便正常，舌红，苔白，脉弦细。

中医诊断：眩晕（肝肾阴虚）。

治法：滋补肝肾，平肝潜阳。

处方：知柏地黄丸加减。

知母 10g、盐黄柏 8g、熟地黄 12g、牡丹皮 10g、山药 30g、茯苓 15g、山茱萸 15g、龙骨 20g（先煎）、郁金 10g、小麦 30g、大枣 10g、牡蛎 20g（先煎）、银柴胡 10g、甘草 4g、佛手 8g。7 剂，水煎服。

1 月 19 日二诊：患者服药后头晕缓解，仍有潮热，测血压 150/90mmHg。于上方加女贞子 15g，墨旱莲 15g，以滋补肝肾，续服 7 剂。

1 月 26 日三诊：患者服药后头晕无，潮热汗出缓解，测血压 130/80mmHg。上方继续服用。

患者服用上方 1 个月，血压平稳，诸症消失。

按语：本案患者年逾五十，头晕半年，头部胀痛，潮热汗出，易怒，月经不规律，纳可，寐欠安，舌红，苔白，脉弦细，当属眩晕之肝肾阴虚证。《素问·上古天真论》云："七七，任脉虚，太冲脉衰少，天癸竭。"李雅琴老师认为，围绝经期女性处于女子七七之年，胞宫功能日渐衰退，肾精亏虚，肾阴不足，水不涵木，阴血不能滋养肝阴，阴不维阳，水不涵木，肝阳上亢，可见头晕、易怒、潮热汗出、月经紊乱等症。立法应宗"乙癸同源""肝肾同治"原则，方用知柏地黄丸加减。方中熟地黄为君药，填精益髓，滋补阴精；山茱萸滋补肝肾；山药双补脾肾；牡丹皮清泄相火；茯苓健脾渗湿；知母、黄柏滋肾阴，降虚火；银柴胡退虚热；龙骨、牡蛎平肝潜阳以抑肝木；郁金、佛手疏肝理气；甘麦大枣汤养心安神，柔肝缓急。全方滋养肝肾，平肝潜阳，兼以疏肝理气、柔肝缓急，故血压自平，诸症蠲除。

病案 8

蔡某，女，17 岁。2021 年 10 月 2 日初诊。

患者正在上高中，学习紧张，压力大，近来每天上课出现头晕，头重如裹，记忆力减退，学习效率明显降低，焦虑，睡眠差，懒言，食欲不振，倦怠乏力，大便正常，舌质淡红，苔薄白，脉弦细。

中医诊断：眩晕（清阳不升，浊阴不降）。

治法：益气升阳。

处方：益气聪明汤加减。

黄芪 20g，炙甘草 5g，炒白芍 10g，盐黄柏 6g，太子参 20g，升麻 5g，葛根 15g，蔓荆子 10g，柴胡 6g，陈皮 5g。7 剂，水煎服，早晚服用。

嘱患者进行心理疏导，调节情志，缓解压力。

10 月 9 日二诊：患者服后，头晕、焦虑、睡眠明显缓解，食欲渐增，精神好转。原方加黄精 12g，以补气养阴填精，继服 7 剂。

经过 2 周中药治疗，患者头晕、头重消失，情绪稳定，上课注意力集中，学习效率恢复正常。

按语：随着社会压力增大，学生学习负担过重，思虑劳神过度，暗耗阴血，伤及心脾，出现气血不足。再加上久坐伏案而少动，气血运行缓慢，痰湿内生而上犯清窍，导致清阳不升，浊阴不降，阴火丛生。五脏之中脾主升清，胃主降浊，脾胃位于中焦，是人体气机升降的枢纽。《医方集解》曰："五脏皆禀气于脾胃，以达于九窍；烦劳伤中，使冲和之气不能上升，故目昏而耳聋也。"若脾气不足，升举乏力，则导致清气不升。《灵枢·口问》云："上气不足，脑为之不满，耳为之苦鸣，头为之苦倾，目为之眩。"本案患者由于用脑过度，引起气血耗损，清阳之气不升而出现头晕、头重、思维迟钝等症状，属于"虚眩"。故用《东垣试效方》中益气聪明汤以益气升阳、泻阴火。益气聪明汤由人参、黄芪、甘草、葛根、升麻、蔓荆子、芍药、黄柏八味药组成。方中黄芪、太子参补中益气，固表温中。升麻轻清升散，葛根通经活络，两药相合，可提升下陷之气。再加入有疏散风热、清利头目之功的蔓荆子，可使药力上行头目。白芍养血平肝敛阴。黄柏清热泻火燥湿，李东垣认为气虚的同时，出现了一些内热的症状，是由于产生了阴火，阴火的本质在于脾胃气虚，而黄柏正是一味既能化解脾胃气虚所产生的湿浊，又能退虚热的良药。再加入炙甘草调和诸药，补益中气。少量柴胡疏肝泄热，与升麻同用，升举阳气。陈皮理气和胃，助脾健运。黄精补脾益肾。诸药相合，能补中气，升清阳，调脾胃，益精血，则头晕症状缓解。

病案 9

石某，男，62 岁。2021 年 11 月 11 日初诊。

患者原有窦性心动过缓病史 2 年，曾 24 小时动态心电图示总心搏78652 个，平均心率 50 次 / 分，最快心率 94 次 / 分，夜间最慢心率 40次 / 分，未见大于 2 秒窦性停搏。患者反复头晕 1 年余，经西医检查均无阳性体征，未用药物治疗，就诊于中医。刻下症：头晕，发作时伴有眼发黑，瞬间可缓解，无晕厥史，伴胸闷气短，精神不振，四肢畏寒，二便正常，纳食可，舌质淡，边有齿痕，苔薄白，脉沉细而缓。诊查心率 46 次 / 分。

中医诊断：眩晕（心肾阳虚，气血不足）。

治法：益气温阳，养血通脉。

处方：真武汤合当归四逆汤加减。

茯苓 15g，炒白芍 15g，炒白术 15g，附子 9g（先煎），生姜 9g，桂枝 10g，细辛 5g，当归 10g，大枣 10g，炙甘草 5g，通草 5g，黄芪 30g，党参 15g。10 剂，水煎服，附子文火先煎 1 小时，再与他药同煎，生姜选用新鲜老姜。

11 月 23 日二诊：患者服药后头晕、四肢畏寒明显好转，仍胸闷气短，听诊心率 52 次 / 分。于上方加檀香 4g，以温中行气，续服 10 剂。

12 月 2 日三诊：患者服药后头晕、四肢畏寒缓解，仍时有胸闷乏力，听诊心率 56 次 / 分。将上方中党参改为红参 9g（另炖），续服 10 剂，水煎服。

12 月 12 日四诊：患者服药 1 个月，诸症基本缓解，听诊心率

58 次 / 分，舌质淡红，苔薄白，脉缓稍有力。于上方中加山茱萸 15g，以温肾填精。

患者前后共服药 2 个月。经 24 小时动态心电图复查示总心搏为 86431 次，每分最快心率 102 次 / 分，最慢心率夜间 42 次 / 分，平均心率 60 次 / 分，可暂缓安装起搏器。

按语：本案患者头晕、胸闷气短，伴有窦性心动过缓，无水肿，无明显心悸，无气喘，看似与真武汤方证不符，但仔细分析仲景条文，"太阳病，发汗，汗出不解，其人仍发热，心下悸，头眩，身𥆧动，振振欲擗地者，真武汤主之。""少阴病，二三日不已，至四五日，腹痛，小便不利，四肢沉重疼痛，自下利者，此为有水气。其人或咳，或小便利，或下利，或呕者，真武汤主之。"可知只要有阴寒内盛、肾阳渐衰的症状，并伴有兼证，真武汤就能发挥其独特的疗效。李雅琴老师不但用真武汤治疗心悸、胸痹、心力衰竭、喘病等，还用于治疗眩晕。本案患者辨证属于心肾阳虚，寒凝心脉，气血不足，心脉失濡，血不上荣之眩晕，故用真武汤治疗。方中附子作为君药，大辛大热，壮肾之元阳；白术苦燥，创建中土，茯苓淡渗利水，二药合用，健脾助运，以生气血之源；芍药养阴和营以敛阳，使阳归根于阴，更无飞越之虞，同时在大队温阳利水药中起到固护阴液的作用；生姜温胃止呕，降逆，也可解附子之毒性。当归四逆汤出自《伤寒论》，其云："手足厥寒，脉细欲绝者，当归四逆汤主之。"当归四逆汤为养血通脉、温经散寒之剂。方中桂枝、细辛温经散寒，通心脉，有提高心率的作用；当归、芍药养血和营；甘草、大枣补中益气；通草通行血脉。方中另伍以参、芪，益气升阳以固本。二方配合精当，诸药相合，疗效显著。

病案 10

王某，女，51 岁。2022 年 8 月 3 日初诊。

患者头晕 2 个月，血压 150/90mmHg 左右，伴乏力，活动后感气急，纳差，难以入睡，舌淡红，苔薄白，脉弦细。

中医诊断：眩晕（肝血不足，心肾不交）。

治法：滋养肝血，交通心肾。

处方：酸枣仁汤合交泰丸加减。

知母 10g，酸枣仁 15g，茯神 15g，甘草 4g，川芎 10g，炒黄连 5g，肉桂 3g（后下），龙骨 20g（先煎），木香 8g，郁金 10g，北沙参 30g，牡蛎 20g（先煎），白术 15g，扁豆衣 10g。7 剂，水煎服。

8 月 10 日二诊：患者服药后，头晕缓解，夜寐欠佳，血压 130/85mmHg。于上方加百合 10g，宁心安神，续服 7 剂。

8 月 17 日三诊：患者服药后，头晕、乏力缓解，睡眠改善，血压 130/80mmHg 左右。

按语：李雅琴老师认为围绝经期女性，天癸已竭，五脏虚衰，肝藏血，应制约肝阳升腾，勿使过亢，以维护肝的疏泄功能，血虚肝失疏泄则烦躁抑郁，同时肝阴血不足，血虚脑窍失养而见头晕。本案患者逾五十，头晕 2 个月，血压 150/90mmHg 左右，伴乏力，活动后感气急，纳差，难以入睡，舌淡红，苔薄白，脉弦细，中医辨证属眩晕之肝血不足、心肾不交。故立法应以滋养肝血为原则，方用酸枣仁汤合交泰丸加减。酸枣仁汤出自《金匮要略》，其云："虚劳虚烦不得眠，酸枣汤主之。"主要用于肝阴不足、心血亏虚所致的心烦失眠，与本病血虚导致的肝失疏泄、肝阳上亢的病机一致。方中酸枣仁养血补心，宁心安神；茯神宁心安神；知母清热除烦；川芎为血中气药，调肝血，疏肝气；甘草和中缓急。围绝经期高血压与原发性高血压相比，血压波动性大，受情绪、睡眠等外界因素影响，故合用交泰丸以交通心肾。黄连泻心火使心火下降，助肾阴则肾水上承，水火相济，夜寐自宁；龙骨、牡蛎平肝潜阳；白术、扁豆衣健脾。诸药合用，以滋养肝血、交通心肾为主，肝血得以储存，心肾相互交通，夜寐安宁，则血压平稳。

三、头痛

病案 1

李某，女，14 岁。2017 年 3 月 9 日初诊。

患者患阵发性头痛 2 年，检查未见异常，西医诊断神经性头痛，给予氟桂利嗪胶囊等药暂可缓解。本次发作已有十余天，已暂停上学 2 周，中西药治疗未见明显好转。刻下症：头痛，以头顶部为主，伴恶心，呕吐痰涎，纳食稍减，二便可，舌质淡，苔薄白，脉细弱。

中医诊断：头痛——厥阴头痛（肝寒犯胃，胃失和降，浊阴上逆）。

治法：暖肝和胃，降逆止呕。

处方：吴茱萸汤加减。

吴茱萸 5g，太子参 30g，大枣 12g，生姜 9g，姜半夏 9g，藁本 9g。5 剂，水煎服。

3 月 14 日二诊：患者已去上学，其母亲代诉，服中药 3 剂后，头痛症状缓解，也无恶心呕吐。将上方中吴茱萸改为 4g，续服 5 剂。

患者服药后病愈，随访半年未复发。

按语：中医治疗头痛分外感内伤两类，外感头痛病因有风、寒、暑、湿、热的不同，内伤头痛则反复发作，或轻或重，可中西医结合诊治。本案患者也经西药治疗，效果不佳，故请李雅琴老师诊治。李雅琴老师认为本案患者头痛以颠顶为主，恶心，吐涎沫，舌淡，苔薄白，为吴茱萸汤证无疑。吴茱萸汤证是以颠顶部头痛为主要症状，这是厥阴病头痛特点之一。患者夜间伏案苦读，阴寒之气沿肝经上至颠顶，故头顶痛；厥阴受寒，肝寒影响及胃，胃中水饮不化，胃气上逆，则见呕吐痰涎。因此本病以厥阴肝寒为本，阳明胃寒为标，故用吴茱萸汤治疗。此方有 3 个特点，第一，若患者脏无他病，见厥阴寒证出现，临证就要用大辛大热来温寒邪，化阴浊，拿准病机，方证相对。第二，放大单味药效力，仲景组方精当，讲究药宏力专，此时要重用、放大每一味药的效力，仲景原方为"吴茱萸一升，人参二两，生姜六两（切），大枣十二枚（擘）"。第三，仲景此方立意循经表现最为典型，无论是少阴寒利、阳明寒呕，还是厥阴头痛，如果皆因肝经循经虚寒，则运用此方，体现了典型的循经而治。方中吴茱萸气辛味苦，气味俱厚而能降，为厥阴寒邪上逆之专药，治呕吐头痛最佳。吴茱萸为三类有毒药物，一般用量在 3～6g，但在本方中剂量宜大，可用至 9～15g。原因有二：一方面，剂量不大，不足以温降厥阴寒邪；另一方面，生姜、大枣能缓解其毒性。合参、枣甘温补中，益气以补虚；佐以生姜之辛散，温胃而散饮；半夏温胃止呕降逆；藁本为治颠顶头痛之引经药，加之使药直达病所。全方组合，泻肝寒而降浊，调营卫而温中。崇尚经方，继宗原方治之，多有覆杯而愈之效。

病案 2

刘某，女，32 岁。2017 年 9 月 5 日初诊。

患者左侧头痛反复发作 3 年，检查未见异常，诊为神经性头痛，每次发作需服止痛片可缓解。患者病情缠绵不愈，乍轻乍重，痛苦不堪，求治于中医。刻下症：左侧头痛，痛如锥刺，固定不移，剧时伴有恶心、呕吐，纳食、大便正常，舌质暗淡，边有瘀点，苔薄白，脉弦而涩。

中医诊断：头痛（病程日久，久病入络，气滞血瘀）。

治法：活血祛瘀，通络止痛。

处方：通窍活血汤加减。

桃仁 10g，川芎 15g，当归 12g，赤芍 12g，红花 5g，生姜 3 片，老葱 3 根，大枣 12g，白芷 10g，石菖蒲 8g，僵蚕 10g，全蝎 3g，香附 10g。7 剂，水煎服。

注：将原方中麝香改用白芷、石菖蒲代之，并加黄酒 100g，同诸药同煎 15 ～ 30 分钟，分早晚（临卧）服用。

9 月 12 日二诊：患者服药后，头部疼痛明显好转，此为瘀血化行，药也见效，守法守方，续服 7 剂。

患者服药后，诸症随之缓解。随访半年，未再复发。

按语：头痛系患者自觉症状，临床极为常见。外感时邪，脏腑内伤皆可发病。瘀血头痛是其中较为常见的临床证型，具有病程长、病情反复、见效慢等特点，为临证中难治病之一。本案患者头痛反复发作 3 年，以左侧为主，痛如锥刺，固定不移，舌质暗，有瘀点，脉弦而涩，系风邪久客，与气血相搏，病久入络，瘀塞经脉，遏而作痛。遂根据"久病在血""久病入络""不通则痛"之理，选用王清任通窍活血汤以活血化瘀通络。方中红花、桃仁、赤芍、川芎均有活血祛瘀功效，专为瘀血而设。瘀阻于络，须合药力到达脉络末端，始能发挥治疗作用。四药虽有活血之功，但走窜通络作用却显薄弱，故重用鲜姜、老葱散达升腾，通阳善行，活血通络又护肠胃，使行血之品能够上达于头，用与不用疗效大不同。大枣甘缓，补脾和胃，益气生津，养血安神，调营卫。姜枣配合，补脾益胃，缓和方中他药辛香过烈之性，保护脾胃不受刺激，并能促进食欲，增强消化，利于药物吸收。麝香味辛性温，香味浓郁，开窍醒脾，芳香走窜，无所不到，配入祛瘀方中，是欲借其走窜之功，引导行血药直达病所，以祛络中之瘀，因药房无麝香，故改用阳明经头痛白芷以祛风止痛，石菖蒲开窍醒神。黄酒善通经络与血脉，王清任喜用黄酒，其目的就是用它的行散之功，助他药充分发挥功效。于每日临卧服用，盖卧则头与身平，药力易于到达颠顶故也。本方用药及其煎服方法，无不思虑周详，用之得当，见效神速。李雅琴老师加上僵蚕、全蝎虫类搜遂之品，涤络通窍，通络止痛，引药直达病所。全方组合，通窍活血，通络止痛，多年瘀血所致顽疾，得以治愈。

第三节　脾胃系病证

一、胃痛

病案1

史某，女，37岁。2017年10月12日初诊。

患者2年前做胃镜检查，诊断为糜烂性胃炎，间断口服奥美拉唑片治疗，胃脘部反复疼痛，时好时发作。近1个月来胃痛加剧，得冷食或受寒冷刺激后更剧，伴恶心，喜温喜按，睡眠欠佳，肠鸣辘辘，大便溏稀，日1～2次，舌质淡，边有齿痕，苔薄白稍腻，脉弦细。

中医诊断：胃痛（脾胃虚寒）。

治法：健脾益胃，温中散寒。

处方：理中汤、良附丸、半夏秫米汤加减。

党参15g，炒白术15g，干姜5g，炙甘草5g，砂仁6g（后下），香附 8g, 高良姜 6g, 姜半夏 9g, 秫米 15g, 木香 8g。7 剂, 水煎服, 每日 1 剂, 分 2 次服用, 每次服 150mL。嘱患者适当锻炼, 戒烟酒, 少食生冷辛辣刺激性食物, 避免熬夜。

10月19日二诊: 患者服药后胃脘部疼痛好转, 无恶心, 药已起效, 但入睡较难, 肠鸣仍存, 大便有时不成形, 日 1 次。于上方加远志 6g, 龙眼肉 10g, 炒山药 6g, 交通心肾, 养血安神, 健脾止泻。7 剂, 水煎, 每天上午 9 时、晚上 8 时服用。

10月26日三诊: 患者服药后胃脘痛已缓解, 睡眠恢复正常, 大便已成形, 上方续服 10 剂, 以巩固疗效。

按语: 慢性胃炎有寒热虚实之分, 但因其病程日久, 病因复杂, 每多寒热错杂。《素问·举痛论》曰: "寒气客于肠胃之间, 膜原之下, 血不得散, 小络急引故痛。" 本案患者饮食不节, 损伤脾胃, 中阳不振, 寒自内生, 故胃脘疼痛; 寒得温而散, 得冷则凝, 故喜暖喜按, 喜热饮食, 遇冷痛剧; 脾胃中寒, 水不运化而上逆, 则恶心, 甚则泛吐清水; 脾虚生湿则大便溏稀; 脾运失健, 气血生化乏源, 胃不和则卧不安, 故眠差; 舌质淡, 边有齿痕, 苔薄白稍腻, 脉弦细, 多为脾胃虚寒之象。故李雅琴老师临证辨证属脾胃虚寒、中阳亏虚无疑, 遣理中汤、良附丸、半夏秫米汤三方合方治疗。

理中汤出自张仲景所著《伤寒论》, 方由人参、干姜、炙甘草、白术组成, 有温中补气、健脾之功, 为治疗太阴虚寒证主方。方由两部分药物组成, 甘味的人参、甘草具有补益功效; 辛温的干姜与苦温的白术相配, 一方面具有温补的作用, 另一方面苦辛相合, 可以使得温性既不至于上行, 也不至于下沉, 而是在脾胃中焦。良附丸出自《良方集腋》, 主治脾胃气滞寒凝所致胃脘痛。《本草求真》云高良姜"同香附则能除寒祛郁"。寒散气行其病自瘥。半夏秫米汤出自《灵枢·邪客》, 它既是治疗不寐之祖方, 又有通阳降逆和胃作用。三方合用, 共奏温中健脾、散寒止痛、和胃安神之功。李雅琴老师辨证准确, 方选恰当, 方证对应, 丝丝入扣, 屡得佳效。

病案 2

金某，女，26 岁。2019 年 10 月 10 日初诊。

患者反复胃脘痛 1 年，经胃镜检查诊断为慢性浅表性胃炎，服用奥美拉唑等药，可暂时缓解。近 1 个月来，由于工作不顺心，心情郁闷，胃痛频繁发作，得食更甚，伴恶心、嗳气，痛经，纳食、二便正常。舌质淡红，苔薄白稍腻，脉弦而细。

中医诊断：胃痛（肝木犯胃）。

治法：疏肝理气，和胃止痛。

处方：逍遥散加减。

柴胡 10g，炒白芍 15g，炙甘草 5g，炒白术 15g，茯苓 15g，薄荷 5g（后下），炒麦芽 30g，生姜 2 片，当归 10g，姜半夏 9g，延胡索 15g，川楝子 7g。7 剂，水煎服。

嘱患者调畅情志，忌食辛辣生冷食物，近期注意保暖。

10 月 17 日二诊：患者服药后胃脘部疼痛好转，无恶心，考虑月经来潮，故上方去辛凉之薄荷，去延胡索、川楝子疏肝泄热、活血止痛之品，加乌药、小茴香、淫羊藿暖宫止痛，温补肾阳。5 剂，水煎服。

10 月 23 日三诊：患者服药后胃痛缓解，本次经期无痛经，诸症已除。嘱患者每次经期前 7 天服中药调理痛经。

患者经 3 个周期治疗，胃痛和痛经均已愈。

按语：胃为五脏六腑之海，为多气多血之腑，主受纳腐熟水谷，其气以和为顺。脾主运化，肝主疏泄，脾得肝之疏泄则运化健旺，肝得脾之转输滋养，则肝气条达。肝的疏泄功能正常，则脾的运化功能健旺。如果素体脾虚，劳倦过度，内伤饮食，情志失调，皆可损及胃腑，使胃气失和，气机郁滞而致胃脘作痛。《素问·六元正纪大论》云："木郁之发……民病胃脘当心而痛。"本案患者因工作不顺心，情志失调，郁怒伤肝，肝失疏泄，郁而不达，横逆犯胃，脾胃气滞，致胃失和降，而出现胃痛、恶心、嗳气、痛经等症。《杂病源流犀烛·胃病源流》谓："胃痛，邪干胃脘病也……惟肝气相乘为尤甚，以木性暴，且正克也。"肝木之所以郁，在《医宗金鉴·删补名医方论》中有很好的解释："肝木之所以郁，其说有二：一为土虚不能升木也，二为血少不能养肝也。盖肝为木气，全赖土以滋培，水以灌溉。若中土虚，则木不升而郁，阴血少，则肝不滋而枯。"对本案的治疗应从肝郁脾虚这一基本病机入手，故方选逍遥散，以疏肝解郁，养血健脾。

逍遥散出自《太平惠民和剂局方》，方中柴胡疏肝解郁，使肝郁得以调达，为君药。当归养血和血，其味辛散，乃血中气药；白芍养血敛阴，柔肝缓急，归、芍与柴胡同用，补肝体而助肝用，使血和则肝和，血充则肝柔，共为臣药。木郁则土衰，肝病易传脾，故以白术、茯苓、甘草健脾益气，非但实土以御木乘，且使营血生化有源。薄荷少许，疏散郁热之气，透达肝经郁热。生姜片降逆和中，且能辛散达郁。柴胡为肝经引经药，又兼使药之用。李雅琴老师合用金铃子散疏肝活血止痛，因川楝子味苦性寒，量少以免伤胃。二诊时，患者经期将至，去金铃子散，改用乌药、小茴香、淫羊藿以理气止痛，温肾暖宫更为妥帖。全方深合《素问·脏气法时论》中"肝苦急，急食甘以缓之""肝欲散，急食辛以散之""脾欲缓，急食甘以缓之"之旨，可使肝郁得疏，血虚得养，脾弱得复，气血兼顾，肝脾同调。该方立法周全，组方严谨，故为调肝养血、健脾之名方，亦为治妇科痛经之常用方。李雅琴老师精准选方，恰当加减，以求久治缓图而获效，胃痛、痛经二病同时而愈。

病案 3

吴某，男，25 岁。2020 年 11 月 3 日初诊。

患者患十二指肠球部溃疡 3 年余，曾因溃疡出血住院治疗，近 4 个月，因经常加班熬夜，又饮食无规律，出现胃脘部疼痛，在饥饿时严重，进食后可缓解，夜间疼痛尤剧，喜热喜按，痛时恶心，伴倦怠乏力，大便溏，日 1 次，舌质淡，边有齿痕，苔薄白，脉弦细。

中医诊断：胃痛（中焦阳虚，脾胃虚寒）。

治法：温中补虚，和中缓急。

处方：黄芪建中汤加减。

炙黄芪 30g，桂枝 10g，炒白芍 15g，炙甘草 4g，大枣 6 枚，炮姜 8g，炒白及 8g，炙刺猬皮 8g，黄精 12g，饴糖 30g（冲）。7 剂，水煎服。

嘱患者用药期间应注意饮食清淡，避免食用生冷、油腻、辛辣刺激性食物，戒烟酒，不熬夜。

11月10日二诊：患者服药后，胃脘部疼痛好转，精神好转，恶心无，但大便有时不成形。于上方加炒山药30g，炒白术15g，以健脾止泻助运。

患者服药后，诸症蠲除，嘱患者遵医嘱，调整饮食起居、戒烟酒。于上方继服，共服2个月，半年后复查，溃疡已愈合。

按语：十二指肠球部溃疡属中医学"胃痛"范畴，胃及十二指肠球部溃疡的疼痛多为久痛，多在空腹时发作，得食痛减，并有喜按喜温等特点，故多属虚，虚者当补，若以攻治痛，势必使虚者更虚。然溃疡病之胃痛，其发生缘于寒邪者甚多，一般治胃痛多用辛散破气或温燥伤阴之品，而复伤脾胃。此时若仍偏执"诸病不可补气之说"，则易犯"虚虚"之戒。若属虚者，仍需补之。经过临床观察，绝大多数溃疡病患者以脾胃虚寒证为主。虚寒者又着重在脾阳虚弱，在阳虚基础上产生寒，为中焦虚寒之证。本案患者由于平时饮食不节，又加工作劳累，经常熬夜，损伤脾阳，中焦虚寒，出现了十二指肠球部溃疡之胃痛，其疼痛表现为空腹时严重、得食痛减、喜温喜按、倦怠乏力、便溏等脾胃虚寒症状。故治以温阳健中立法，方选黄芪建中汤为主方。

黄芪建中汤出自《金匮要略》，其云："虚劳里急，诸不足，黄芪建中汤主之。"以温中补虚立法，是治疗虚劳的著名方，也是治疗脾胃虚寒型胃痛的常用方。所谓"里急"，实为中阳不足，气血亏虚，营卫不行，以致经脉拘急，腹中疼痛，诸不足，久病者正气亏耗，气血阴阳俱虚。故仲景在温运脾胃、建立中气之小建中汤的基础上加一两半黄芪，除主治小建中汤所治"虚劳里急，悸，衄，腹中痛，梦失精，四肢酸疼，手足烦热，咽干口燥"外，又可治神疲乏力、气短懒言、自汗、盗汗等气虚诸症。方中黄芪甘温，补中升阳，益气生血；桂枝辛甘温，温阳散寒，合甘草、大枣、生姜补中健脾；炙甘草合芍药酸甘化阴，和中缓急，合桂枝辛甘化阳，温中补虚，亦有调和诸药之功；大枣可入脾经，擅养气血，配芍药、饴糖缓急止痛，合生姜固护脾胃；重用芍药，为桂枝加芍药汤，治太阴腹痛，养阴止痛最宜，与桂枝相合，温运中阳，散寒止痛效甚；生姜温胃亦走表，扶助胃阳，加强桂枝温阳之功；饴糖温中补脾，缓急止痛。全方组合，温中健脾，和里缓急。

李雅琴老师在临证治疗溃疡病时，针对兼夹症状其加减为：一是黄芪建中汤中生姜辛辣走表发散，改用炮姜温中散寒止痛，长于走中焦，振奋脾阳；二是溃疡病胃脘痛日久，往往瘀阻胃络，李雅琴老师喜用炙刺猬皮，活血止痛，收敛止血，对溃疡病疮口愈合起到保护作用；三是加炒白及，收敛止血，促进溃疡愈合。

病案 4

张某，男，56 岁。2021 年 3 月 10 日初诊。

患者胃脘胀痛 2 年余，经胃镜检查诊断为慢性萎缩性胃炎，病理切片报告为胃黏膜萎缩伴重度肠上皮化生。刻下症：胃脘部胀痛，可放射至肩背部，嗳气，呃逆，自觉疲劳，纳差，面色萎黄，焦虑，紧张，每天只能吃粥和面条，清淡饮食，近 3 个月来消瘦明显（体重减轻 3kg），大便不畅，舌质暗红，边有齿印，苔薄白而腻，脉弦细。

中医诊断：肝郁脾虚，中运失司，胃络受损，气滞血瘀。

治法：健脾和胃，疏肝行滞。

处方：自拟健脾和胃舒肝行滞抗萎汤加减。

太子参 30g，炒白术 15g，茯苓 15g，炙甘草 5g，柴胡 10g，炒枳壳 10g，炒白芍 15g，炒黄芩 10g，莪术 10g，香茶菜 15g，白花蛇舌草 30g，砂仁 5g（后下）。7 剂，水煎，每日早上 9 时、下午 3 时服用 150mL。

嘱患者合理饮食起居，调畅情志，忌食辛辣、生冷刺激性食物。

3 月 17 日二诊：患者服药后胃脘部胀痛明显好转，食纳渐进，乏力缓解，仍有时呃逆，大便已解。于上方加沉香曲 3g，守法守方续服 14 剂。

3 月 31 日三诊：患者服药后胃脘胀痛基本缓解，能食软饭、鱼类等，有时食用肉类后也无胀气感，食纳增加。上方继服。

患者坚持服用 4 个月，体重增加 4kg。4 个月后由于天气太热改服坐珠达西（隔日4粒）续服3个月。患者2022年7月胃镜检查报告示慢性萎缩性胃炎。病理切片示（胃窦）黏膜慢性轻度萎缩性胃炎，幽门螺杆菌（－），肠上皮化生（－）。

按语：慢性萎缩性胃炎伴中、重度肠上皮化生及不典型增生被认为是胃癌前病变。所以，胃腑疾病尤其是慢性萎缩性胃炎或伴肠化及不典型增生者，以病程长，迁延不愈，病机复杂为特点。久病必虚，虚中常兼滞、瘀等，疾病多处于滞损交杂的病变过程。正如《临证指南医案》所云"初病在经，久痛入络，以经主气，络主血"。慢性萎缩性胃炎的发生是从慢性胃炎开始，若饮食、情志、睡眠等出现不良生活习惯，使其病变进一步发展，如肝胃气滞，肝气郁结，横逆犯胃，初则壅滞，气郁日久，必致血瘀胃络而出现胃痛等诸症。慢性萎缩性胃炎是复合型胃病，绝大多数患者表现为脾虚失运，肝胃气滞，毒瘀互结，寒热错杂，虚中有实，实中有虚。本案患者出现胃脘胀痛、嗳气、呃逆、疲劳、消瘦、面色萎黄等症，辨证为脾胃虚弱，肝气郁结，中运失司，气滞血瘀，故治疗以健脾和胃为主，勿忘调肝，二者兼顾。李雅琴老师针对慢性萎缩性胃炎，临床以自拟健脾和胃疏肝行滞抗萎汤加减治疗。经临床多年运用，临床症状改善效果明显，可促进脾胃功能恢复，有效保护胃黏膜，使绝大部分胃黏膜腺体萎缩，肠上皮化生逆转，疗效显著。

方中太子参、炒白术、茯苓与甘草四味药合而为四君子汤，具有健脾益气之效。太子参性平，味甘苦，具有补脾养胃、生津益气之效；白术、甘草性温，燥湿健脾，益气助运；茯苓味甘淡，性平，渗湿健脾；甘草调和诸药。四药组合，健脾养胃，益气补中，以治慢性萎缩性胃炎，共奏补土扶正、固本培元之效。柴胡、炒白芍、枳壳、甘草四药组成四逆散，是疏肝理气、调和脾胃之方。方中四味药可分解为三部分，一是柴胡、芍药为肝药；二是枳实、甘草为脾胃药，疏肝和胃；三是芍药、甘草相伍，可除挛急，有缓急止痛之功。方中黄芩清热燥湿，以疏解肝胃之郁热；莪术、香茶菜、白花蛇舌草三药乃李雅琴老师治疗慢性萎缩性胃炎必用之药，三药相伍，具有活血化瘀、消肿止痛、清热解毒、清除病灶、消除炎症的作用，同时还可以促进胃黏膜再生，从而起到预防萎缩性胃炎癌变的作用。诸药合用，使胃气得降，气机调顺，则胀痛自除。患者经 4 个月调治，已实现慢性萎缩性胃炎、重度肠上皮化生逆转。本案患者慢性萎缩性胃炎伴重度肠上皮化生逆转有 2 个原因：一是，坚持整体观念，辨证论治，遣方用药轻灵活泼，依证加减化裁。组方用药，不受胃镜和西医病理影响。二是，患者信心坚定，配合治疗，持续用药，谨遵医嘱，合理饮食起居，调畅情志。故慢性萎缩性胃炎虽是难治之疾，但非不治之症，只要鼓励患者树立信心，一定能收到满意疗效。

病案 5

宋某，男，58 岁。2021 年 11 月 7 日初诊。

患者反复胃痛 2 年，经胃镜检查诊断为胃窦溃疡，幽门螺杆菌（＋），曾两次溃疡伴出血住院治疗，已用四联疗法治疗幽门螺杆菌。患者本次胃脘部隐隐作痛 1 个月，喜温喜按，空腹痛甚，进食可缓解，伴泛酸，面色不华，有时呃逆，大便溏薄，日 1 次，舌质暗红，边有齿痕，苔薄白，脉细弱。患者平时喜喝黄酒，喜食生冷食物。

中医诊断：胃痛（中焦虚寒，肝胃不和）。

治法：温中止痛。

处方：小建中汤加减。

饴糖 30g（冲服），桂枝 10g，炒白芍 20g，炙甘草 5g，炮姜 8g，大枣 10g，吴茱萸 3g，炒黄连 4g，炒白及 10g，炙刺猬皮 10g，炒黄芩 10g。7 剂，水煎服，每日上午 9 时、下午 3 时温服。

嘱患者忌食辛辣、生冷刺激性食物，饮食定时，戒烟酒。

11 月 14 日二诊：患者服药后胃脘部疼痛明显好转，空腹仍有饥饿感，早上时有泛酸，大便已成形。于上方加乌贼骨 15g，和胃制酸，加制黄精 12g，健脾养胃，将芍药改为 12g。续服 7 剂。

患者服药后诸症均缓解，此后依原方随症化裁，共服 3 个月。半年后，患者胃镜复查示慢性浅表性胃炎，胃窦溃疡瘢痕期，幽门螺杆菌（－）。

按语：胃溃疡是消化系统的常见病、多发病，主要表现为节律性、周期性上腹部疼痛，与进食有关，可并发胃出血、穿孔。中医将其归属于"胃痛""痞证""嘈杂"等范畴。《脾胃论》曰:"脾胃之气既伤,而元气亦不能充,而诸病之所由生也。"本案患者脾虚中焦不运,空腹较甚,进食后胃部得食物温煦,故得食略安;其伴有泛酸、呃逆,兼有肝胃不和之证。胃痛日久,胃络受损,日久郁而化热,结合舌暗红,患者虽未热象悉具,但已显露热郁,有胃阴亏损之证,程度尚轻。《冯氏锦囊必录》云:"脾胃虚则百病生,调理中州,其首务也。"因此,李雅琴老师首选小建中汤,温中补虚,和里缓急。小建中汤主要用于偏阳虚之腹中急痛和虚劳里急,而胃溃疡典型表现为胃痛,发病日久,胃之气机郁滞,胃络失养,胃失和降而痛,二者在病机上有共性。

小建中汤首见于《伤寒论》,其有温中补虚、和里缓急之功。方中以饴糖为君,温中补虚,固护中焦脾胃,寓含阴阳双补之意。芍药倍于桂枝,以甘守酸敛之性,使通行营卫之品而补益中州,以昌盛气血生化之源。况且芍药量独重,更显其缓急止痛之功。桂枝温里祛寒,桂芍相配,阴阳双补。生姜(改炮姜)、大枣为佐药,辛甘化阳,酸甘化阴。甘草为使药,有调和诸药的作用,同时芍药、甘草又能益阴、缓急、止痛。李雅琴老师在应用小建中汤时,常结合患者症状应用化裁,本案患者伴有泛酸、呃逆,为肝胃不和,在原方基础上辅以《丹溪心法》中的左金丸制酸和胃。黄连味苦,性寒,清热燥湿,泻火解毒;吴茱萸味辛苦,性热,散寒止痛,降逆止呕。二药一辛一苦,辛开肝郁,苦降胃热,寒中有热,泻火不致伤阳,苦寒不致伤胃,两药配伍,为治疗嘈杂吞酸之要药。加刺猬皮,活血止痛,收敛止血;白及止血生肌,消肿,二药相合,促进溃疡愈合。后对芍药剂量加以调整,防其酸性太过。加黄精以滋胃阴,补脾气。诸药组合,中阳得健,运化归常,胃气因和,疼痛缓解,溃疡愈合。药用精当,巧妙贴切,疾病得以告愈。

病案6

吴某,女,58岁。2022年10月25日初诊。

患者胃脘部胀痛1年余,经胃镜检查诊断为糜烂性胃炎,经B超检查肝胆胰脾均未见明显异常,服奥美拉唑、瑞巴派特等药均无效,于是就诊于李老师。刻下症:胃脘部胀痛,平时疼痛不明显,饮水后胃脘部胀痛，整天不敢喝水，也不敢吃粥，只能吃一些干燥食物，无恶心，有时呃逆，大便正常，舌质淡，苔薄腻而滑，脉沉弦。追问病史，起因于1年前误听人说每天早晨喝2大杯开水可软化血管，喝了将近1周感觉胃脘部胀痛。

中医诊断：胃痛（脾阳亏虚，饮停中焦，气机失调）。

治法：健脾渗湿，温阳化饮。

处方：苓桂术甘汤加减。

茯苓30g，桂枝10g，炒白术15g，炙甘草5g，党参15g，砂仁6g（后下），陈皮10g。7剂，水煎服。

嘱患者忌食辛辣。

患者服药后，曾尝试喝一小碗稀饭，喝后感觉无明显胀痛，药已显效，守法守方，原方续服10剂而愈，嘱其一次不能超过250mL，注意饮食结构搭配。

按语：《伤寒论》指出水停在胃的特征是"心下悸"，"心下"指胃，"悸"指悸动不安，"心下悸"就是指胃里悸动不安，有嘈杂的感觉，甚至胃里会听到振水声。舌苔多白滑，临床上属于水饮胃病。《金匮要略·痰饮咳嗽病脉证并治》云："病痰饮者，当以温药和之。"本案患者由于过度饮水损伤中焦脾胃，致使脾胃阳虚，盖脾主中州，职司气化，为气机升降之枢纽，脾阳不足，运化失职，阳虚水气不化，水湿凝阻中阳，引起水胃病，出现胃痛胀而满，喝水则更剧，用苓桂术甘汤温阳化饮。本方出自《金匮要略》，为阳虚水饮证而设，其临床症状之关键是抓住阳虚水饮这一病机，临证时不囿于仲景书中所述之病证，可用其治疗各种疾病，只要方证对应，临床效果就显著，这样才能扩大经方的应用范围，促进经方的传承与发展。《灵枢·阴阳系日月》曰："心为阳中之太阳。"其性属火，上居于胸，能行阳令而制阴于下，心阳不足，坐镇无权，不能降服下阴，则使寒水上泛，而发为水气上冲，故心阳充沛则五脏六腑之功能亦可维持正常。脾主运化，若脾阳不运，可直接导致水液运化失常。脾居中如堤坝，因土不能治水于下，则水无所至，易上冲为患，用苓桂术甘汤。方证对应，以温补心阳，培土治水。

方中茯苓甘淡利水，量大，行肺之治节，补脾之土，以固堤坝。桂枝通阳以消阴，下气以降逆，补心阳以制水寒，与茯苓配合相得益彰。假如方中有桂枝而无茯苓，则不能渗利水邪以伐阴水；如果只有茯苓而无桂枝，则不能上补心阳之虚，下不能通阳以行津。由此可见，苓桂二药相辅相成，缺一不可。白术补脾，协助茯苓以运化水湿；炙甘草则助桂枝上扶心阳，中保脾胃之气，以缓水势泛滥。故太阴湿土，得之始运，此之谓也。加党参健脾益气，以助运化；砂仁行气化湿，温中止痛消胀；陈皮理气健脾燥湿，三药共同起协助作用。由于辨证准确，切中肯綮，用方遣药，师古而不泥，遵从古贤，借鉴经验，扩大了经方应用范围，故水饮去，脾阳振，正气复，病告愈。

病案 7

周某，女，45 岁。2024 年 1 月 13 日初诊。

患者 1 个月前无诱因出现胃脘部疼痛，经服西药症状不能缓解，故寻求中医治疗。刻下症：胃脘部隐痛，烧灼感，饥饿时更甚，伴呃逆，口干，大便干结，小便调，夜寐欠佳，舌质淡红，苔薄黄，脉细弱。

中医诊断：胃痛（胃阴亏虚证）。

治法：养阴益胃，和中止痛。

处方：益胃汤加减。

北沙参 30g，玉竹 15g，黄精 15g，麦冬 10g，炒白芍 15g，炙甘草 5g，佛手 8g，石斛 15g。7 剂，水煎服。

患者服药后胃脘部隐痛缓解，也无烧灼感，大便已软，原方续服 7 剂而愈。

按语：本案患者以胃脘部疼痛为主症，辨病属中医"胃痛"范畴。《顾氏医镜·胃脘痛》云："须知拒按者为实，可按者为虚；痛而胀闭者多实，不胀不闭者多虚；喜寒者多实，爱热者多虚；饱则甚者多实，饥则甚者多虚；脉实气粗者多实，脉少气虚者多虚；新病年壮者多实，久病年老者多虚；补而不效者多实，攻而愈剧者多虚。必以望、闻、问、切四者详辨，则虚实自明。"本案患者伴随症状为有烧灼感，饥饿时更甚，口干，便干，舌质淡红，苔薄黄，脉细弱。四诊合参，辨证为胃阴亏虚，兼有气滞，治以养阴益胃、和中止痛。李雅琴老师以《温病条辨》益胃汤为基础，在治疗时以轻养为原则，在滋养胃阴时，去滋腻碍胃之生地黄，以防阻碍气机。方中北沙参、麦冬、石斛、玉竹益气养阴生津，为甘凉益胃之品；黄精补气养阴健脾；佛手和胃止痛，疏肝理气；芍药、甘草柔肝止痛以扶脾。全方共奏养阴益胃、和中止痛之功，效如桴鼓。

二、胃痞

王某，女，38岁。2023年5月6日初诊。

患者上腹部胀、反酸1年余。曾做胃镜检查诊断为反流性食管炎、慢性胃炎，经服奥美拉唑、曲美布汀等药可暂时缓解。患者近1年来经常出现胃脘部胀闷、反酸、口苦、嗳气、呃逆，胸脘部有烧灼感，不能吃凉的食物，睡眠差，乏力，肠鸣，大便不成形，舌质淡红，边有齿痕，苔薄黄而腻，脉弦细。

中医诊断：胃痞（寒热错杂，脾胃升降失常）。

治法：和中降逆消痞。

处方：半夏泻心汤加减。

姜半夏10g，炒黄芩10g，干姜5g，党参15g，炙甘草5g，炒黄连5g，大枣10g（擘），砂仁5g（后下），吴茱萸3g，木香8g，秫米15g。7剂，水煎服。大枣剪碎后入药，因患者有反酸，不宜再进大量汤液，以防引起呕吐，故中药煎后去滓再煮，浓缩成300mL，每天三餐后半小时服用100mL药汁。

嘱患者定时饮食，不可过饱或过饥，忌辛辣、生冷刺激性食物，调畅情志。

5月13日二诊：患者服药后谨遵医嘱，胃脘部胀闷反酸、睡眠症状明显好转，无口苦、肠鸣，大便也成形，但仍觉胃脘部有烧灼感，呃逆。于上方加玉竹12g，养胃阴，佛手8g，理气和胃。续服7剂。

5月20日三诊：患者服药后诸症好转，但时有反酸，舌苔已化。于原方去温燥之干姜，加海螵蛸15g，制酸和胃。续服7剂，水煎服。

患者服药后诸症蠲除，后随症加减，继服14剂而愈。

按语：反流性食管炎属中医学"胃痞"范畴。本病常因饮食不节，损伤脾胃，或情志不遂，肝气不舒，横逆克土，升降失常，胃气不降，浊气上逆，以痞满、反酸、嘈杂、胃灼热、嗳气、呃逆为主要临床表现。本案患者为年轻女性，平时工作和生活压力较大，经常熬夜加班，进食无规律，很容易伤及脾胃，引起脾胃虚弱。再加情志失调，肝失疏泄，横犯脾土，脾虚木郁，中焦升降不利，脾胃运化失司，胃腑通降失常，而致脾寒胃热，寒热互结，遂成痞证。《金匮要略·呕吐哕下利病脉证治》云："呕而肠鸣，心下痞者，半夏泻心汤主之。"《伤寒论·辨太阳病脉证并治下》云："伤寒五六日，呕而发热者，柴胡汤证具，而以他药下之，柴胡证仍在者，复与柴胡汤。此虽已下之，不为逆，必蒸蒸而振，却发热汗出而解。若心下满而鞕痛者，此为结胸也，大陷胸汤主之。但满而不痛者，此为痞，柴胡不中与之，宜半夏泻心汤。"本案患者属于寒热错杂于中，脾胃升降失常，治当辛开苦降，寒热并用，补泻兼施，方选半夏泻心汤。陈修园在《金匮要略浅注·呕吐哕下利病脉证治》中言："此为呕证中有痞而肠鸣者出其方也。此虽三焦俱病，而中气为上下之枢，但治其中。而上呕下鸣之证俱愈也。"虽有上中下三焦的见症，但究其根本应是寒热互结于中焦，故以"心下痞"为关键，治疗当以消结散痞为主，复中焦气机，则上呕、下鸣诸症皆可消。方以半夏为君，味辛，性温，入脾、胃、肺经，既能散结消痞，又善降逆止呕；黄芩、黄连二药苦寒，合用可清热散痞燥湿，既可除中焦湿热，又可泄热坚阴；砂仁入中焦，辛温通阳，温脾散寒，又有理气化湿开胃之功；党参、甘草、大枣甘温益气，补益脾胃，助其健运，以复其升降之职；干姜辛热，祛寒止呕；吴茱萸合黄连为左金丸，加强制酸和胃之力。诸药合用，为辛开苦降、寒温并用、消补兼施之法，共奏降逆和中、畅达气机、消除痞满之功效，病告痊愈矣。

三、腹痛

柯某，男，16岁。2018年12月8日初诊。

患者近半年来脐周两侧经常出现腹痛、腹胀，经胃肠镜、B超、腹部CT及血管检查均无明显异常，服中西药未见明显效果。刻下症：患者自夏天喝冷饮后出现脐周腹痛、腹胀，无压痛感，伴口苦、口臭，纳食不佳，上课时经常打瞌睡，大便不成形，排便不畅，舌质淡红，苔薄黄而腻，脉沉细。

中医诊断：腹痛（上热下寒，寒热错杂，木旺土虚，肝脾不和）。

治法：清上温下，柔肝扶脾。

处方：乌梅丸加减。

乌梅15g，细辛3g，干姜5g，炒黄连5g，当归10g，附子8g（先煎），川椒3g，桂枝6g，太子参20g，盐黄柏6g。5剂，水煎服。

嘱患者餐后2小时温服120mL，日2次，禁食生冷之物。

患者服药后病已告瘥，覆杯而愈，随访半年未复发。

按语：消化系统疾患发病多由烦恼嗔怒、抑郁督闷，引起肝郁气滞，戕伐脾胃，导致肝脾不和；或饮食不当，暴饮贪杯，脾胃受损，土虚木乘，出现腹痛、腹胀、嗳气、泛酸等症。本案患者由于饮食不当，过食生冷，伤及脾胃，脾土受损，土虚木乘，脾不健运则湿热内蕴肠道，出现脾虚湿困，则见大便溏薄不成形，排便不畅。脐周为厥阴肝经之位，故胀痛在脐周两侧。另一方面脾胃功能障碍，导致化源不足，故上课精神不振。辨证为寒热错杂、虚实夹杂之证，选用乌梅丸治疗。乌梅丸是治疗消化系统寒热错杂证的一首良方，也是和解之剂。戴天章云："寒热并用之谓和，补泻合剂之谓和，表里双解之谓和。"本案病情寒热错杂，虚实互见，既不宜专攻，又不宜纯补，应使用补虚泻实、祛邪安正的方剂，乌梅丸当属无疑。乌梅丸组成药物具备酸、辛、苦、甘、温五味，药性刚柔兼备。酸如君药乌梅量大，敛阴柔肝制木；辛以干姜、川椒、桂枝，辛以宣化、通阳；苦以黄连、黄柏，苦以燥湿，苦以泄热；甘以参、归，补气养血益土；桂枝、川椒、干姜、细辛，辛温燥烈，温补脾土，疏肝和胃；附子大热为补火第一要药，雄壮剽悍，力宏效捷。全方观之，酸甘合用，大可伏厥阴补太阴；甘酸濡养，药性为柔，可敛肝之用，柔肝之体；苦辛相合，截然相反，清胃肠之湿热；刚柔并用，泄厥阴而和少阳，具有开通畅达之力。《神农本草经》谓乌梅能"下气"，《肘后备急方》谓乌梅可救治"心腹胀痛"，合而观之，乌梅丸可从整体上综合治疗寒热错杂，虚实夹杂，符合"厥阴"病特征者，均可投之。故而治疗本案之脐周两侧顽固性腹痛腹胀，取效迅速而出人意料。

四、呃逆

病案 1

水某，女，53 岁。2024 年 4 月 4 日初诊。

患者反复嗳气、呃逆 2 个月，有时胃脘部胀闷，经胃镜检查诊断为慢性胃炎，服西药无效。刻下症：在发病前多食了糯米笋后出现呃逆、嗳气、恶心、饱满感，大便正常，舌质淡红，苔薄白稍腻，脉弦细。

中医诊断：呃逆（胃虚气逆，痰浊中阻）。

治法：降逆化痰，益气和胃。

处方：旋覆代赭汤加减。

旋覆花 10g，代赭石 8g，生姜 15g，姜半夏 10g，党参 15g，大枣 10g，砂仁 5g（后下），炙甘草 4g。7 剂，水煎服。

患者服药后嗳气、呃逆已除，为巩固疗效续服 7 剂而愈。

按语：呃逆俗称"打嗝"，是膈肌痉挛的临床表现，多因饱食生冷、辛辣食物或药物等刺激诱发。本案患者为饮食不节损伤脾胃，中气亏虚，浊气不降，逆气上冲，而正气不续，嗳气不除。此种病证表现正好与张仲景《伤寒论》中旋覆代赭汤证原文相符，"伤寒发汗，若吐若下，解后心下痞硬，噫气不除者，旋覆代赭汤主之"。主治胃虚痰阻气逆，原方组成为旋覆花三两，人参二两，生姜五两，代赭一两，甘草三两，炙半夏半升，大枣十二枚，擘。国医大师刘渡舟认为："仲景此方的剂量原来如此，因饮与气搏于心下，非重用生姜不能开散。代赭石能镇肝逆，使气下降，但用至 30g 则直驱下焦，反掣生姜、半夏之肘，而于中焦之痞则无功，故减其剂量则获效。"临床应根据具体情况掌握剂量。方中旋覆花虽质地轻扬能升散，但其功善下降，有降气化痰止咳、降逆止呕作用，故有"诸花皆升，旋覆独降"的药性口诀。代赭石味苦性寒，擅于降泄肺胃上逆之气，从而降气化痰止喘息，降胃气止噫气、呕吐、呃逆。旋覆花宣散降气，代赭石清降止逆，两药宣降相宜，降逆止呕效著。从用量细究，病在上焦，方中代赭石用量宜小。党参、大枣、甘草甘温益气，健脾养胃，以复中虚气弱之本。生姜量大，非重用不能开散，温胃化痰，散寒止呕，佐助君药旋覆花下气化痰，以降逆止嗳。砂仁醒脾阳，助脾升胃降。诸药相合，标本兼顾，共奏降逆化痰、益气和胃之功，使脾健胃和，痰消气降，呃逆自除。

病案 2

金某，男，56 岁。2021 年 9 月 20 日初诊。

患者阵发性呃逆半月余。半个月前，患者晚餐饮数瓶冰啤酒后出现呃逆，当时伴恶心呕吐，此后经常呃逆，呃声连连，声音低沉有力，但无胃脘部胀痛感，伴胃纳减退，神疲乏力，夜寐欠安，大便溏薄，舌质淡红，舌体胖大，苔薄白稍腻，脉沉细。

中医诊断：呃逆（中阳虚寒，胃寒积滞，胃气上逆）。

治法：温中散寒，平冲降逆。

处方：小半夏汤合丁香柿蒂汤加减。

姜半夏10g，生姜9g，丁公香4g，柿蒂10g，党参15g，桂枝15g，炙甘草5g，炒白芍15g，大枣10g。7剂，水煎服。

嘱患者保持精神舒畅，避免过喜、暴怒等精神刺激；饮食宜清淡，忌食生冷、辛辣，发作时可饮少量温开水。

9 月 27 日二诊：患者服药后呃逆止，纳食仍欠佳，精神好转，夜寐欠安。于上方加秫米15g，合为半夏秫米汤，为治失眠第一方。另加炒麦芽30g，以健脾开胃。继服7剂。

患者服药后诸症蠲除，1个月后，电话随访未再复发。

按语：小半夏汤出自《金匮要略》，由半夏、生姜组成，具有化痰散饮、和胃降逆之功。主治寒饮内停脾胃，胃失和降之呕吐、呃逆。方中半夏辛温，燥湿化痰涤饮，降逆和中止呕；生姜辛温，为呕家之圣药，降逆止呕，温胃散寒。半夏、生姜相配，可制半夏之毒，使痰祛饮化，逆降胃和而呃逆、呕吐自止。丁香柿蒂汤出自明代《症因脉治》，具有温中益气、降逆止呕之功效，主治本案患者脾胃虚寒、胃失和降之呃逆证。

方中丁香温胃散寒，降逆止呕，为治胃寒呕吐、降逆之要药；柿蒂长于降逆止呕，两药相配，温胃散寒，降逆止呕；生姜温胃散寒止呕，增强丁香、柿蒂温胃降逆之功；党参甘温益气以补其虚。李雅琴老师又于方中加桂枝15g，与白芍、炙甘草、大枣、生姜成仲景之桂枝加桂汤，《医学衷中参西录》言桂枝"为其味甘，故又善和脾胃，能使脾气之陷者上升，胃气之逆者下降，脾胃调和则留饮自除，积食自化"。诸药合用，阳复寒去，脾胃调和，则呃逆自除。

病案3

寿某，男，68岁。2024年3月2日初诊。

因呃逆2天就诊，2天前患者因发热、咳嗽，去医院检查为肺部感染，给予左氧氟沙星、头孢及地塞米松静脉滴注3天，当天晚上就出现反复呃逆，第二天去医院治疗，医生给予甲氧氯普胺片、安定片等药，症状稍减轻一些，随后就诊针灸科、中医科，给予针灸及旋覆代赭汤合丁香柿蒂汤加减治疗，服后仍呃逆不止。后请李老师诊治。刻下症：诊室见呃逆声，清脆响亮，无泛酸、恶心、呕吐等症状，伴咳嗽，咳痰色黄，无气急，下午有低热，体温37.5℃～38℃，大便偏干，小便黄，舌质淡红，苔薄黄，脉滑而数。

中医诊断：呃逆（痰热阻肺，肺失肃降，胃气失和）。

治法：宣降肺气，清热化痰。

处方：泻白散加减。

桑白皮10g，地骨皮10g，粳米15g，生甘草5g，姜半夏10g，枇杷叶10g，桔梗6g，枳壳10g，芦根15g，前胡10g。3剂，水煎服。

嘱患者停用所有针剂，特别是地塞米松针剂，改用口服莫西沙星片每日0.4g。

调护：①注意寒温适宜，避免着凉；②饮食宜清淡，忌生冷、辛辣、肥腻及烟酒。

患者回家后立即服药，呃逆症状明显减轻，下午服第二汁，呃逆即止，热已退，咳嗽、咳痰症状好转。

按语：呃逆是指气机上逆动膈，喉间呃呃连声，声短而频，或密或疏，不能自主，轻者作深呼吸、做憋气动作而自愈。中医经典中多有相关论述，历代医家根据临床经验总结，认为呃逆病机在于中焦脾胃失和，胃气上逆，故治疗时也仅用和胃降逆之法，而有时疗效往往不佳。李雅琴老师认为，找寻呃逆之诱因最为重要，呃逆之源不仅在中焦脾胃，亦可与上焦心肺，下焦肝肾，或瘀血等实邪相关。本案患者由于外邪侵肺，出现发热、咳嗽，西医用了抗生素和激素引起呃逆。《灵枢·口问》言："谷入于胃，胃气上注于肺。今有故寒气与新谷气，俱还入于胃，新故相乱，真邪相攻，气并相逆，复出于胃，故为哕。"肺司呼吸，朝百脉，主宣发肃降，调节全身之气升降出入。今有外邪相侵，肺失宣降，痰湿凝滞而气痹，全身之气皆滞，累及于胃，胃失和降，气机逆乱而上冲，再加激素刺激，引起膈肌痉挛而呃逆，故治以宣降肺气、清热化痰，方用泻白散加减治疗。

泻白散出自钱乙《小儿药证直诀》。该方以清热泻肺、止咳平喘为主，治疗肺炎或支气管炎，方由桑白皮、地骨皮、粳米、甘草四药组成。方中桑白皮甘寒，性降，专入肺经，清泻肺热，止咳平喘，为君药；地骨皮甘寒，清降肺中伏火，为臣药；使以粳米、炙甘草养胃和中，为佐使药。全方清中有润，泻中有补，既能清透肺中实热以治标，也能滋阴润肺和胃以治本，清泻肺中伏火以消郁热。方中加了芦根，清热泻火，生津止渴，除烦止呕；桔梗、枳壳理气化痰，上下宣通；枇杷叶清肺止咳，降逆止呕。诸药合用，宣畅肺气，清肺中郁火，化痰热，使肺恢复清肃之令，脾胃之气畅通，呃逆顿止。

思考：辨证是中医治病的根本和灵魂。治病必求其本，中医最忌某病用某药，某方治某病等按图索骥的刻板公式。约定俗成应用的一系列降逆止呃的古代名方，如旋覆代赭汤、丁香柿蒂汤、橘皮竹茹汤、柴胡四逆散等，皆以肝胃之治，岂不知，气机出入升降与肺气也有关。本案患者从肺论治，看似偶然个案治疗，但偶然性背后隐藏着必然性，临床上亦屡见不鲜，临证时必须详细审证求因，才能方证对应，不致误治。

五、泄泻

病案 1

胡某，女，76 岁。2006 年 5 月初诊。

患者患慢性腹泻 40 余年，经中西药对症治疗，收效甚微。刻下症：大便溏泄，完谷不化，时有腹胀，遇冷更剧，腰膝酸软，舌质淡，苔薄白，脉沉细。

中医诊断：泄泻（脾肾两虚）。

治法：健脾温肾。

处方：参苓白术散加减。

党参 20g，炒白术 15g，茯苓 15g，炒扁豆 15g，炒薏苡仁 30g，豆蔻仁 6g（后下），山药 30g，陈皮 6g，附子 6g，桔梗 4g，补骨脂 10g，焦山楂 30g。7 剂，水煎服。

患者服药后症状好转，无腹泻，大便日 1 次，已成形。于上方加淫羊藿 10g，继服 7 剂，多年顽疾根治。

按语：慢性腹泻，迁延缠绵，久泻咎于脾虚，久之脾病及肾，命火式微，釜底无薪，火不暖土，脾肾同病，久泻不止，水谷不化，故用参苓白术散健脾运中。患者遇冷更剧，故加少许附子，温肾益火，治疗重在益火补土，经调治半月痊愈。

病案 2

石某，男，72 岁。2020 年 11 月 14 日初诊。

患者患慢性腹泻 5～6 年。患者 5～6 年前因饮食不慎，过食生冷后经常出现腹泻，每天解稀便 2～3 次，曾做肠镜检查无明显异常。刻下症：每日腹泻 2～3 次，为稀便，伴肠鸣，无腹痛腹胀，冬天畏寒，腰膝酸软，纳食正常，夜尿次数多，每夜 2～3 次，曾自服参苓白术散，但效果欠佳。舌质淡，边有齿痕，苔薄白，脉沉细。

中医诊断：泄泻（脾胃阳虚）。

治法：健脾温肾。

处方：参苓白术散合附子理中丸加减。

党参 15g，炒白术 15g，茯苓 15g，炒山药 30g，炒白扁豆 15g，莲子 10g，炒薏苡仁 30g，砂仁 5g（后下），桔梗 5g，炙甘草 5g，附子 8g（先煎），炮姜 8g。7 剂，水煎服。

嘱患者忌食生冷，戒烟酒。

患者服药后腹泻已止，大便基本成形。后服上方 14 剂而愈。

按语：慢性腹泻属中医学"泄泻""下痢"等范畴，是一种常见的消化系统疾病，其久治不愈者，多属虚或虚实夹杂，其病变脏腑为脾、肝、肾。《灵枢·口问》云："中气不足，溲便为之变，肠为之苦鸣。"《景岳全书·泄泻》云："泄泻之本，无不由于脾胃……脾胃受伤，则水反为湿，谷反为滞，精华之气不能输化，乃致合污下降。"故脾虚是导致泄泻的主要原因。《灵枢·邪气脏腑病形》云："肾脉……小甚为洞泄。"《素问·水热穴论》云："肾者胃之关也。"《景岳全书·泄泻》云："盖肾为胃关，开窍于二阴，所以二便之开闭皆肾脏之所主，今肾中阳气不足，则命门火衰，而阴寒独盛……阴气盛极之时，即令人洞泄不止也。"故肾虚命门火衰也可引起泄泻。

本案患者由于饮食损伤脾胃，脾胃虚弱，运化失职，水谷不化，升降失调，清浊不分，而成泄泻；再加患者年老体衰，肾气不足，肾阳亏虚，命门火衰，致脾失温煦，关门不固，二便失约亦可引起泄泻。本案病情较长，除腹泻肠鸣外，伴有畏寒、腰膝酸软、夜尿多、脉沉细等肾阳虚衰之症。若治疗单用参苓白术散健脾不足以疗其阳衰之势，难以奏效，因此需合用附子理中丸温肾健脾。参苓白术散出自《太平惠民和剂局方》，本方由四君子汤加山药、扁豆、莲子、薏苡仁、砂仁、桔梗而成。人参、甘草益气健脾；茯苓、白术、薏苡仁健脾渗湿；白术、山药、扁豆、莲子、砂仁健脾化湿，和胃理气；桔梗宣畅肺气，肺气宣通，腑气得降，此亦为"提壶揭盖"之法。方内各药多属甘淡、甘温之品，味甘入脾，温能散寒祛湿，健脾燥湿；淡能淡渗利水；甘温益气，甘淡育阴，故本方实为健脾止泻扶正之良方。附子理中丸出自《太平惠民和剂局方》，一路入脾，一路入肾，作为人体正气的两大来源，脾和肾都兼顾了，附子理中丸里有大辛大热之附子、干姜，又有甘温的党参、白术和

基层名老中医四十年临证传承录

甘草，所以能够治疗一切形寒饮冷之症。方中附子温阳祛寒，治命门火衰；李雅琴老师把干姜改为炮姜，温运中阳，长于走中焦，振奋脾阳；白术健脾燥湿；党参益气健脾；炙甘草补中扶正。五药配伍，达到温肾健脾止泻之功。二方合用，脾胃健运，脾阳得到肾中命门之火之温煦，泄泻则豁然而止。

病案3

许某，女，38岁。2022年6月2日初诊。

患者1个月前患急性阑尾炎，因误治引起阑尾炎穿孔并发腹膜炎，经阑尾切除术后住院治疗10余天，好转出院。出院时一直出现腹痛腹泻，经西药蒙脱石散及中药葛根芩连汤、参苓白术散等治疗无效，人消瘦了2.5kg。刻下症：一日腹泻5～6次，便下稀溏，腹鸣之声，隔衣可闻，且不可进食荤、腥、油腻，食则泄泻次数增多，便溏之前腹痛，痛辄欲便，便后则痛胀减，无呕吐，舌质淡，苔薄腻，脉弦细。

中医诊断：泄泻（木盛犯土，脾失健运，湿邪内滞）。

治法：抑木扶土，祛湿止泻。

处方：痛泻要方加减。

炒白术15g，炒白芍15g，陈皮8g，防风7g，炮姜8g，焦山楂30g，豆蔻5g（后下），木香8g，香附10g。7剂，水煎服。

嘱患者清淡饮食，暂戒荤腥之物。

6月9日二诊：患者腹痛、腹泻基本痊愈，大便正常，稍感疲乏。于上方加炒山药30g，太子参15g，苍术9g，以健脾益气助运，恢复脾胃功能。

经过1个月调理，患者食欲增加，可进荤食少许，体重增加了1.5kg。

按语：本案患者因急性阑尾炎误治，阑尾穿孔并发腹膜炎，手术后再加生理盐水洗肠，致寒湿之邪壅滞，脾胃损伤致患者焦虑担忧，故引起肝旺脾虚湿滞肠道。观其临床症状为腹痛肠鸣，泻后痛解，大便次数多，结合舌脉，李雅琴老师辨为肝木乘犯脾胃之土，再加湿邪滞留引发的泄泻，故用痛泻要方。痛泻要方最早载于《丹溪心法·泄泻》，书中虽无方名，但所列药味（防风、白芍、白术、陈皮）与痛泻要方完全一致，并标明"痛泻"字样，主要功用为调和肝脾，即"抑木扶土"，大凡肝强脾弱患者应用之有效，后世各家论述不一。《医方考》云："泻责之脾，痛责之肝；肝责之实，脾责之虚。脾虚肝实，故今痛泻。"其特点是泻必腹痛。方中白术味苦、甘，性温，补脾燥湿，以治土虚；白芍味苦、酸，性微寒，养血柔肝，缓急止痛。《本草纲目》指出"白芍药益脾，能于土中泻木"，白术与白芍相配，调和肝脾，抑木扶土，止泻止痛。陈皮辛能利气，燥湿醒脾，行气止痛，助白术健脾，助芍药止痛。防风味甘辛，性微温，辛而发散，微温不燥，具升散之性，可助白芍柔肝疏散，且防风为风药，风能胜湿，助白术燥湿止泻，防风与陈皮相伍，可以辛散肝郁。方中加炮姜温中散寒止痛；山楂健脾消食止泻；香附疏肝解郁，理气散瘀结；木香行气止痛，健脾消食，疏理三焦气机。全方组合，补脾土而泻肝木，除湿止泻，调理气机而止痛。经调理1个月，患者腹痛、腹泻均愈，胃肠功能恢复正常。

病案4

余某，男，65岁。2023年4月1日初诊。

患者腹泻5天，5天前因喝酒后脱衣服受凉，出现发热腹泻，水样便10余次，无腹痛无呕吐，遂去医院急诊，诊断为胃肠型感冒，输液3天热退，但腹泻未止，给予蒙脱石散，服后仍无效，于是找李老师诊治。刻下症：腹泻，每日排黄色水样便10余次，稍腹胀，纳差，乏力，口渴，少量咳嗽气短，几天来消瘦了2kg，舌质红，苔黄而厚腻，脉浮数。

中医诊断：泄泻（饮食不节，复感外邪，胃肠蕴热，协热下利）。

治法：清热燥湿止利，兼以透表。

处方：葛根芩连汤加减。

煨葛根30g，炒黄芩12g，炒黄连8g，藿香10g，苏叶10g，豆蔻5g（后下），焦山楂30g，陈皮8g，炒麦芽30g。3剂，水煎服。

嘱患者清淡饮食，米粥为宜。

4月4日二诊：患者服药后，腹泻已止，咳嗽气短缓解，伴乏力纳差，舌质淡红，苔薄黄而腻，脉濡。考虑患者脾胃湿热未清，于上方加大豆黄卷 10g，石斛 15g，陈皮 10g，清热利湿，益胃生津。3 剂，水煎服。

患者服药后诸症息平。

按语：患者因饮食不节，复感外邪，出现发热腹泻水样便，经医院输液治疗热虽退，但腹泻不止，舌苔黄而厚腻，脉浮数，为外邪未清，湿热内蕴于里，下注大肠。咳嗽、气短是表里之热，迫于肺，肺失清肃，宜葛根芩连汤主之。本方出自《伤寒论》，其云："太阳病，桂枝证，医反下之，利遂不止，脉促者，表未解也，喘而汗出者，葛根黄芩黄连汤主之。"方中葛根轻清升发，生津止利，又有透邪之功；黄芩、黄连苦寒清热，厚肠胃，坚阴止利；去甘草之甘缓，加藿香、苏叶、豆蔻、山楂、麦芽，化湿醒脾，开胃消食。诸药组合，侧重于清胃肠湿热，止热利。

病案 5

赵某，男，66 岁。2022 年 5 月 3 日初诊。

患者现为直肠癌术后 6 个月，已行西医化疗治疗，现要求中药调理。前医用参苓白术散合葛根芩连汤治疗效果欠佳。刻下症：体形消瘦，面色萎黄，一日腹泻 6 ～ 7 次，不成形，有时脘腹胀痛，肠鸣辘辘，口苦，口干，纳食减退，眠差易醒，肛门有下坠感，倦怠乏力，舌质淡红，苔薄黄而腻，脉细而无力。

中医诊断：泄泻（脾胃虚弱，湿邪下注，升降失调）。

治法：补脾和胃，升清降浊。

处方：升阳益胃汤加减。

黄芪 30g，姜半夏 9g，党参 15g，炙甘草 5g，防风 7g，羌活 7g，柴胡 6g，炒白芍 9g，苍术 8g，炒白术 15g，茯苓 15g，炒黄连 4g，炮姜 6g，砂仁 5g（后下）。7 剂，水煎服。

嘱患者清淡饮食，忌辛辣、生冷、海鲜。

5 月 10 日二诊：患者服药后腹泻次数明显减少，一天 2 次，大便已成形，肛门下坠感消失，有时肠鸣，纳食增加，但眠仍浅，口苦消失，药已对症，守法守方，于上方加秫米 15g，莲子 10g，清心安神而止泻，续服 14 剂。

患者服药后诸症基本缓解，后随症加减调理2年，患者体重基本恢复到手术前。每年胃肠镜及肿瘤指标检查基本正常，病情稳定。

按语：肠癌术后腹泻在临床上十分常见，病因较多，病机复杂，治疗也颇为棘手，严重影响患者进行后续治疗及生活质量。西药常以洛哌丁胺、蒙脱石散、益生菌等治疗，效果不尽人意。中医药在治疗肠癌术后腹泻方面，临床疗效显著。本案患者为直肠癌术后腹泻，一则本身脾胃虚弱，二则手术、化疗进一步损伤脾胃，出现脾胃升清降浊功能失调，运化失常，脾虚则生内湿，其性趋下，湿邪下注肠道则出现腹泻；化疗为火热之毒，虽然是抗癌的有效手段，但亦会损耗人体正气，故火热毒邪与湿浊相互壅结于肠道，而见腹痛、腹胀、口苦口干；又因患者正气已亏，抗邪无力，故泄泻缠绵难愈，反复发作。所以对于肠癌术后腹泻的治疗，应立足于脾胃。该患者主要为脾虚湿盛，困遏脾阳，浊阴不降，在下则发为泄泻，正如李东垣所言"如飧泄及泄不止，以风药升阳"，故李雅琴老师选用升阳益胃汤加减治疗。

李东垣在《内外伤辨惑论》中言："脾胃虚则怠惰嗜卧，四肢不收，时值秋燥令行，湿热少退，体重节痛，口干舌干，饮食无味，大便不调，小便频数，不欲食，食不消；兼见肺病，洒淅恶寒，惨惨不乐，面色恶而不和，乃阳气不伸故也。当升阳益气，名之曰升阳益胃汤。"其总的病机是脾胃虚弱，湿热滞留，阳气被遏，阴火上僭，故临床使用升阳益胃汤需要具备四方面的见症：第一，脾胃气虚见症，周身乏力，倦怠，嗜睡，纳差；第二，湿热内阻见症，肢体困重，口干口苦或口干而不欲饮，舌苔白腻等；第三，脾胃升降障碍，如胃胀、腹胀、恶心、呃逆、大便失调、小便频数；第四，阳气不伸的肺表证，如恶寒、身热、面容憔悴、面色少光泽等。本方由三大类药物组成：一类为升阳药，柴胡、羌活、独活、防风，既有升清降浊之功，又有胜湿的作用；二类为益胃渗湿药，白术、党参、黄芪、炙甘草、茯苓、半夏、泽泻、白芍，所谓益胃，是为益脾，补脾以渗湿；三类为泻阴火药黄连，用来息阴火。在元气不足与阴火僭越这对矛盾中，本案患者元气不足是主要方面，因此方中黄连量少，息热毒祛阴火。李雅琴老师将方中泽泻、独活去之，改用苍术以加强健脾燥湿止泻之力；砂仁以理气开胃醒脾。全方组合，补脾益胃，升清降浊，运脾止泻，方证对应，疗效显著。

病案 6

仇某，女，65 岁。2023 年 5 月 11 日初诊。

患者反复腹泻 2～3 年，曾作肠镜检查，肠息肉已摘除，用西药蒙脱石散等治疗，症状缓解不明显，其间曾服过参苓白术散、痛泻要方、理中丸等方剂，疗效不尽人意，故就诊于李老师。刻下症：腹泻呈糊状，日 2～3 次，时有腹痛肠鸣，面色不华，四肢困重，倦怠乏力，口苦，口干而渴，舌质淡红，边有齿痕，苔薄黄稍腻，脉弦细。

中医诊断：泄泻（脾胃虚弱，湿阻中焦，清阳不升，浊阴不降，内郁化热）。

治法：健脾益气，升清降浊，佐以散郁热。

处方：升阳益胃汤加减。

黄芪 30g，党参 15g，炒白术 15g，炙甘草 5g，陈皮 8g，茯苓 15g，泽泻 15g，炒黄连 3g，羌活 8g，防风 7g，炒白芍 12g，柴胡 6g，姜半夏 9g，独活 7g，葛根 15g。7 剂，水煎服。

5 月 18 日二诊：患者服药后腹痛、肠鸣消失，大便日 1 次，便稀、口苦口干明显好转，舌苔已化。于上方去独活、姜半夏，加炮姜 8g、炒山药 30g 以温中健脾，续服 7 剂。

5 月 25 日三诊：患者服药后症状基本缓解，大便日一次，已成形。继服 10 剂以巩固疗效。

按语：本病属中医"泄泻"范畴，内伤饮食，劳倦过度，年老体弱，导致脾胃功能受损，运化失常，小肠无法将正常水谷精微和糟粕分清，大肠无法正常传导，水湿和糟粕一起传入大肠，发生泄泻。治当健脾益气、升清降浊，佐以散郁热，方选升阳益胃汤治之。本方制方严谨，用药轻灵，扶正祛邪，标本兼治，以健脾益气、燥湿清郁热为根本。可将本方分解成五个部分。①健脾益胃，燥湿行气：人参、黄芪、白术、茯苓、炙甘草、陈皮，为补气基础方——四君子汤加陈皮、半夏，即六君子汤，《医学心悟》指出"有气虚夹痰者，书曰：清阳不升，浊阴不降，则上重下轻也，六君子汤主之"。②风药胜湿，又升清阳：羌活、独活、柴胡、防风。《医方考》云："是方也……羌活、独活、防风、柴胡能升举清阳之气，而搜百节之湿。"但风药用量宜少，以防其升散太过，耗伤气血，使虚者更虚。中焦脾胃为一身气机之枢纽，脾气升，胃气降，清阳升，浊阴降，周身气机才能正常运转。③甘淡渗利，以降浊阴：茯苓、泽泻、法半夏。茯苓作用于脾胃中土，可健脾祛湿，主内外旋转，上下交通，取其降阴浊之用；泽泻性味甘淡，性寒，归肾、膀胱经，与茯苓相配，旨在加强茯苓泄浊阴之功；半夏味辛，性温，归脾、胃、肺经，有燥湿化痰、降逆止呕、消痞散结之功，配茯苓、泽泻，加强化痰湿、降浊阴之力。④酸甘养阴敛阴，防升散渗利伤阴：白芍味苦、酸，性微寒，归肝、脾经，可养血养阴敛阴、平抑肝阳，又可防止辛温药燥热伤阴。⑤苦寒泄热，又散郁结：黄连味苦，性寒，有清热燥湿、泻火解毒散结之效。本方用黄连，其效有四，一则用于燥湿；二则用于清热；三则用于散湿结、热结；四则可减轻补气药甘温助热、壅滞气机之弊。黄连在方中用量虽然最少，但其地位却举足轻重。故诸药相合，补中有散，散中有收，升中有降，降中有升，确实独具匠心，见效神速。

六、痢疾

姚某，女，38岁。2019年5月11日初诊。

患者腹泻伴黏液脓血便半年。患者在医院行肠镜检查，提示溃疡性结肠炎，平时饮食稍有不慎，腹泻症状就加重，口服美沙拉秦肠溶片后上症仍有反复。刻下症：大便溏薄，夹有黏液、脓血，日行3～4次，排便不爽，里急后重，脘腹有胀痛感，肛门灼热，口苦，纳差，体重减轻了2kg，舌质淡红，苔黄厚腻，脉弦略数。

中医诊断：痢疾（湿热壅滞大肠）。

治法：清热化湿，凉血止痢。

处方：白头翁汤合薏苡附子败酱散加减。

白头翁10g，炒黄连10g，炒黄柏8g，秦皮8g，炒薏苡仁30g，附子6g（先煎），败酱草20g，葛根20g，赤芍15g，马齿苋15g，木香8g，炒枳壳 8g。7 剂，水煎服。

嘱患者清淡饮食，忌食辛辣刺激食物及生冷油腻之品，规律作息。

5 月 18 日二诊：患者大便溏薄，日行 2 ～ 3 次，有时夹有少量黏液脓血，排便通畅，腹痛、肛门灼热、里急后重症状减轻，口苦症状消失，纳食渐增，苔黄而腻。于上方加苍术 9g，陈皮 8g，以健脾助运，续服 14 剂。

6 月 1 日三诊：患者服药后大便已成形，日行 1 ～ 2 次，无黏液脓血便，纳食可，口干，舌质淡红，苔薄白，脉弦。考虑患者脾胃之气渐复，上方去黄柏、秦皮，将败酱草改为 10g，加北沙参 20g、炒白术 15g、茯苓 15g、炮姜炭 8g，以益气健脾温中。续服 14 剂。

患者病已至缓解期，重在后期配合药食调养，促进肠黏膜组织修复，方中加炒白及 10g，生黄芪 20g，益气养血，收敛生肌。上方继服 2 个月。

随访半年，患者病情稳定。

按语：本案患者因饮食不节，损伤脾胃，脾胃受纳，运化失常，久则湿热内蕴，郁遏肠道，灼伤脉络，气血为之腐败成为脓血，出现腹痛、腹泻、黏液脓血便、里急后重、肛门灼热、口苦、苔黄厚腻等一系列热痢证候。《素问·太阴阳明论》云："食饮不节，起居不时者，阴受之。阳受之则入六腑，阴受之则入五脏。入六腑则身热不时卧，上为喘呼；入五脏则䐜满闭塞，下为飧泄，久为肠澼。"《伤寒论》则把泄泻和痢疾统称为"下利"，《伤寒论》对"下利"辨治具有独特的理论基础和丰富的临床优势，其言"热利下重者，白头翁汤主之"。方中白头翁清湿热、郁火，并能入血分清肠热，为治热毒下利之要药，《本草择要纲目》谓其"苦温无毒，气浓味薄，可升可降，阴中阳也"；秦皮入肝经，可清肝胆之热，祛湿热，收敛止痢；黄连厚肠胃，并擅治痢疾；黄柏寒以清热，苦以燥湿，在清热的同时还能滋肾阴。李雅琴老师又合用经方薏苡附子败酱散，此方原本是《金匮要略》用来治疗肠痈脓已成的，也可借其治肠痈之力治痢疾，一因病位都在肠；二因病机皆为湿热郁遏。本方温清并用，配伍精妙。方中薏苡仁既利肠胜湿，又补益脾胃；败酱草味辛苦，性微寒，具有清热解毒化湿之能，擅治肠炎；尤妙用附子，量少，借其温行通达之力，以通肠间湿热之蕴结，振奋阳气。三诊时，患者大便黏液脓血已清，湿热已祛，加北沙参、炒白术、茯苓健脾胃，以恢复脾胃功能。李雅琴老师在恢复期用白及、黄芪，以补气收敛生肌，是固本之治，如此解毒、祛湿，不损正气，中阳正则痢止，缓急共图，虚实兼顾，实为治痢一法也。

七、便秘

病案 1

王某，女，86 岁。2021 年 11 月 6 日初诊。

患者近半年来大便经常不通，4～5 天一次，质坚难以排出，服用乳果糖口服液，每日 1 支，开始可解少量燥屎，后逐渐无效，无明显腹痛、腹胀，伴食欲减退，口干，眠差，易惊醒，四肢乏力，每晚只能睡 2～3 小时。家人诉其记忆力逐渐减退，经常忘服药。舌质红，苔中裂而少津，脉弦细。

中医诊断：便秘（津亏肠燥）。

治法：养阴增液，润肠通便。

处方：增液汤加减。

玄参 30g，生地黄 40g，麦冬 15g，枳壳 15g，生首乌 15g，火麻仁 15g，生紫菀 10g。7 剂，水煎服。

嘱患者将黑芝麻与核桃仁打磨成粉，每日早餐适量煮粥服用，多吃粗粮纤维、豆类、蔬菜、水果，多饮水，晚饭后散步半小时左右，早上起床时去厕所排便。

11 月 13 日二诊：患者服 1 剂药后，第二天早上就解大便，量多，先硬后软，口干症状好转，睡眠改善。于上方加北沙参 20g，鲜石斛 12g 以补气生津，续服 7 剂。

后适逢膏方调理季节，以上方加减，制成膏剂，服用 50 天左右，大便一日或隔日一次，睡眠已得到改善，精神转佳，四肢乏力好转。

按语：随着年龄增大，胃肠蠕动功能减弱，活动量减少，缺乏排便动力，再加咀嚼功能减退，牙齿松动，膳食纤维摄入量不足，所以便秘在老年人群中很普遍。本案患者年事已高，行动迟缓，引起排便功能障碍，虽使用泻药数月，能解一时之忧，但常导致愈泻肠道愈结，愈结则病愈重，最后导致泻药无效。患者便秘伴口干，舌红，苔裂少津，脉弦细，为津亏肠燥证候。大便不通，食欲减退，化源不足，气血亏虚，则夜寐难安。李雅琴老师认为，大肠如同河道，肠道的津液如同河里的水，干结大便如同河道行走的船，当河道的水太少，船就很难在河道里行走，肠道也是同理，故用养阴增液、润肠通便法治疗，方选增液汤加减。

增液汤由三味药组成，出自清代温病学家吴鞠通的《温病条辨》，其曰："阳明温病，无上焦证，数日不大便，当下之，若其人阴素虚，不可行承气者，增液汤主之。"方中玄参甘寒质润，入肺、胃、肾经，滋阴生津，壮水制火，启肾水以滋肠燥，为君药；麦冬甘寒多液，色白入肺，最养肺阴，是滋阴要药，不仅补肺阴，还可养胃阴及心阴；生地黄味甘，性寒，养阴润燥，清热凉血，滋阴壮水，补而不腻，兼能走络逐血痹，配伍玄参更能增强滋润作用，润燥而通便，二药共为臣药。三药相合，君臣协力，大补阴液，非属攻之剂，却能使阴液得滋，热邪得清，肠道得濡，而达"增水行舟"结开便通之效。全方药少力专，"妙在寓泻于补，以补药之体，作泻药之用，既可攻实，又可防虚"。李雅琴老师在方中加枳壳，理气行滞，促进肠道蠕动；生首乌、火麻仁润肠通便；生紫菀以宣肺气，肺气宣通，腑气得降，"提壶揭盖"之理也。诸药均无峻猛之剂，以"增液行舟"，宣肺通腑，用药平和，配伍恰当，再加饮食疗法，达到腑畅幽通。

病案 2

黄某，男，72 岁。2019 年 1 月 15 日初诊。

患者有高血压病史 10 余年，脑梗死病史 3 年。自脑梗死后出现左侧肢体活动不利，经常出现排便困难，经肠镜检查为肠息肉（已摘除），但仍努责难解，需用乳果糖、芦荟通便胶丸等药，故就诊于老师。刻下症：排便困难，4～5 天一次，努责后自觉乏力、出汗，并且必须用开塞露辅助才能排出大便，质坚硬，伴口干、口苦，时有腹胀，舌质淡红，苔薄黄中有裂纹，少津，脉细弱。

中医诊断：便秘（气阴两亏，燥屎内结）。

治法：滋阴益气，润肠通腑。

处方：新加黄龙汤加减。

生地黄30g，生甘草5g，生晒参9g（另炖），海参2条，姜汁2匙，玄参30g，麦冬15g，当归10g，生大黄7g（后下），芒硝5g（冲），生紫菀10g。7剂，水煎服。以水8杯，煮取3杯，先用一杯，冲参汁（三等分），姜汁2匙，顿服之。

嘱患者平时多吃粗粮、杂粮，多食蔬菜、水果，多喝水，多运动，平时养成良好的排便习惯。

1月22日二诊：患者服第2剂药后6小时，不用开塞露可排出羊屎便数枚，后排出软便，量多，伴腹痛，约2分钟后自行缓解。于上方去芒硝，将大黄改为6g，续服。

1月29日三诊：患者服药后每天排便一次，便已软，早上能自行排出，口干好转。于原方加鲜石斛15g，滋阴生津。

2月2日四诊：患者服药后排便正常，每次排便会腹痛1分钟，药已中病，故方中去大黄，续服10剂。

后随访，患者排便基本正常。

按语：本案患者由于脑卒中后遗症，肢体活动障碍，导致肠道通降功能失常，滞涩不通，引起燥屎内结。再加平时饮食不节，年老体弱，每次排便努责用力，不仅耗损阴血，精气易亏虚，故见排便困难，努责后乏力、出汗，平时有口干口苦症状。舌质淡红，苔薄黄中裂，少津，脉细弱，为气虚津亏之候。西药虽用攻下，图一时之忧，日久亦不得通。李雅琴老师认为，此时唯有泄热通便与滋阴益气并行为治，或可一战成功，故用吴鞠通《温病条辨》新加黄龙汤治疗。本方是吴鞠通仿明代陶节庵《伤寒六书》黄龙汤之意，攻补兼施，亦由增液承气汤加海参、当归、人参、甘草、姜汁组成，用于治疗阳明燥热内结，气血不足，阴液亏虚证。吴鞠通曰："此处方（指新加黄龙汤）于无可处之地，勉尽人力，不肯稍有遗憾之法也。旧方（指黄龙汤）用大承气加参、地、当归，须知正气久耗，而大便不下者，阴阳俱惫，尤重阴液消亡，不得再用枳、朴伤气而耗液，故改用调胃承气，取甘草之缓急，合人参补正，微点姜汁，宣通胃气，代枳、朴之用，合人参最宣胃气，加麦、地、元参，保津液之难保，而又去血结之积聚，姜汁为宣气分之用，当归为宣血中气分之用，再加海参者，海参咸能化坚，甘能补正，按海参之液，数倍于其身，其能补液可知，且蠕动之物，能走络中血分，病久者必入络，故以之为使也。"方证对应，用之合拍。

本方功用在于泄热通便，滋阴益气。方以大黄、芒硝合甘草寓调胃承气汤意，泄热通便，荡涤实热，缓下护正；生地黄、玄参、麦冬寓增液汤意，滋阴增液，以救枯涸之真阴；海参为血肉有情之品，补液软坚，蠕动走络，以通血分之结；当归养血行血，行血分之滞，合增液汤、海参补中有行，补而不滞，大补阴血以增水行舟；人参大补元气，健脾运药，合当归气血双补以扶正，使攻不伤正；姜汁宣通胃气，开胃消食，以代枳、朴之用，助硝、黄通降腑气，并合参、草健运脾土；甘草调和诸药。李雅琴老师加一味生紫菀以开宣肺气，肺与大肠相表里，欲通胃肠，必先开宣肺气以助通腑之大黄，上宣下通，以降为主。诸药合用，既攻下热结，又补益气血，使祛邪不伤正，扶正不碍邪。本方用药精妙，配伍得当，攻补兼施，为邪正合治便秘之良方。

病案 3

赵某，男，91 岁。2022 年 10 月 27 日初诊。

患者便秘 10 余年，长期大便不通畅，数日 1 次，便质干硬，且量少，常服乳果糖口服液等泻药，一开始有效，2 天服一次，近几年疗效差，有时 1 日 2 次。现在必须用开塞露才能解大便，有时伴腹胀，故求诊于李老师。刻下症：神疲乏力，行动迟缓，腰膝酸软，畏寒怕冷，便秘，数日一行，质硬，舌质淡，边有齿痕，苔白稍腻，脉沉细。

中医诊断：便秘（脾肾阳虚，脾胃运化失调，气机不利）。

治法：健脾温肾，行滞通便。

处方：济川煎加减。

肉苁蓉 15g，当归 15g，升麻 5g，枳实 15g，生白术 40g，制附子

8g（先煎），沉香3g（后下），木香8g，党参15g，火麻仁30g，生紫菀10g，熟地黄30g。7剂，水煎服。

嘱患者每天由其家人挽着行走半小时（分上午、下午各15分钟），忌食生冷辛辣之品，多吃新鲜水果蔬菜，适当进食一些粗纤维食物，定时于晨时排便，中午、晚上按摩腹部。

11月3日二诊：患者服药后，大便已解，量多，已不用开塞露，药已有效，原方续服10剂。

11月13日三诊：患者服药后，排便已顺畅，2日一次，精神好转，食欲比原来稍增加。将上方枳实改为枳壳，药力稍缓一些。

患者前后调理1月余，现暂停中药，改服苁蓉通便口服液，以巩固疗效，此后患者每隔一段时间服中药调理。

按语：中医辨治老年人便秘应先分虚实，虚又可分阴阳，阴者为阴血亏虚，肠道失于濡润，阳者为阳气亏虚，肠道失于温煦；实者可见气滞、食滞、痰热等邪气蕴结。老年便秘患者大多为正气已亏，虚实夹杂，临证治疗时需防止攻邪更伤正气。本案患者为垂暮之年，脏腑亏虚，运动减少，饮食精细，易致精血亏少，又多次用导泻药攻伐，损伤阳气，平时畏寒，腰膝酸软，舌淡，脉沉细，为一派脾肾阳虚之症。脏腑虚衰，真阳亏损，像小舟在湖上行驶，而湖面被冰封无法前行，影响肠道传导之能导致便秘。年迈之人，脾胃虚弱，中州失运，脾阳不足，胃气不降，脾气不升，影响大肠传导功能，肠腑之积垢停而不行，日久则阻碍中焦气机升降。治宜健脾温肾，行滞通便，用济川煎加减，本方出自《景岳全书》，方中肉苁蓉味甘咸，性温，补肾阳，益精血，润肠通便，最适宜阳虚便秘。当归、熟地黄滋阴养血，有"阴中求阳"之意，正如张景岳所言"善补阳者，必于阴中求阳，则阳得阴助而生化无穷"。枳壳与升麻相配，入阳明经，枳壳下气宽肠，助燥结下行，妙用升麻升提气机，清阳升而浊阴降，有"欲降先升"之意，升降相配，调畅气机，助便下行。方中用了大剂量生白术，味甘苦，性温，为健脾益胃之佳品，又是振奋脾阳、生化津液之要药，其通便常用量为30～60g。附子大辛大热，温肾散寒，振奋阳气，促进肠道蠕动。党参味甘，性平，归脾、肺经，补中益气，健脾益肺，养血生津。火麻仁味甘，性平，润肠通便。李雅琴老师尤妙用生紫菀宣肃肺气，肺气肃降则腑气得顺，大肠传导正常有节。紫菀甘润苦泄，性温而不热，润而不燥，长于润肺下气，为开宣肺气之良药。沉香味辛、苦，性温，归脾、胃、肾经，治疗下元虚冷寒凝气滞，与木香、枳壳同用，疏导气机。诸药合用，既可温肾益精，健脾益气，以治其本，又能润肠行滞通便，以治其标，资助河川以行舟车，温润之中寓有通便之功，开阖有序，肠道濡润而大便自调。

病案 4

楼某，男，65 岁。2023 年 4 月 4 日初诊。

患者 3 个月前因饮食不节，出现腹泻，服止泻药后腹泻止，但出现排便困难，先干后稀，排便所需时间较长，约半个小时，经过努挣才能排出，量少，此后越发严重，大便 4 ～ 5 天解一次，并伴有脘腹胀闷不舒，口有异味，矢气多，纳食减退，有时倦怠乏力，舌质淡红，苔薄白而腻，脉弦细。

中医诊断：便秘（脾胃气虚，传导无力）。

治法：健脾益气，行滞消痞。

处方：枳术丸加减。

生白术 45g，枳实 15g，木香 8g，厚朴 10g，沉香曲 3g，炒麦芽 30g，当归 15g，升麻 4g。7 剂，水煎服。

嘱患者增加膳食纤维摄入，多吃蔬菜水果，避免吃油炸、辛辣刺激性食物，多饮水，适当运动，早上起床定时排便。

4 月 11 日二诊：患者服药后脘腹胀闷症状缓解，排便所需时间较长，大便已 1 日一次，有时 2 日一次，质干。于上方加党参 15g，肉苁蓉 15g，健脾益气，益精血，润肠通便。续服 7 剂。

患者服药后大便日一次，排便已通畅，诸症均缓解，原方续服 7 剂而病愈。

按语：本案患者因饮食不节，损伤脾胃，先是腹泻，用了止泻药后，出现排便异常及便质改变，使脾胃气虚，肠道传导无力，津液亏损，又无以润泽肠道，譬如枯水行舟，道途艰难，虽有便意，但临厕努挣排出困难，有时大便并不干燥，数日一次。肠道燥屎内结，浊气上泛，则见口中异味、矢气多、纳食减退。李雅琴老师认为，此时绝不能再用泻药，会二次损伤脾胃，加重便秘。此时应健脾行滞，恢复脾胃升降功能，调畅全身气机循环，使大肠传导有序。正如《灵枢·口问》所言"中气不足，溲便为之变"。故用枳术丸加减治疗。

枳术丸由《金匮要略》中的枳术汤衍生而来，原治"心下坚，大如盘，边如旋盘，水饮所作"。枳术丸为张元素所制，并被其弟子李东垣收载于《内外伤辨惑论》中，为健脾消痞法的代表方，主治脾胃虚弱、食积气阻之证。二方各有深意，不可移易。脾宜补，气滞宜行，食积宜消。若健脾而不消痞，则积滞难去；消痞而不健脾，积滞虽暂去犹有再积之虞。唯有健脾与消痞双管齐下，方能正邪兼顾。方中白术为君药，其用量为枳实的3倍，重在补脾益气燥湿，以助脾之运化，脾得补得燥，则运化自复。本方白术用生，通便胜于大黄，生白术可以生津液而润肠燥，具有润下通便之功。从本草文献来看，白术有燥与润的两面性，《本草崇原》曰："白术气味甘温，质多脂液，乃调和脾土之药也。"《本草正义》云："白术……温燥，气味俱厚，能益气温中，补阳生血。"故白术有补气健脾第一要药之称。臣以枳实行气化滞，消痞除腹满。李雅琴老师在方中少佐升麻与枳实，一升清，一降浊，清升浊降，脾胃调和。本方组成虽简单，但寓意深刻，消补兼施，补重于消，寓消于补。纳差加麦芽消食和胃；合厚朴、木香、沉香行气通滞，治腹胀；当归、肉苁蓉益精血以润肠通便。本案患者脾胃虚弱明显，故二诊时加党参，健脾助运，大补元气。纵观全方，李雅琴老师以枳术丸寓消于补，稍佐升麻升中有降，补中有行，而未用硝、黄之泻药徒伤正气，使便秘腹胀之疾很快痊愈。

病案 5

吴某，男，69岁。2024年4月1日初诊。

患者便秘6天。6天前因左侧胫腓骨骨折住院治疗，入院后大便一直未解，用导泻药、灌肠及自服番泻叶治疗，只能解少量羊屎便，为此苦不堪言，邀李老师会诊。刻下症：大便未解，稍腹胀，矢臭屁，口唇干燥，舌质红，苔薄黄，中有大裂纹，少津。

中医诊断：便秘（热结阴亏，肠腑失润）。

治法：滋阴增液，泄热通便。

处方：增液承气汤加减。

玄参30g，麦冬12g，生地黄40g，芒硝8g，枳实20g，生大黄6g，厚朴10g，黄芩10g，火麻仁30g。2剂，水用3杯，煎取1杯，先服1杯，便不解，过6小时后可再服。

患者头汁服下3小时后，先解燥屎数枚，后解软便量多，药后一身轻松。

按语：本案患者因左侧胫腓骨骨折住院难以行走，住院用了导泻药多次，便未解，见患者口唇干燥，舌质红，苔薄黄，中有大裂纹，少津，为阴液大伤。辨证为热结津亏，肠道失润，传导失常，燥屎内停，虽用泻药下之仍不通，当用增液承气汤滋阴润燥而补阴血。此方出自《温病条辨》，其言："阳明温病，下之不通，其证有五……津液不足，无水舟停者，间服增液，再不下者，增液承气汤主之。"该方由增液汤（玄参、生地黄、麦冬）合调胃承气汤（大黄、芒硝、甘草）去甘草而成，滋阴药与泻下药同用，故名为增液承气汤。方中玄参味苦、甘、咸，性微寒，入肺、胃、肾经，清热养阴，《神农本草经》谓其"主腹中寒热积聚"。麦冬味甘、微苦，性微寒，入肺、心、胃经，养阴生津，《神农本草经》谓其"主心腹结气，伤中伤饱"。生地黄味甘，性寒，入心、肝、肾经，滋阴生津润燥。《名医别录》谓其"主治男子五劳、七伤……利大小肠，去胃中宿食……补五脏内伤不足"。三药相伍，补而不腻，有滋阴润燥、增液通便之功。生大黄、芒硝软坚润燥，泄热通便；厚朴消痞消壅；枳实破结泄满；麻仁润肠通便。诸药合用，甘寒濡润，滋阴清热，咸苦润降，软坚降泄，行气消积，增水行舟，攻补兼施。正如吴瑭所言："妙在寓泻于补，以补药之体，作泻药之用，既可攻实，又可防虚。"所以西药治疗单用攻下难以起效，中医治疗滋阴与攻下双管齐下，方能标本兼顾，收效卓著。

第四节 肺系病证

一、咳嗽

病案1

干某，男，65岁。2019年8月15日初诊。

患者有糖尿病病史3～4年，高血压病史5～6年。患者咳嗽半月余，半个月前受凉后出现发热、鼻塞、流涕、咽痛，服感冒药后热退，鼻塞、流涕症状好转，但出现咳嗽，痰少质黏，咽干咽痛，口渴，声音沙哑，自汗，疲乏，纳食正常，大便干燥，舌质红，苔薄黄而少津，脉细数。

中医诊断：咳嗽（肺胃阴虚，津液不足，宣降失职）。

治法：滋阴润肺，止咳利咽。

处方：沙参麦冬汤加减。

北沙参30g，麦冬10g，玉竹15g，天花粉15g，桑叶10g，生甘草5g，芦根20g，石斛15g，桔梗6g，枳壳10g。7剂，水煎服。

嘱患者忌生冷、辛辣、海鲜、肥腻之品，多喝水，戒烟酒。

8月22日二诊：患者服药5剂后，咳嗽已愈，诸症缓解，伴口干乏力。于上方加生晒参9g（另炖），以益气养阴，加五味子6g，收敛肺气，以固本之治。续服7剂。

按语：本案患者素体阴亏，时令秋季，外感引发，又用大剂退烧药，大汗伤津，其临床症状为咳嗽，痰少质黏，咽干咽痛，口渴，便干，舌红，苔少津，脉细数，辨为外感燥咳。治宜甘寒清润。明代张景岳提出："咳嗽之要，止惟二证，何为二证？一曰外感，一曰内伤而尽之矣。"又根据"燥者濡之"的原则，治以甘寒润之，故选用沙参麦冬汤加减治疗。此方是治秋燥咳嗽之名方，吴鞠通在《温病条辨》中云："燥伤肺胃阴分，或热或咳者，沙参麦冬汤主之。"方中北沙参、麦冬主治燥伤肺胃阴津，有甘寒养阴、清热润燥之功，为君药。玉竹、天花粉养阴润燥，清热生津，为臣药。佐以桑叶滋阴润燥，同时有止汗作用。大便干燥去扁豆。加芦根、石斛生津止咳。桔梗之药，一为通利咽喉，滋润肺脏；二为舟楫，引诸药上行达肺。枳壳行滞宽中，桔梗、枳壳二药一升一降，相互制约，调畅气机，宣利肺气。全方组合，养阴生津，润肺止咳。

病案 2

管某，女，35 岁。2020 年 3 月 10 日初诊。

患者咳嗽半个月。患者半个月前不慎感寒受凉后引起咳嗽，咳痰，色白，量多，伴恶心，食欲下降，大便黏。患者平素喜食肥甘厚味，体形偏胖，舌质淡，苔薄白，稍腻，脉滑。

中医诊断：咳嗽（风寒犯肺，肺气失宣）。

治法：宣肺止咳化痰。

处方：三拗汤加减。

麻黄 6g，杏仁 9g，生甘草 5g，款冬花 10g，白前 10g，桔梗 6g，姜半夏 9g，陈皮 10g。3 剂，水煎服。

嘱患者忌生冷、辛辣、海鲜食物，注意保暖。

3 月 14 日二诊：患者服药后咳嗽好转，但仍觉咽部痰多，色白，稍黏，恶心，胃纳无味，胃脘部胀闷，大便稀溏，日两次，舌质淡，苔薄白而腻，脉滑。更法变方，另辟蹊径，治以温中化痰、和胃止咳，选用二陈汤合平胃散加减。

处方：陈皮 10g，茯苓 15g，姜半夏 9g，生甘草 5g，苍术 9g，厚朴 9g，干姜 5g，款冬花 10g，炒麦芽 30g。3 剂，水煎服。

患者服上方 3 剂后，咳止痰化，舌苔化，食纳增，诸症消失，有时伴乏力。于上方中去干姜、款冬花温肺化痰之品，加太子参 20g，炒白术 15g，健脾益肺，为固本之治。

按语：中医认为，咳嗽不仅与肺本脏有关，与其他脏腑亦联系密切，《素问·咳论》云："五脏六腑皆令人咳，非独肺也。"本案患者先感受外感风寒，一诊辨为风寒犯肺、肺失宣降而咳，故投以《太平惠民和剂

《局方》三拗汤宣肺化痰止咳，3剂后，咳嗽虽有好转，但仍觉咽部痰多，色白而黏，恶心，纳差，便溏，苔薄白而腻未见明显改善。此时需医者抽丝剥茧，李雅琴老师仔细辨析，患者平素喜食肥甘厚味，体形肥胖，属于痰湿体质，湿阻中焦，脾胃升降失常，为脾脏受邪，脾虚痰湿未化，《素问·咳论》云："脾咳不已，则胃受之，胃咳之状，咳而呕。"肺胃通过经脉相连，饮食水谷入胃，经脾的运化生精气上贯以濡肺，故土健则金坚。痰浊之邪循经上扰于肺，而致咳嗽痰多。遂投以二陈汤合平胃散运脾化湿，和胃止咳。3剂咳止痰化，再以六君子汤健脾益肺和胃而收全功。所以临床治疗咳嗽，应辨证施治，明确咳嗽因哪脏受邪而致，而非独治肺也。

病案3

谢某，男，62岁。2020年9月15日初诊。

患者反复咳嗽3年余。患者自诉每年入秋天气变凉后出现咳嗽、喉痒、咽干，尤其闻及烟味后咳嗽加重，甚则喘促，手心潮热，咳嗽呈阵发性，咳痰色白，量不多，夜间有时盗汗，大便干结。西医诊断为咳嗽变异性哮喘，用布地奈德吸入剂，每次两喷，每天吸入2次，可暂时缓解症状，曾服用沙参麦冬汤、麦门冬汤、桑杏汤等养阴润肺之方，均未建功，故就诊于李老师。刻下症：咳嗽，咳痰，色白量少，咽痒，咽干，遇冷加剧，伴有少量喘鸣声，时有气急，大便干燥，两日一次，舌质淡红，边有齿痕，苔薄黄，中有裂纹，脉滑细。

中医诊断：咳嗽（气阴两虚，肺热痰阻）。

治法：润肺止咳，降逆化痰。

处方：参麦汤加减。

北沙参30g，麦冬10g，清半夏9g，炒牛蒡子10g，紫苏子8g，山药20g，炒白芍20g，生甘草5g，蝉蜕6g，僵蚕10g。7剂，水煎服。

嘱患者避风寒，忌食生冷之品及海鲜等。布地奈德吸入剂改为每日2次，一次一喷，症状缓解后改为每日1次。

9月22日二诊：患者服药后咳嗽、咽痒、咳痰症状基本缓解。布地奈德喷雾剂已改为每日1次，守法守方，原方续服10剂，嘱患者再服7

剂药后，停用布地奈德吸入剂。

后随访，患者次年秋季又服参麦汤 10 剂，以补肺健脾，固本之治。

按语：参麦汤出自张锡纯《医学衷中参西录》，其曰："治阴分亏损已久，浸至肺虚有痰，咳嗽劳喘，或兼肺有结核者。"本案患者每逢秋季咳嗽，已历 3 年，肺阴亏损已久，且伴有痰喘，故选用张锡纯参麦汤加减治之。燥邪袭肺，肺先受之，肺失清肃，肺气上逆，又温燥灼津，肺阴受损，故见咳嗽、咳痰、咽干、咽痒、大便干燥、喘促、盗汗等症。方中北沙参为补肺气之主药，以麦冬佐之，补肺阴，为润肺要药；山药滑润收涩，助北沙参以补气，合麦冬以滋液。北沙参、麦冬、山药三药合用，补肺、脾、肾三脏，补脾益肺，健脾化痰。牛蒡子清热解毒，利咽喉，有滑利作用，制麦冬之壅滞；清半夏降胃气、冲气之逆；紫苏子化痰止咳，降逆止呕，可以通利大肠，降肺气，与北沙参同用，又能降逆气之因虚而逆者。上药合用，可以降肺气、胃气，气机下降，则喘咳不治自愈也。"用白芍者，因肝为肺之对宫，肺金虚损，不能清肃下行以镇肝木，则肝火恒恣横而上逆"，上逆扰肺金，用白芍泻肝火，且白芍与甘草同用，酸甘化阴，敛肝柔肝，生津液，滋养肺金，收敛肺气，缓解支气管痉挛。方中加蝉蜕、僵蚕虫类药，搜风通络，止咳平喘。全方动静相合，肺、脾、肾三脏同治，环环相扣，配伍严谨，故用之疗效卓著。

病案 4

曾某，男，73 岁。2021 年 4 月 8 日初诊。

患者反复咳嗽 3 ～ 4 年，曾在某医院门诊就诊，诊断为慢性支气管炎，治疗后症状暂时缓解。5 天前外感受凉后诱发，刻下症：发热，体温 37.8℃，微恶寒，咳嗽，咳痰，色白而稀，伴气急，纳差，舌质淡，苔薄白，脉浮紧。

中医诊断：咳嗽（寒邪束肺，肺失宣降）。

治法：解表散寒，温肺化痰。

处方：小青龙汤加减。

生麻黄 6g，桂枝 10g，炒白芍 9g，姜半夏 9g，细辛 3g，干姜 5g，五味子 5g，生姜 9g，款冬花 10g。5 剂，水煎服。

嘱患者避风寒。

患者服药后热退，无恶寒，咳嗽、咳痰、气急明显好转，纳食转佳，考虑患者体质偏虚。将上方生麻黄改为炙麻黄，使其宣散不致太过，以免耗伤肺气。于上方再加南沙参20g，炙紫菀10g，继进5剂，病愈。

按语：老年患者，久咳气虚，痰饮内伏，今肺气虚卫外不固，寒邪外袭，引动伏邪而成外寒内饮证。《伤寒论·辨太阳病脉证并治中》云："伤寒表不解，心下有水气，干呕发热而咳，或渴，或利，或噎，或小便不利，少腹满，或喘者，小青龙汤主之。"脉证相符，故处以小青龙汤。方中干姜、生姜、半夏温肺蠲饮，祛内寒；麻黄、桂枝、细辛宣肺散外邪；白芍、五味子收敛肺气。二诊时，为防其辛散，耗伤津液，故将麻黄改为炙麻黄。加南沙参益气生津，紫菀润肺止咳。故临证准确辨证是治疗的前提，活用经方是增效的关键。

病案5

宋某，女，72岁。2022年11月10日初诊。

患者反复咳嗽、咳痰3年，每逢冬季天气转凉后或感冒后加重。刻下症：咳嗽，咳痰，色白而稀，痰有咸味，量多，伴咽痒，时有气急，早晚较重，夜尿多，大便正常。舌质淡，边有齿痕，苔薄白稍腻，脉沉细。

中医诊断：咳嗽（肺肾亏虚，痰浊内停）。

治法：补肺益肾，化痰止咳。

处方：金水六君煎加减。

熟地黄30g，当归10g，炙甘草5g，陈皮10g，茯苓15g，姜半夏10g，炙紫菀10g，款冬花10g。7剂，水煎服。

嘱患者忌生冷、辛辣、海鲜之物，注意保暖。

11月17日二诊：患者服药后咳嗽、咳痰症状明显好转，夜尿仍多。于上方加山药30g，乌药10g，巴戟天10g，补肾益精以固本，续服7剂。

按语：本案患者年事已高，血气不足，加之阴虚，病历3载，感寒受凉后尤甚，出现咳嗽咳痰、色白而稀、痰带咸味、夜尿频多等症状，病在肺，根在肾。张景岳认为"痰涎本皆血气，若化失其正，则脏腑病，津液败，而血气即成痰涎""若外感风寒，咳嗽多痰，喘急而阴虚血气不足，痰有不活，气有不充，则托送无力，邪不易解"。故在治疗上应补血滋阴，使金水互生。方中重用熟地黄滋阴补肾，填精补水以治其本。当归用意有三，一则助熟地黄益肾中阴精，因其味甘而重，故专能补血，安五脏，强形体，凡有虚损之病，无所不宜；二则"主咳逆上气"；三可使耗散上逆之气收敛肃降，助正气，除外邪，补元气，引气归根。当归、熟地黄，二者相合寓贞元饮之意，补肝肾，治虚喘，共作君药。痰湿为阴邪，最易阻遏气机，故用二陈汤（陈皮、茯苓、半夏、甘草）燥湿化痰，健脾运湿，可以治疗肺脾之痰，降逆祛痰止咳。加紫菀、款冬花温肺化痰止咳。炙甘草调和诸药，为佐使。诸药合用，金水相生，滋养肺肾，痰祛而咳止。

病案 6

史某，女，63岁。2023年3月21日初诊。

患者感染新型冠状病毒后一直咳嗽咳痰2个月，曾用中西药少效，遂来李老师门诊处就诊。刻下症：咳嗽，咳痰，量多，色白清稀，胸部满闷不舒，夜寐欠安，纳食及二便正常。舌质淡，苔薄白，脉滑。

中医诊断：咳嗽（寒饮伏肺，遏阻胸阳）。

治法：温阳化饮。

处方：苓甘五味姜辛汤加减。

茯苓15g，甘草6g，五味子6g，干姜8g，细辛4g，桂枝10g。7剂，水煎服。

患者服药后咳嗽、咳痰尽除，胸部感舒适，睡眠已安，诸症霍然而愈。

按语：患者感染新型冠状病毒后，西医用了布洛芬退热，中医用了清热解毒、止咳化痰药，殊不知此疫病属于寒湿疫，久用寒凉攻伐，伤及肺脾阳气，寒从中生，聚湿成饮，寒饮阻肺，宣降失调，则见咳嗽，痰多，色白清稀。饮邪作祟，损伤脾阳，脾生湿，湿动则为痰，寒饮阻遏胸中阳气舒展，则见胸部满闷。治拟温阳化饮，方用苓甘五味姜辛汤加减。方中干姜擅长温化寒饮，既能温脾又能温肺，为君药；细辛下可温肾气，上可宣肺气，还可散水气，有助于增强干姜温化寒饮散水的作用；茯苓味淡，多孔，淡能渗湿，孔能利尿，一则可导水饮之邪从小便而去，一则可杜绝生饮之源，合干姜温化渗利，健脾助运；五味子收敛肺气，且能制干姜、细辛之温散，避免发散太过，耗伤肺气。一温一散一敛，使散不伤正，敛不留邪，为仲景用以温肺化饮的常用组合。使以甘草祛痰止咳，调和诸药，并使全方缓慢持久地发挥作用。甘草和干姜相配，体现了温补结合的配伍理念。方中又加桂枝，一是暖胸中之阳以散寒饮，一是让阳入于阴则可寐。纵观全方温散并行，开阖相济，肺脾同治，标本兼顾，堪称温化寒饮之良剂。

病案 7

宋某，女，71 岁。2023 年 9 月 23 日初诊。

患者 1 周前不慎受凉感冒后，咳嗽频作，痰少而黏，咳痰不畅，咽痒，口干咽燥，夜晚和晨起较甚，纳食欠佳，夜寐安，二便调，苔薄黄而腻，脉滑。

中医诊断：咳嗽（燥邪犯肺）。

治法：疏风清肺，润燥止咳。

处方：桑杏汤加减。

桑叶 10g，杏仁 10g，南沙参 30g，淡豆豉 10g，栀子 8g，薄荷 5g（后下），牛蒡子 10g，蝉蜕 5g，浙贝母 10g，佛手 6g。7 剂，水煎服。

患者诉咳嗽、咽痒明显缓解，纳食欠佳。于上方去栀子、淡豆豉辛凉伤脾胃之药，加陈皮 8g、炒麦芽 30g、生甘草 5g，以健脾助运。继服7 剂，诸症缓解而愈。

按语：本案患者发病正值初秋，秋感温燥之气，邪犯肺卫，其病虽轻浅，但燥性干涩，易伤津液。燥气伤肺，肺失清肃，则见干咳少痰、咳痰不爽、口干咽痒，故用《温病条辨》桑杏汤加减治疗。本方外以清宣燥热，内以润肺止咳。方中桑叶清宣燥热，透邪外出；杏仁宣利肺气，润燥止咳，共为君药。淡豆豉辛凉透散，助桑叶轻宣透热；浙贝母清化热痰；南沙参养阴生津，润肺止咳，共为臣药。栀子质轻而入上焦，清泄肺热。加薄荷质轻味辛，性凉而清利；蝉蜕甘寒，散风热，利咽喉，又能解痉止咳。全方共奏疏风清热、润肺止咳之功，凡温燥之咳嗽，用之屡获奇功。方中诸药用量轻，故煎熬时间不宜过长，体现了"治上焦如羽，非轻不举"的用药特点。

病案 8

高某，男，23 岁。2023 年 3 月 7 日初诊。

患者感染新型冠状病毒已 5 天，经服抗病毒药后热虽退，但仍咳嗽，少痰，痰白伴喉痒，微畏寒，动则胸闷气短，无明显心悸汗出，纳食二便均正常。舌质淡，苔白腻，脉沉缓。心电图检查示窦性心动过缓，心率 53 次 / 分，心肌酶谱检查正常。

中医诊断：咳嗽（寒邪犯表，卫阳被遏）。

治法：宣肺止咳，温阳散寒。

处方：桂枝汤合麻黄细辛附子汤加减。

桂枝 10g，炒白芍 10g，炙甘草 6g，生姜 9g，大枣 10g，炙麻黄 6g，细辛 3g，附子 6g（先煎），厚朴 10g。7 剂，水煎服。

3 月 14 日二诊：患者服药后咳嗽、咳痰缓解，无畏寒，复查心电图为窦性心律，心率 68 次 / 分，舌质淡红，白腻苔已化，脉细。于上方加太子参 15g 以补气扶正，振奋心阳，续服 7 剂，以巩固疗效。

按语：本案患者感染新型冠状病毒已 5 天，仍微恶寒，咳嗽，咳痰，色白，咽痒，为风寒表邪仍在，方用桂枝汤解肌祛风，调和营卫。以桂枝之辛温，通阳，温经脉，解肌祛风；芍药之酸寒，敛阴和营，一散一收，相反相成，为调和营卫之最佳组合。生姜辛温散邪，合大枣甘温补益，进而增强桂芍调和营卫之功。炙甘草调和诸药，合大枣、白芍滋心血，以充养血脉。脉缓为寒邪未散，卫阳被遏，无以鼓动血脉。苔白腻为内有寒湿，疫病未清，脾胃运化受阻。上症表现，应是太阳表证还在。然则太阳病脉当浮，今脉不浮而沉，为里证，非纯为太阳表证，应是少阴虚寒之征象。脉证合参，当属太阳少阴兼夹，表里同病，太少两感证，治以麻黄细辛附子汤。尤在泾在《伤寒贯珠集》中曰："此寒中少阴之经，而复外连太阳之证，以少阴与太阳为表里，其气相通故也。少阴始得本无热，而外连太阳则反发热，阳病脉当浮而仍紧，少阴则脉不浮而沉。故与附子、细辛，专温少阴之经，麻黄兼发太阳之表，乃少阴经温经散寒，表里兼治之法也。"方中麻黄外散表寒，与细辛相伍，兼治表里之寒邪，以驱散久留疫病之寒气；附子温经扶阳，以祛经脉之遗寒；细辛辛香走窜，透彻表里，既能直入少阴，佐附子以温经，又能佐麻黄以发散在表风寒。三药合用，则于温经中解表，于解表中温阳。桂枝汤与麻黄细辛附子汤相合，扶阳之中促进解表，解表之中不伤阳气，使外寒之邪得以表散，在里之阳气得以维护，表里兼顾，相得益彰。

病案 9

蒋某，女，41 岁。2023 年 1 月 6 日初诊。

患者感染新型冠状病毒后热退，自觉全身乏力，出汗，伴咳嗽，咳痰，色白，胸脘胀闷，气急，肩背酸胀，纳食减退，睡眠欠佳，大便干结。舌质淡红，苔白腻，舌尖边上有一瘀斑，脉浮缓。胸部 CT 示两肺下叶少许感染。

中医诊断：咳嗽（风寒湿邪袭肺）。

治法：温阳散寒，降气平喘。

处方：桂枝加厚朴杏子汤合三子养亲汤加减。

桂枝 15g，炒白芍 10g，生姜 15g，炙甘草 5g，大枣 15g，制厚朴 8g，苦杏仁 9g，白芥子 10g，莱菔子 20g，紫苏子 10g，炒枳壳 10g。7 剂，水煎服。

患者服药后咳嗽、胸脘胀闷、肩背酸胀好转，出汗止，大便纳食正常，仍感乏力，睡眠差，舌质淡红，苔薄白，脉滑。于上方去杏仁、白芥子、紫苏子、生姜辛温止咳之品，加北沙参、姜半夏、秫米、远志、炒白术、茯神以补气健脾，养心安神。续服 7 剂，药后诸症缓解而愈。

按语：本病患者感染新型冠状病毒后，用西药热虽退，但余邪未尽，邪犹在表。风寒湿内袭于肺，肺气上逆，则见咳嗽、咳痰、气急；邪在肌表，卫外不固，阳气被抑，则见肩背酸胀、汗出；湿困脾胃，则见胸脘胀闷、纳呆、乏力。《伤寒论·辨太阳病脉证并治中》云："太阳病，下之微喘者，表未解故也，桂枝加厚朴杏子汤主之。"此方为太阳病误下，表邪不解兼肺气上逆作喘而设，桂枝汤解表祛风，厚朴、杏仁降气定喘，合用《韩氏医通》三子养亲汤以化痰消食平喘，7剂奏效。二诊时，患者咳嗽、胸脘胀闷好转，考虑热退津伤，故去杏仁、白芥子、紫苏子、生姜，加北沙参、姜半夏、秫米、远志、炒白术、茯神健脾生津安神。本方用于表寒不解、汗出咳喘者，屡屡获效。

二、肺胀

张某，男，64岁。2021年5月4日初诊。

患者患慢性阻塞性肺疾病5～6年，多次在我院住院治疗，症状暂可缓解。近7天来，因不慎受凉后又出现咳嗽、咳痰，痰黄白相间，不易咳出，伴气急，爬楼时更剧，晚上尚能平卧，无发热、畏寒等症，纳食可，大便干燥，2日一次，小便正常，舌质淡红，苔黄腻，脉滑数。

中医诊断：肺胀（外邪引动内饮，痰热壅肺，肺失宣降）。

治法：清热化痰，降气平喘。

处方：定喘汤加减。

白果10g（去壳砸碎炒黄），麻黄6g，紫苏子6g，生甘草4g，款冬花9g，杏仁9g，桑白皮10g，黄芩10g，法半夏9g，丹参15g，地龙10g，桔梗6g，枳壳10g。7剂，水煎服。

嘱患者避风寒，忌生冷、辛辣、海鲜之物，戒烟酒。如遇寒热立即就诊。

5月11日二诊：患者服药后咳嗽、咳痰症状减轻，稍气急，大便已解，伴口干。于上方加芦根15g，北沙参20g，以生津止咳。续服7剂。

5月18日三诊：患者服药后诸症缓解，于上方去麻黄、紫苏子温燥之品，去白果收涩之品。加茯苓15g，陈皮8g，以健脾化痰，续服7剂，巩固疗效。

按语：慢性阻塞性肺疾病属于中医"肺胀""喘证"等范畴。肺胀的病名首见于《内经》，其载"肺胀者，虚满而喘咳"，指出了本病的典型症状。张仲景在《金匮要略》中指出肺胀可出现浮肿、烦躁、目如脱等症，认为本病与痰饮有关。巢元方在《诸病源候论》中记载肺胀的发病机理是"肺虚为微寒所伤，则咳嗽，嗽则气还于肺间，则肺胀，肺胀则气逆，而肺本虚，气为不足，复为邪所乘，壅痞不能宣畅，故咳逆短气也"。故肺胀多为咳喘、痰饮迁延失治，而致肺气渐虚，痰浊内伏，每因反复外感诱发，使病情逐渐加重。

本案患者系老年男性，患病多年，本有痰邪内伏，本次感受外寒，触动内饮，合而犯肺，肺失宣降，因发病为春夏交替之时，天气初热，又逾7日才就诊，郁久化热。风寒外束，痰热壅肺，则见咳嗽、咳痰、痰色黄白相间、难以咳出；肺气上逆，则见气急而喘。治疗宜清热化痰、降气平喘，方选定喘汤加减治疗。方中麻黄宣肺散邪以平喘，白果敛肺定喘而祛痰，共为君药。一散一收，既可加强平喘之功，又可防麻黄耗散肺气。紫苏子、杏仁、半夏、款冬花降气平喘，止咳化痰，共为臣药。桑白皮、黄芩清泄肺热，止咳平喘，共为佐药。甘草调和诸药，为使药。加丹参、地龙以活血通络，平喘清肺；桔梗、枳壳，升降并用，调畅肺气。数药相加使其化痰平喘之效更著。三诊时，患者病情稳定，痰浊已祛，咳嗽已止，喘息已平，去麻黄、紫苏子、白果等宣散收涩之药，加陈皮、茯苓益气健脾，培土生金，为固本之治。

三、哮病

吴某，男，71岁。2020年3月12日初诊。

患者既往有哮喘病史10余年，每逢感冒或食用刺激性食物发作，2周前感冒，现鼻塞、流涕症状好转，但咳嗽、咳痰症状未减。虽予复方甲氧那明、布地奈德喷雾剂治疗，但症状缓解不明显，故求中药治疗。刻下症：咳嗽，咳痰，痰多色黄，喉中有痰鸣声，气急，口苦而干，大便干燥，舌质淡红，苔黄而腻，脉滑数。

中医诊断：哮病（痰热壅肺，痰气交阻，肺失肃降）。

治法：清热泻肺，化痰平喘。

处方：桑白皮汤加减。

桑白皮10g，紫苏子6g，杏仁9g，生甘草5g，前胡10g，黄芩10g，姜半夏9g，芦根15g，蝉蜕5g，丹参15g，地龙10g。7剂，水煎服。

嘱患者避风寒，忌生冷、辛辣、海鲜及刺激性之物，戒烟酒。

3月19日二诊：患者服药后咳嗽、咳痰症状好转，伴口干，大便已软，舌苔已化。于上方加石斛15g，北沙参15g，益气养阴生津。续服7剂。

3月26日三诊：患者服药后诸症缓解，气急已平。于原方去桑白皮、紫苏子、前胡清肺化痰之药，加陈皮10g、茯苓15g、黄芪20g，以培土生金固本，续服7剂。

按语：本案患者有哮喘病史10余年，每逢外感或食物刺激而发作，2周前因感冒后邪热入里，郁久化热，痰热壅肺，则见咳嗽、咳痰、喉中有痰鸣声、气急、口苦等症。肺气不宣，痰阻气道，肺失肃降，方选桑白皮汤，治以清热化痰、宣肺平喘。方中桑白皮为君药，清肺平喘，利水消肿；黄芩、芦根、前胡清泄痰热，热退则无以炼津生痰，咳痰自除；杏仁、半夏、紫苏子平喘祛痰；丹参、地龙活血通络，清肺平喘；蝉蜕疏散风热，解痉平喘。诸药合用，共奏清肺化痰、止咳平喘之功。

四、肺积

病案1

许某，女，67岁。2022年9月27日初诊。

患者体检发现肺结节，胸部CT示右肺上叶尖段磨玻璃结节，大小约4mm×3mm，左肺上叶尖后段见实性结节大小约3mm×3mm，左肺上叶尖后段见磨玻璃结节，大小约3mm×3mm，左肺上叶前段见磨玻璃结节，大小约4mm×3mm。患者形体肥胖，平素工作操劳，经常熬夜，有时应酬喝酒，二便正常，舌质暗淡，边有齿痕，苔薄白，脉缓细。

中医诊断：肺积（气虚血瘀，痰浊内蕴）。

治法：补气活血，化痰散结。

处方：消瘰丸加减。

浙贝母10g，玄参15g，生牡蛎30g（先煎），姜半夏10g，夏枯草10g，黄芪30g，鳖甲15g（先煎），郁金10g，青皮10g，丹参10g，酒当归10g，炒薏苡仁30g。14剂，水煎服。

患者服药后无任何不适，2个月后复查胸部CT示两肺野见数枚结节影，直径2～3mm，边界清，磨玻璃结节消失，肺结节已缩小。

按语：肺结节归属于中医"肺积"范畴，为中医"五积"之一，又名息贲。李雅琴老师把西医影像学检查结果视为中医望诊的延伸，其主要病机为"郁"，有郁滞、蕴结，滞而不通之义，指邪气留滞，凝结于肺，引起气机失调。所以，无论是六淫外感还是七情内伤，必先伤人气机，气机郁滞，气血运行不畅，津液输布失常，则聚而成痰等病理产物，痰闭肺络而致肺失调畅，日久成积，临床表现仍以气郁、痰郁、瘀阻为主。李雅琴老师治疗肺结节以清肃痰浊、活血散结、疏肝解郁为主，若属本虚标实，治以补气活血、化痰散结。本案患者从体形、舌、脉分析，属于本虚标实，兼有痰瘀，治宜扶正祛邪，方用《医学心悟》消瘰丸为基础方加减。方中浙贝母为君药，润肺燥，去痰结；玄参既可清肺，又可软坚，更能滋养阴液；牡蛎软积癖，消结核；夏枯草、半夏、郁金、青皮，化痰行滞散结；黄芪、当归补气养血以扶正；辅以丹参，既可活血化瘀，又能软坚散结。方中浙贝母、玄参虽是养阴润燥化痰之品，但其开郁散结之力亦不可小觑。全方组合，攻邪而不伤正，扶正而不留邪。李雅琴老师临床治疗肺结节辨病、辨证再结合影像学检查，进行多角度分析治疗，终收满意疗效。

病案2

徐某，男，78岁。2012年3月22日初诊。

2012年3月患者确诊为肺癌，消瘦，纳差，乏力，咳嗽，咳痰，痰黄而带血丝，舌质暗红，苔薄黄而腻，脉弦滑。在某医院作胸部CT检查示右肺上叶后段见团块状软组织密度影，大小约3cm×4cm，边缘不规则，可见多发毛刺影，相邻胸膜受牵连，周围见斑片模糊影，右肺门影增浓，左肺上叶尖段、下叶前内基底段各见一磨玻璃结节，直径约5mm，纵隔内见一枚肿大淋巴结，大小约18mm×20mm。诊断为右上肺癌伴周围阻塞性炎症、纵隔淋巴结肿大。患者去上海市某肿瘤医院诊治，医生告诉他不宜手术，可进行化疗，患者拒绝化疗，遂来李老师处服中药治疗。

中医诊断：肺积（肺脾两虚，热毒壅肺，痰瘀互结）。

治法：急则治其标，先清肺化痰；缓则再治本，补肺健脾，祛痰解毒，活血散结。

处方：桑白皮10g，地骨皮10g，炒黄芩10g，北沙参20g，芦根15g，姜半夏10g，浙贝母10g，侧柏叶炭10g，鱼腥草15g，前胡10g，半枝莲15g，仙鹤草30g，陈皮8g，蛤壳10g。7剂，水煎服。

3月29日二诊：患者服药后，咳嗽、咳痰好转，未见痰中带血，纳食增加。原方去侧柏叶炭、桑白皮、地骨皮、前胡清热化痰之品，加石斛15g、炙紫菀10g，养阴生津，润肺止咳。再加山慈菇10g，清热解毒，化痰散结。续服10剂。

4月5日三诊：患者服药后，咳嗽、咳痰等症状基本缓解，仍倦怠乏力，舌质暗淡，苔薄白，脉弦细。治以补肺健脾，解毒散结。

处方：太子参20g，炒白术15g，茯苓15g，黄芪30g，当归10g，姜半夏10g，陈皮8g，炙甘草5g，炒黄芩10g，炒山药30g，仙鹤草30g，丹参20g，山慈菇10g，白花蛇舌草30g，半枝莲15g，蛇莓10g，郁金10g，浙贝母10g，山茱萸12g，佛手8g，蜈蚣2条。14剂，水煎服。

患者依症化裁，服药半年。半年后复查胸部CT示：右肺上叶后段见团块状软组织密度影，大小约25mm×36mm，左肺上叶尖后段、下叶前内基底段各见一磨玻璃结节直径约5mm，纵隔内见一枚肿大淋巴结，大小约15mm×18mm。CT诊断：右上肺癌伴周围阻塞性炎症考虑，纵隔淋巴结肿大。对照原CT，肿块较前减小。患者体重增加4kg，精神状态佳，饮食、二便正常。患者一直坚持每日服1剂中药，以扶正祛邪为大法，随症略作加减，共调治5年，以后改为二日服1剂。新型冠状病毒流行期间，自觉未感染，不间断在田里耕作，每年复查一次胸部CT，未见肿瘤增大和转移灶，血肿瘤指标均正常。

按语：古时中医并无肺癌病名，但依其症状体征，可归属于中医"肺积"范畴。《难经》云："肺之积名曰息贲，在右胁下，覆大如杯。"严用和云："积者生于五脏之阴气也……此由阴阳不和，脏腑虚弱，风邪搏之，所以为积为聚也。"《活法机要》云："壮人无积，虚人则有之，脾胃怯弱，气血两衰，四时有感，皆能成积。"肺主气，司呼吸，外合皮毛，若肺失宣降，易受邪毒侵袭，肺气阴受损，毒物羁留肺部，肺气郁滞不宣，停滞成痰，血脉不行成瘀，毒、痰、瘀互结，胶固凝结，留而不去，日久成肺积；脾主运化，饮食不节，运化失常，升清降浊失职，则水湿痰浊内聚，上阻肺络，肺失宣降，痰浊壅肺，日久成肺积；肝主疏泄，畅调情志，肝气郁滞，疏泄失常，使肺气郁滞，津液停聚，肺络瘀阻，从而痰瘀凝结，日久成积；肾为先天之本，主水，肾阳虚则水失于蒸腾气化而酿湿生痰，上犯于肺，肺失宣降，津液停滞成痰，日久成积。所以肺癌病机总属本虚标实，治以扶正祛邪，扶正以补肺、健脾、益肾为主，祛邪以化痰、解毒、散结、活血为主，辅以疏肝解郁，临证可根据其虚实夹杂之偏颇，各有侧重，灵活运用。

　　本案患者年事已高，长期吸烟，辛劳耕作，正气已亏，正不胜邪，久而久之形成肺积。正如《医宗必读》所说"积之成也，正气不足，而后邪气踞"，故治疗时攻邪与培本都不可缺，病发初期，以清肺化痰、解毒散结为主，适时扶正；痰热已清，可攻补兼施；后期用补肺、扶脾、养血、滋肾方药以扶正固本，提高机体抗肿瘤的免疫功能，以抗御肿瘤，常用方药有六君子汤、金水六君煎、麦味地黄汤、玉屏风散加黄芪、丹参、当归等，至于抗癌（祛邪）中药常用白花蛇舌草、半枝莲、山慈菇、蛇莓、蜈蚣、露蜂房等，视不同阶段，出现不同症状，随症治之。

第五节　肾系病证

一、淋证

病案1

高某，女，68岁。2020年4月9日初诊。

患者半年来反复出现尿频、尿急、尿痛，经医院检查诊断为尿路感染，用消炎药后症状可缓解，但过一段时间又发作。近几天又出现尿频、尿急、尿痛，伴腰膝酸软。尿常规：白细胞（+++），细菌 3000～5000/μL。尿时有灼热感，口苦心烦，口干，夜寐欠安，纳食正常，大便干燥，舌质红，苔黄而腻，脉细数。

中医诊断：淋证——热淋（心火炽盛，湿热下注，膀胱气化失常）。

治法：清心养阴，利水通淋。

处方：导赤散合四妙散加减。

生地黄 15g，淡竹叶 10g，木通 5g，甘草 5g，苍术 9g，盐黄柏 9g，怀牛膝 10g，忍冬藤 15g，瞿麦 10g，车前子 20g。7 剂，水煎服。

4 月 16 日二诊：患者服药后尿频、尿急、尿痛症状好转，睡眠改善，伴乏力，口干。尿常规检查白细胞（+），细菌 500/μL，药已起效。于上方加太子参 15g、生黄芪 15g、鲜石斛 15g，以益气生津固本。

后改服知柏地黄丸 1 个月，以巩固疗效，随访 3 个月未复发。

按语：尿路感染属于中医学"淋证"之范畴，淋证病因虽然繁多，但病位在膀胱，基本病机是膀胱气化失常。本案患者反复尿路感染半年，虽用了抗生素治疗，但经常复发，久治不愈，因此情绪焦虑不安，情志失常，心火炽盛，久之耗伤阴津，出现脾肾亏虚。心移热于小肠，致分清泌浊功能紊乱而传入膀胱，致膀胱湿热壅结，气化失常，发为本病。《丹溪心法》云"大凡小肠有气则小便胀，小肠有血则小便涩，小肠有热则小便痛"，治疗上主张"疏利小便，清解邪热，其于调平心火……心清则小便自利，心平则血不妄行"，用导赤散。

导赤散出自《小儿药证直诀》，其药物组成非常简单，由生地黄、木通、生甘草梢、淡竹叶四味药组成。生地黄味甘性寒质润，且归心经，擅于清心热而凉血，清心火与养阴并举，治心火上炎；木通味苦性寒，归心经、小肠经，既可以清心火，又可利尿通淋，使邪热从小便而出。生地黄与木通相配，滋阴液，制心火，又不收敛邪气，利水通淋而不伤阴液，二者共为君药。竹叶味甘、淡，性寒，归心经、小肠经，清心火，除烦热，利小便，其性轻清，可以上达头面口舌，使心火从小便而出，为臣药。生甘草梢性微寒，可以清热解毒，调和药性，归心经，故可以清心经热毒，为使药。导赤散具有清心火、养阴液、利小便通淋的功效。本案患者多次出现尿路感染，用了消炎药后，气阴津液已耗伤，故在治疗时不能再用苦寒药直接去清热，应该清热与滋阴并用，这是李雅琴老师用导赤散的本意。

本案临证反复发作，也呈现虚实夹杂症状，多系湿热病久则湿热留恋不解，耗伤肾阴。肾虚日久，脾气必虚，脾肾两虚。所以又合用四妙散，健脾利湿补肾。方中牛膝为主药，不可等闲视之，仅理解为引经药、佐使药是不够的，《本草纲目》和《张氏医通》中皆言，牛膝为淋证之要药；苍术燥湿健脾；黄柏走下焦，除肾之湿热，后入足阳明胃经祛湿利筋络。二方合用，标本兼顾，心脾肾同治，疗效迅速，且不易复发。

病案 2

林某，女，33 岁。2021 年 3 月 12 日初诊。

因旅游后憋尿，经常有尿急之感，伴少腹胀，腰酸乏力，四肢倦怠，舌质淡，边有齿痕，苔薄白，脉细弱。尿常规检查未见异常。

中医诊断：淋证——劳淋（中气下陷，膀胱气化失司）。

治法：补中益气，健脾益肾。

处方：补中益气汤加减。

炙黄芪 30g，党参 15g，当归 10g，陈皮 8g，升麻 6g，柴胡 6g，炒白术 15g，炙甘草 5g，乌药 10g，怀山药 30g，山茱萸 15g。7 剂，水煎服。

患者服药后尿急、少腹胀症状缓解，仍有腰酸，乏力，夜尿多。于上方加益智仁 10g，补肾固尿，再进 7 剂而愈。

按语：补中益气汤首见于《内外伤辨惑论》，其云："黄芪（劳役病热甚者一钱）、甘草（炙，以上各五分）、人参（去芦）、升麻、柴胡、橘皮、当归身（酒洗）、白术（以上各三分），上件㕮咀，都作一服，水二盏，煎至一盏，去渣，早饭后温服。如伤之重者，二服而愈，量轻重治之。"该方是为饮食劳倦损伤脾胃，以致脾胃气虚、清阳不升之证而设，根据《素问·至真要大论》"劳者温之"的治疗原则，它以调补脾胃、升阳益气为功，临床用于治疗中气下陷诸症。本病属于淋证中的劳淋，其病机常为脾气虚弱，气陷不升，摄纳无力，影响膀胱气化功能，水液无制，则导致尿频尿急。同时年老肾虚日久，必然导致脾的运化功能失常，清阳不升，中气下陷，加之肾主司开阖，开阖不利故尿急。腰为肾之府，肾脏失养，则见腰酸乏力。本案患者素体虚弱，再加憋尿，清阳之气不能上升，浊阴难以下降，再则肾虚则膀胱气化失司，方用补中益气汤补中益气，升清降浊，再加乌药、山药、山茱萸通阳益肾，以助膀胱气化。全方配伍，相得益彰，药中病机，故收效颇佳，体现了异病同治的中医精髓。

病案 3

林某，女，72 岁。2023 年 10 月 12 日初诊。

患者膀胱癌术后 3 年，经常出现尿频、尿急、尿痛症状，在劳累后加重，休息后稍缓解，尿常规检查基本正常，服消炎药、抑制膀胱收缩药、中药八正散等均效果不佳，所以就诊于李老师。刻下症：除上症外，尚有上腹部胀满不适，口干，口渴，心烦，失眠多梦，纳食、大便正常，舌质淡红，苔薄白，中有裂纹，脉弦细。

中医诊断：淋证（肾阴不足，水热互结）。

治法：滋阴清热，利水通淋。

处方：猪苓汤加味。

猪苓 10g，茯苓 15g，泽泻 15g，阿胶珠 9g（烊化），滑石 10g（包煎），瞿麦 10g，通草 5g，川楝子 7g，生甘草 5g。7 剂，水煎服。

患者服药后尿频、尿急、尿痛、少腹胀症状明显减轻，睡眠改善。效不更方，于上方加鲜石斛 15g、北沙参 20g，以益气养阴生津，去川楝子苦寒之品。并嘱患者平时多饮水。后去瞿麦苦寒活血之品。患者前后共服 1 个月，诸症蠲除，病情稳定。此后隔 1～2 个月复诊调理。

按语：本案患者是膀胱癌术后尿道综合征，属于中医"淋证"范畴。由于术后灼伤津血，肾阴亏损，再加年老体衰，造成水湿凝滞下焦，膀胱气化失司，出现尿频、尿急、尿痛、少腹胀，水热互结之症状，若继续予以清利或大剂量抗生素则会导致病程更加缠绵，往往事与愿违，这类病治疗颇为棘手。

对此，若单纯滋阴清热，恐涩敛水湿之邪，如仅用利水渗湿，又有伤阴助热之虞。所以用猪苓汤渗利水湿与清热养阴并举，利水而不伤阴，滋阴而不碍湿。猪苓汤出自《伤寒论》，《伤寒论·辨阳明病脉证并治》云："若脉浮发热，渴欲饮水，小便不利者，猪苓汤主之。"此条为阳明下后，津液邪热未去，水热互结于下焦。《伤寒论·辨少阴病脉证并治》云："少阴病，下利六七日，咳而呕渴，烦不得眠，猪苓汤主之。"小便不利、发热、口渴、心烦不得眠为猪苓汤的临床使用指征，与本案患者脉证相符，方证对应，故选用猪苓汤。方中猪苓、茯苓、泽泻均有利尿作用，其中泽泻性寒，尚有泄热之用。《本草思辨录》曰："猪苓、茯苓、泽泻，三者皆淡渗之物，其用全在利水。仲圣五苓散、猪苓汤，三物并用而不嫌于复……三物利水，有一气输泻之妙。水与热结之证，如五苓散、猪苓汤，若非三物并投，水未必去，水不去则热不除。"滑石味甘、淡，性寒，能清膀胱热结，通利水道，既可加强上三药利水渗湿之功，又可增强清热之效，使水去热清，则水热互结，荡然无存。阿胶滋阴润燥既益己伤之阴，又防诸药渗利重伤阴血，利尿通淋以存津液，有缓解窘迫症状之功。酌加瞿麦、通草利尿通淋以通经脉瘀滞。全方配伍，以利水渗湿为主，清热养阴为辅，体现了利水不伤阴，滋阴而不碍湿的特点。水湿去，瘀滞畅，邪热清，阴津复，诸症自除。

病案 4

蔡某，男，63 岁。2021 年 4 月 8 日初诊。

患者尿频尿急 2 年余，经 B 超检查诊断为前列腺增生，口服非那雄胺片、坦索罗辛胶囊等药控制症状，10 余天来出现尿频尿急，茎中痛，少腹部胀，尿色如米泔水样，伴腰膝酸软，下肢困乏，大便正常，舌质淡，苔薄白而腻，脉沉细。

中医诊断：淋证——膏淋（下焦虚寒，肾失封藏，膀胱失约，湿浊下注）。

治法：温暖下元，分清化浊。

处方：萆薢分清饮加减。

萆薢 10g，乌药 10g，山药 30g，益智仁 10g，茯苓 15g，甘草 5g，韭菜子 10g，肉桂 3g（后下），黄芪 30g，石菖蒲 8g，苍术 9g。7 剂，水煎服。

4月15日二诊：患者服药后尿频、尿急症状好转，白浊渐消，仍下肢酸困。于上方加当归 10g 活血补血，加怀牛膝 12g 补肝肾，利尿通淋。续服 14 剂。

患者服药后症状基本缓解，尿中白色分泌物消退。

按语：乳糜尿可归为中医"膏淋"的范畴，膏淋的病因可归咎于脾肾两脏，由于脾气虚弱，不能运化水谷精微，湿浊之邪流于下焦，肾失封藏，不能分清泌浊，故见尿液浑浊如米泔。《素问·上古天真论》曰："肾者主水，受五脏六腑之精而藏之。"《灵枢·口问》曰："中气不足，溲便为之变。"

本案患者尿频、尿急已有 2 年余，近期由于劳累引起脾肾两虚，脾气虚弱，气虚下陷，湿浊之邪流于下焦；肾气不固，气化不利，不能分清泌浊，故见排尿时尿液如白色米泔水样。肾阳亏虚，腰膝酸软，脾气不足，则见下肢酸困乏力。治宜温暖下元，分清化浊，故投萆薢分清饮加减。方中萆薢味苦，性平，中能燥胃之湿，下能固下焦，去下焦湿浊，清利小便，分清化浊，劈开水路。益智仁味辛，性温，入脾、肾经，宣通气机，温脾暖肾，固气涩精，既能从上焦阻止湿气往下，又能控制下焦小便余沥。乌药气雄性温，通上走脾肺，降气机，温下元，散寒止痛，避免寒湿凝为浊液。乌药与益智仁相合，一散一收，既能散寒湿，又能涩精气，健脾补肾，益膀胱。石菖蒲味辛、苦，性温，以芳香开窍尤为出名，其香能醒脾，化湿辟浊而通窍，可以从源头上斩断湿气之生，所以萆薢得石菖蒲之助，分清泌浊之功更显著，二药合用，治疗尿浊、尿频之症。韭菜子温阳补肾，治小便频数、白浊之症；山药补肾阳、肾气、肾阴，固精缩尿止白浊；茯苓健脾淡渗，助萆薢利湿于下；甘草调和诸药；肉桂暖下元；黄芪补气升陷；苍术燥湿健脾。诸药合用，通中寓固，暖肾醒脾，分清泌浊。

二、尿浊

蔡某，男，61岁。2018年6月9日初诊。

患者诉反复双下肢浮肿伴蛋白尿1年余，在某医院诊断为肾病综合征、慢性乙型肝炎，口服泼尼松片60mg，每日1次，并给予降脂、利尿、抗病毒等治疗，浮肿消退。尿常规示尿蛋白（++～+++），血常规正常，24小时尿蛋白定量2g，要求中药治疗。刻下症：腰背酸胀，四肢困倦，双下肢轻度浮肿，小便泡沫多，纳食正常，大便有时稀，舌质暗淡，边有齿痕，苔薄白而腻，脉沉细。

中医诊断：尿浊（脾肾两虚，水瘀互结）。

治法：健脾补肾，化瘀行水。

处方：自拟健脾益肾通络活血汤。

党参15g，黄芪40g，炒白术15g，茯苓30g，生地黄15g，炒山药30g，山茱萸15g，车前子20g，丹参30g，六月雪30g，陈皮10g，益母草10g，葫芦巴10g。14剂，水煎服。

嘱患者控制钠盐摄入量，每天少于3g，控制喝水量，建议低优质蛋白饮食，注意休息，预防感冒。泼尼松片20mg，每天1次。

6月23日二诊：患者服药后查尿常规显示尿蛋白（+），下肢浮肿已退（服药时已撤去西药利尿剂），腰酸乏力明显好转，药已见效，泼尼松片减至每日15mg。于上方中加芡实10g、金樱子10g，补脾固肾，另加荠菜花（自采摘）每日30g茶饮，续服14剂。

患者前后共服药1个月，复查尿蛋白（-），24小时尿蛋白定量0.25g，后依上方随症化裁，调服3个月，激素已全部撤减。复查肝肾功能正常，尿蛋白（-），24小时尿蛋白定量为0.1g，乙肝DNA病毒指数少于20IU/mL。患者前后以中药调治2年，现已在上海某地做轻体力工作。

按语：西医学的多种慢性肾病，如慢性肾小球肾炎、肾病综合征等，临床上多表现为不同程度水肿、蛋白尿、血尿，后期严重时可出现不同程度的肾功能不全，这些疾病都可以参考中医"水肿""尿浊"来治疗。

李雅琴老师认为，水肿的病因离不开肺、脾、肾三脏，肾为水之本，《素问·水热穴论》云："肾者胃之关也，关门不利，故聚水而从其类也。上下溢于皮肤，故为胕肿，胕肿者，聚水而生病也。"《中藏经》云："水者，肾之制也；肾者，人之本也。肾气壮则水还于海，肾气虚则水散于皮……水随气流。故为水病。"脾能运化水湿，《素问·至真要大论》云："诸湿肿满，皆属于脾。"《丹溪心法·水肿》云："水肿，因脾虚不能制水，水渍妄行，当以参、术补脾，使脾气得实，则自健运，自能升降运动其枢机，则水自行。"肺主行水，可以升降调节气机，发挥肺气的宣发功能。一可使水液迅速向上向外输布，布散到全身，外达皮毛，以充养、润泽各个组织器官。二可使肺代谢后的水液及被身体利用后的废水和剩余水分通过呼吸、皮肤、汗孔蒸发而排出体外。若肺失宣降，则会导致水液输布障碍，进而出现水肿。

本案患者患肾病综合征，表现为腰以下水肿，故李雅琴老师认为此病多以脾肾两脏功能失调为主，再加年事已高，长期在外劳累过度，又有乙肝病史，肝肾本就不足。脾阳虚惫，脾失健运，水湿内停，肾阳亏虚，则阳无以化，开阖失司，引起三焦水湿内停，经络壅塞，水瘀互结，发为水肿。《证治汇补》云："肾虚不能行水，脾虚不能制水，故肾水泛滥，反得浸渍脾土，是以三焦停滞，经脉壅塞，水渗于皮肤，注于肌肉而为肿。"因此，在治疗上重在脾肾之治，组方以健脾益肾为主，但活血化瘀始终贯穿整个治疗过程。选用李雅琴老师经验方——健脾益肾通络活血汤，方以四君子汤健脾助运，渗利湿浊；大剂量黄芪与党参补中益气，治蛋白尿；用六味地黄丸中"三补"益肾固精，治其肾精亏损；肾病综合征处于高凝状态，所以用大剂量丹参、六月雪、益母草活血通络，疏风解毒，清除水湿；加水陆二仙丹益肾固精；用葫芦巴温肾壮阳。全方组合，健脾益肾，利水消肿，活血化瘀。经 3 个月治疗，患者肾病综合征得到了控制，基本守用经验方调治，前后经历了 2 年纯中药治疗而愈。

三、关格

沈某，男，69岁。2022年10月20日初诊。

患者既往有高血压、糖尿病病史10余年，某医院诊断为慢性肾功能衰竭。肾功能检查结果示血肌酐187μmol/L，尿素氮12.45mmol/L，尿酸387μmol/L，血红蛋白87g/L。刻下症：自觉神疲乏力，时有头晕，面色萎黄无华，纳食正常，腰背酸胀，大便2日一次，偏干，舌质暗淡，边有齿痕，苔薄白而腻，脉沉细。

中医诊断：关格（脾肾两虚，湿瘀内停）。

治法：健脾补肾，祛湿活血。

处方：自拟健脾益肾祛湿活血方。

党参15g，炒白术15g，茯苓30g，生地黄15g，山药30g，山茱萸12g，车前子20g，荠菜花20g，丹参30g，六月雪30g，陈皮10g，黄芪40g，当归12g。14剂，水煎服。

11月3日二诊：患者服药后精神好转，腰背酸胀减轻，大便已解，质软，伴有口干。于上方加石斛15g，益胃生津，续服14剂。嘱患者药后复查肾功能。

11月17日三诊：患者服药后症状缓解，肾功能检查示血肌酐135μmol/L、尿素氮10.4mmol/L、血红蛋白90g/L。效不更方。

患者前后服药半年有余，再次进行肾功能检查示血肌酐103μmol/L，尿素氮8.9mmol/L，尿酸379μmol/L，血红蛋白101g/L，肾小球过滤率64mL/min。嘱患者2个月复查一次肾功能，中药可以一日三煎，分2日服用，现病情稳定。

按语：本案患者既往有高血压、糖尿病病史10余年，最终引起肾功能衰竭。早期肾功能不全尚有代偿能力时，中医药配合治疗，疗效尚可。中医病因病机为脾肾亏虚，无力运化水湿，湿浊、瘀血积聚于内，壅滞气机，阻碍气血运行，气血无以濡养周身，则见神疲乏力、头晕；脾虚运化水湿不利，肾虚不能制水，形成湿浊，阻遏脉络，血行不畅而成瘀血内阻，故见舌暗淡，苔白腻。本案患者病情较长，脾肾亏虚为本，湿浊瘀血为标，治以补益脾肾以扶正，活血利湿泄浊治其标。方选李雅琴老师自拟健脾益肾祛湿活血方，方中四君子汤为健脾补气第一方，人参甘温大补元气，白术苦温，燥脾补气，茯苓淡渗利湿，去甘草之缓改陈皮健脾行滞，调理脾胃。方中黄芪量大，大补五脏之气。生地黄、山药、山茱萸滋补肾精。丹参活血补血。六月雪清热解毒，疏风利湿，与丹参、车前子相配，具有活血化瘀、祛湿泄浊之功，临床上治疗肾脏疾病可大剂量使用，一般为30～60g，此药在体内可活血解毒，在体外又可导热下泄，使湿浊之邪从小便而解，现代药理研究表明，六月雪能降低蛋白尿、尿素氮及肌酐水平。荠菜花和脾利水，《本草纲目》释名为护生草，可明目，有平肝明目、健脾益胃之功效，有助于增强机体免疫功能，降低血压，健胃消食。全方共奏补脾肾、泄湿浊、解毒活血之功，有补有通，通补兼施。

四、遗尿

病案 1

励某，女，78岁。2017年4月15日初诊。

患者自诉漏尿半年余，用力咳嗽或打喷嚏时尿液会不自主溢出，医院诊为压力性尿失禁。经西医治疗，效果不显，遂于中医治疗。刻下症：白天小便次数正常，夜间小便次数多，一夜2～3次，咳嗽、打喷嚏、用力时，尿液会不自主溢出，为此而苦恼，伴有神疲乏力，四肢畏寒，腰背酸胀，舌质淡红，边有齿痕，苔薄白，脉沉细。

中医诊断：漏尿（肺脾气虚，肾气不固）。

治法：健脾益气，补肾缩尿。

处方：补中益气汤合缩泉丸加减。

党参15g，炙黄芪30g，炒白术15g，炙甘草5g，当归10g，陈皮8g，升麻5g，柴胡5g，乌药10g，山药30g，益智仁10，菟丝子20g，肉桂3g（后下）。7剂，水煎服。

4月22日二诊：患者服药后精神好转，漏尿症状减轻，唯在用力过甚时，仍有尿液溢出，夜尿1次。于上方加桑螵蛸10g，补肾助阳，固精缩尿。续服 14 剂。

后随访，患者已无漏尿。

按语：本病病机常为脾气虚衰，气陷不升，摄纳无力，影响膀胱气化功能，水液无制，则导致漏尿。若年老肾虚日久，必然导致脾的运化功能失常，清阳不升，中气下陷，加之肾为先天之本，主水液，司二便，肾气不固，气化失司，则膀胱失约，以致在咳嗽、打喷嚏等腹压增加时出现不自主的漏尿。本案患者年老体衰，肺脾肾三脏皆虚，导致脾不散精，肺失通调，全身水液运行输布失职，则见神疲乏力、用力咳嗽或打喷嚏时小便漏出。肾阳不足，气化失司，膀胱开阖失常，故见四肢畏寒、腰背酸胀、夜尿次数多。治宜健脾益气，补肾缩尿。方中党参、炙黄芪、炒白术、炙甘草补中益气；当归养血益阴；柴胡、升麻升举阳气；陈皮健脾助运；益智仁、乌药、山药健脾补肾，固精缩尿；桑螵蛸、肉桂、菟丝子补肾阳，温膀胱。诸药合用，下元得固，肾气充足，脾阳得复，膀胱得以温煦，固摄有权，开阖有度，则漏尿自止。

病案 2

王某，男，62 岁。2022 年 11 月 22 日初诊。

患者前列腺癌术后尿失禁 20 余天。刻下症：尿失禁，使用尿不湿，多则每天白天用尿不湿 4～5 片，伴精神疲乏，腰背酸胀，纳食减退，大便正常，严重影响日常生活。舌质淡，苔薄白，脉沉细弱。

中医诊断：遗尿（中气不足，脾肾两虚，气化失常）。

治法：补中益气，固涩下元。

处方：补中益气汤合缩泉丸加减。

党参 15g，炒白术 15g，黄芪 30g，陈皮 8g，炙甘草 5g，升麻 5g，柴胡 5g，当归 10g，路路通 10g，乌药 10g，炒山药 30g，益智仁 10g，桑螵蛸 10g。10 剂，水煎服。

12 月 2 日二诊：患者服药后，小便次数减少，尿失禁改善，原方续服 14 剂。

12 月 16 日三诊：患者服药后，尿失禁明显好转，现已不用尿不湿，身倦乏力、腰膝酸软已缓解。后间断继服中药调理，防止肿瘤复发转移。

按语：本案患者为前列腺癌术后，手术损伤，加上年事已高，气血损耗，脾肺气虚，肾气不固，一则不能升清降浊，二则津血运化失畅，三则气化乏力，遂致尿失禁。李雅琴老师依此立法，治以补中益气，固涩下元。以补中益气汤，补中益气，升阳举陷以调膀胱气化，固涩有权；以缩泉丸加桑螵蛸温肾助膀，益肾精鼓肾气，补肾阳而固精缩尿。路路通活血通络，疏通水道。诸药配合相得益彰，使中气复健，补肾固尿，膀胱气化复常，遗尿得以治愈。

五、早泄

病案 1

盛某，男，42 岁。2023 年 1 月 3 日初诊。

患者诉性交时射精过早已 2～3 个月，患者平素心情急躁，近 2 个月来工作紧张，出现心烦、失眠、多梦，在性交时射精过快，有时未入即泄，伴腰背酸胀，大便干燥，舌质淡红，苔薄黄，脉弦细。

中医诊断：早泄（心火亢盛，水火不济，肾阴不足，相火妄动）。

治法：滋肾降火，交通心肾。

处方：三才封髓丹加减。

北沙参 30g，生地黄 15g，天冬 10g，盐黄柏 8g，砂仁 3g（后下），炙甘草 5g，龟甲 15g（先煎），煅龙骨 20g（先煎），煅牡蛎 20g（先煎），柴胡 10g，山药 30g，山茱萸 15g，蜈蚣 1 条。7 剂，水煎服。

嘱患者调情志，不熬夜，戒烟酒，多运动。

1 月 10 日二诊：患者服药后性交时间能维持 2 分钟左右，基本在阴道内射精，心情大为好转，性交后第二天腰背有酸胀感。于上方加益智仁 10g、盐杜仲 10g，以补肾固精，继服 14 剂。

药后回访，患者早泄已愈。

按语：早泄是指性交时射精过早，甚至未交即泄或乍交即泄，以致不能进行正常性交的一种病证。《素问·六节藏象论》明确指出了肾的封藏功能，其云："肾者，主蛰，封藏之本，精之处也。"精室隶属于肾，精室依赖肾中精气作用调控精窍开阖。肾藏泄有度，则精窍开阖有序；若肾封藏失司，则精室藏泄失用，精窍开闭无序，就会出现排精异常。肾精不足，肾气亏虚，则封藏失职，统摄无权，精室约束无权，则精关易开，故一有交合精液则外泄。精关封藏失职为基本病机，责之于心、肝、肾，临床证候表现以虚多实少或本虚标实为主。本案患者系肾阴不足，心火亢盛，水火不济，阴虚则相火妄动，再加平素工作压力大，肝失疏泄，肝郁化火，扰动精室，终成早泄。方中生地黄、天冬滋阴生水，水生则火降；黄柏坚阴泻火，使君火自降，相火自潜；砂仁行滞醒脾，使上药无寒滞之弊；龙骨、牡蛎安神潜阳；柴胡疏肝解郁，稳定情绪；蜈蚣息风止痉，能够改善阴茎的局部血液循环，起到挺尖作用。全方组合，交通心肾，水火既济，神归于舍，肝气疏泄有度，早泄自除。

病案 2

柴某，男，33 岁。2023 年 11 月 4 日初诊。

患者诉性交射精过早 1 年。患者 1 年来由于工作压力大，心情烦躁，失眠多梦，性欲下降，勃起不坚，性交时射精潜伏时间约 1 分钟，伴腰膝酸软，有时耳鸣，纳食、二便尚可。舌质淡红，苔薄白，脉弦而细。

中医诊断：早泄（肾气不固，肝经湿热）。

治法：补肾固精，疏肝解郁。

处方：金锁固精丸合四逆散加减。

沙苑子 10g，芡实 10g，莲须 10g，煅龙骨 20g（先煎），煅牡蛎 20g（先煎），熟地黄 15g，怀山药 30g，山茱萸 15g，蜈蚣 1 条，柴胡 10g，炒白芍 15g，炙甘草 5g，阳起石 10g。7 剂，水煎服。

11 月 11 日二诊：患者服药后射精时间延长到性交 2 分钟以上，寐已转安，腰膝酸软，倦怠乏力。于上方加巴戟天 10g 补肾精，加太子参 30g 健脾益气。继服 14 剂。

后随访，患者服药后诸症改善，房事正常。

按语：本案患者工作压力大，出现情志失调，疏泄失常，肝郁化火，扰动精室，肾失封藏，相火妄动，心肝火旺，神魂不安，则见心烦、失眠多梦；腰为肾之府，肾精亏虚，则见腰膝酸软。治宜补肾固精止遗、疏肝解郁，以金锁固精丸为主方，本方为肾虚不固之遗精滑泄而设。方中沙苑子味甘，性温，长于补肾固精止遗，《本经逢原》谓其"益肾，治腰痛，为泄精虚劳要药，最能固精"，故为君药。芡实、莲须均为水生之物，甘涩质润，能固肾涩精，且芡实兼补脾气以充养先天，使肾精充足，二药相伍可交通心肾，养心安神，使精室不被淫欲所扰，配合君药则能加强固肾涩精之力，共为臣药。龙骨甘涩而平，镇惊安神固精；牡蛎味咸，性微寒，敛阴潜阳，涩精，二药相合清降镇潜，收涩止遗，兼可平肝潜阳，使相火不得妄动，共为佐药。诸药合用，共奏涩精补肾之功，本方配伍特点为重在固精，兼以补肾，故加熟地黄、怀山药、山茱萸补肝肾之药，加强补肾益精之力。肝主疏泄司阴器，对阴茎之勃起与收缩，精关的开启与闭合起调节作用，故合用四逆散舒畅肝气，调情志，消除心理紧张。方中加了蜈蚣祛痰化瘀，补虚强壮，是一味治阳痿良药。二方合用，方证对应，恰中病机，获效迅速。

六、阳痿

病案 1

庞某，男，42 岁。2019 年 5 月 10 日初诊。

患者阳事不举 3 个月余，精神抑郁，工作压力大，脾气急躁，曾服补肾壮阳中药 1 个月，阳事依旧不举。刻下症：阳事不举，心烦意乱，郁郁寡欢，睡眠欠佳，大便可，苔薄黄根腻，脉沉弦。

中医诊断：阳痿（肝气郁结，宗筋失养）。

治法：调理肝气，养血柔肝。

处方：逍遥散加减。

柴胡 10g，当归 10g，炒白芍 15g，炒白术 15g，茯苓 15g，炙甘草 5g，乌药 10g，薄荷 5g，生姜 3 片，蜈蚣 2 条，菟丝子 20g。7 剂，水煎服。

5 月 17 日二诊：患者服药后心情大为好转，已有晨勃反应，药以对症，守法守方原方续服 10 剂。

5 月 27 日三诊：患者房事时阳事已兴，但不持久。于上方加山茱萸 15g、山药 30g、生地黄 15g，补肾填精。续服 10 剂。

后随访，患者性生活恢复正常。

按语：阳痿是男科常见病之一，《灵枢·邪气脏腑病形》称其为"阴痿"，历代医家认为本病多涉及肝、肾、阳明三经，治疗阳痿多从肾论治，此案李雅琴老师却从肝论治，因为肝之经脉过阴器，抵少腹，若悲怒伤肝，肝失疏泄，气血不行，阴器失养，则痿软不用，正如《景岳全书》云"凡思虑焦劳忧郁太过者，多致阳痿"，又如陈士铎所言"气郁者，舒其气……则男子无子而可以有子矣"。故临床常以《太平惠民和剂局方》逍遥散加减治疗。方中柴胡疏肝解郁，当归、白芍养血补肝，三药配合，补肝体而助肝用。蜈蚣辛温入肝经，疏肝、强筋、擅于开瘀，与白芍为伍，制其辛燥走窜之性，养血滋阴化瘀，从而增强阴茎勃起。茯苓、白术补中理脾；薄荷、生姜为佐，助本方疏散条达；炙甘草为使者，助健脾并调和诸药。全方合用使肝郁得解，脾虚得补，气血得和，阴器得养，阳痿得愈。

病案 2

王某，男，35 岁。2022 年 4 月 5 日初诊。

患者因工作压力大，心情不舒引起阴茎勃起困难半年有余，多次服用壮阳药少效，为此而苦恼。求诊时诉其一到同房时，就感到紧张，阴茎勃起困难或勃起时片刻即痿软，晨勃反应较少，伴腰酸背胀，心烦郁闷，二便可，舌质淡红，苔薄白，脉弦双尺稍弱。

中医诊断：阳痿（肝气郁结，阳气内郁，壅而不达，兼有肾精亏虚）。

治法：疏肝解郁，透达郁阳，滋肾壮水。

处方：四逆散合六味地黄汤加减。

柴胡 10g，枳壳 10g，炒白芍 15g，炙甘草 5g，生地黄 15g，炒山药 30g，山茱萸 12g，牡丹皮 10g，砂仁 5g（后下），盐黄柏 8g，茯苓 15g，阳起石 15g，淫羊藿 10g，蜈蚣 2 条。14 剂，水煎服。

4 月 19 日二诊：患者服药后晨勃反应明显，心情开朗，但未同房。上方续服 14 剂，期间可以同房，予以树立信心。

患者服药后同房后勃起坚挺，持续时间 3～5 分钟，共服药 2 个月。

后随访，工作顺心，性生活正常。

按语：中医认为肝连阴器，肝通过其经、筋、别络输送气血，以充养男性生殖器官，促进其发育。同时肝主疏泄，对阴茎之勃起与软缩、精关的开启与闭合等起到调节作用。因此，男性生殖系统的生理病理均与肝经密切相关。本案患者正值壮年，观其工作不顺心，心情抑郁，时有叹气，切其脉弦，乃情志之障，阳气内郁不能下达，气机不利之象。清代冯兆张云："少年人阳痿，有因于失志者，但宜舒郁不宜补阳……苟志意不遂，则阳气不舒，惟气者，即真火也。譬诸极盛之火，置之密器之中，闭闷其气，使不得发越，则火立死而寒矣，此非真火衰也，乃闷郁之故也。宜其抑郁通其志意，则阳气立舒，而其痿自起矣。"患者曾屡服壮阳之药，使阳气更壅而气机更阻，所以切不可固执用温阳补肾法而治诸阳痿。盖欲疏通气机，开达阳郁，必以斡旋枢机。故李雅琴老师用《伤寒论》四逆散疏肝解郁，通畅少阴之枢机以达其阳。方中柴胡疏肝解郁，调畅气机，透达郁阳；枳壳苦寒泄降，行气开郁；芍药、甘草酸甘化阴，养肝缓急。仲景取四逆是少阴阳气被郁，使阳气不达四末，以致手足逆冷。在治疗上就必须疏解气机郁闭，使阳气畅达，此之义也。四药合用，肝气条达，则气机利，阳气伸，火气达。此案患者实乃肝肾气郁，实证中有羸候也。再合六味地黄汤，以滋肾精。方中加了淫羊藿、阳起石以治疗阳痿，兴阳作强，不燥不热；蜈蚣辛温走窜，疏达肝脉，畅行宗筋，通络散结，兴阳振痿，是阳痿、早泄必用之药；封髓丹（砂仁、盐黄柏、炙甘草）交合中宫，阴阳化合，心肾相交，水火既济。数方合用，配伍精妙，效如桴鼓。

七、房事疼痛

徐某，女，28岁。2023年4月11日初诊。

患者平素体质比较弱，经常腰背酸胀，有时小腿酸，月经量少，婚后半年来每逢房事即感阴道干涩疼痛，1小时后症状才能消失，为此而苦恼，去妇科检查无异常，故求诊于中医治疗。刻下症：腰膝酸软，眼睛干涩，口干燥，眠时梦多，舌质淡红，苔中裂，脉细数。

中医诊断：阴肿痛（肝肾阴虚）。

治法：滋水涵木，柔肝止痛。

处方：大补阴丸加减。

知母 10g，盐黄柏 10g，熟地黄 15g，怀山药 30g，醋龟甲 15g（先煎），山茱萸 15g，牡丹皮 10g，郁金 10g，茯苓 15g，炒白芍 15g，炙甘草 5g。7 剂，水煎服。

嘱患者调情志，消除紧张情绪。

4月18日二诊：患者服药后月经来潮，嘱患者月经净后继服上药，待经净后 10 天再同房。

患者前后服药半个月，性生活后已不再干涩疼痛，后服大补阴丸，以资巩固疗效。

按语：女性性交痛，中医又称"吊阴痛""交接痛"或"合房阴痛"。中医认为女性阴器通过肝经、宗肌聚集，肾又开窍于二阴，而肝主筋。女性阴户分布于肝经，冲任二脉均起于胞系，因此女性性交痛与肝肾和冲任病变有关。本病的病机是湿热下注，肝气郁结，肝肾阴亏。本案患者为肾虚体质，经常腰背酸胀，复因婚后频于房事，暗耗肾精，使肾虚更甚，胞脉所主不足，局部失养，难以濡润，故每当受外物刺激，则少腹经脉拘挛而痛。治依《素问·阴阳应象大论》中"精不足者，补之以味"之法，当滋补肝肾之阴。方选大补阴丸加减，本方出自《丹溪心法》，具有滋阴降火之功。方中熟地黄、龟甲补肾滋阴，龟甲一物坚硬，得水之精气而生，有通阴助阳之力，滋阴固阳，阴复则火自降；黄柏、知母苦寒泻火，火降则阴可保；猪髓与蜂蜜均为血肉之品，填精益髓，保阴生津，李老师用怀山药、山茱萸代之以益肾水，降心火。芍药、甘草为《伤寒论》中芍药甘草汤意，用以治疗津液受损，阴血不足，筋脉失柔之阴肿痛。芍药酸寒，养血敛阴，柔肝止痛；甘草甘缓，健脾益气，缓急止痛。二药相伍，酸甘化阴，柔筋止痛。合方使用，其效卓然。

第六节　肢体经络病证

一、痹证

病案 1

胡某，女，65 岁。2018 年 11 月 1 日初诊。

患者患风湿性关节炎 5 ～ 6 年，长期服用西药，收效甚微。血沉 50mm/h。刻下症：形体偏瘦，面色少华，手指关节如梭形，活动受限，疼痛，无红肿，伴神疲乏力，口干，大便干，纳可，舌暗淡，苔薄黄，脉弦细。

中医诊断：尪痹（风寒湿痹，迁延失治，血虚络涩）。

治法：养血通络。

处方：黄芪桂枝五物汤加减。

黄芪 15g，桂枝 10g，白芍 15g，大枣 10g，生姜 8g，当归 10g，生地黄 15g，黄精 10g，附子 8g（先煎），丹参 15g，地龙 10g，香附 10g，僵蚕 10g。7 剂，水煎服。

患者服药后手指关节疼痛稍缓解，已停西药。于上方加豨莶草 10g 祛湿通络。续服 1 个月，症状基本控制，血沉正常。

按语：类风湿关节炎属中医学"痹证"之"尪痹""顽痹""历节"等范畴。《素问·痹论》云："风寒湿三气杂至，合而为痹也……寒气胜者为痛痹。"指出寒邪与湿邪对痹证的影响。《素问·举痛论》云："寒气客于脉外则脉寒，脉寒则缩踡，缩踡则脉绌急，绌急则外引小络，故卒然而痛……寒气客于经脉之中，与炅气相薄则脉满，满则痛而不可按也。"进一步阐明寒主收引凝滞，致经脉缩踡、绌急拘挛而发急性疼痛。诚如《临证指南医案》云："有血虚络涩，及营虚而成痹者，以养营养血为主。又有周痹、行痹、肢痹、筋痹，及风寒湿三气杂合之痹，亦不外乎流畅气血，祛邪养正，宣通脉络诸法。"本案患者在经之邪迁延失治，久羁数年，客邪多由气及血，由经入络，损伤营血，症见手指关节畸形、活动受限、疼痛，为入络客血之邪与亏虚已久之营血交混一体，正如叶天士所说"久病入络""久痛入络"，故绝非祛风散寒利湿之法所能治疗。李雅琴老师认为，此时应以养血、通络、和血为其治疗之大法，故以《伤寒论》黄芪桂枝五物汤为主方。黄芪桂枝五物汤为桂枝汤去甘草，倍生姜加黄芪而成。黄芪益气以助血行，桂枝通阳辅以芍药除痹，生姜加强温散力量，使营卫调和。当归、生地黄、丹参、黄精通络和血，养血滋阴；附子、地龙、僵蚕通络祛风止痛。诸药合用，共奏通阳行痹之功，对痹证起到治病求本的作用。医者只要知常达变，就能取效。

病案 2

洪某，女，56 岁。2019 年 3 月 7 日初诊。

患者右肩部疼痛伴活动受限 3 个月，经针灸、药物等治疗，症状有所改善。但前几天露肩受冷风后又出现右肩部疼痛，夜间更甚，不能入睡，右上肢活动受限，痛时前臂及手指麻木沉重，穿衣梳头需家人协助，纳食二便正常，舌质暗淡，苔薄白而腻，脉细涩。

中医诊断：肩痹（气血不足，寒客经脉，经脉痹阻）。

治法：温经散寒，养血通脉。

处方：当归四逆汤加减。

酒当归 10g、炒白芍 20g、桂枝 15g、细辛 5g、炙甘草 5g、大枣 15g、通草 5g、桑枝 10g、羌活 8g、防风 8g、附子 9g（先煎）、香附 10g。10 剂，水煎服。

嘱患者早晚坚持做肩关节功能锻炼，晚上睡觉用热水袋热敷右肩关节。

3 月 19 日二诊：患者服药后右肩关节疼痛减轻，右肩关节活动度明显改善，守上方加地龙 10g 以通络止痛，加鸡血藤 30g 活血养血。续服 14 剂。

此后患者依原方随症化裁共服 2 个月，右肩关节疼痛缓解，功能活动基本恢复。

按语：人到中年，经络阳气逐渐亏损，气血日趋衰少，肩部易感风寒湿邪，致肩部经脉不畅，气血凝滞，瘀阻经脉，筋肉挛急而为"肩痹"，治当"寒则温之"。《伤寒论·辨厥阴病脉证并治》云："手足厥寒，脉细欲绝者，当归四逆汤主之。"脉细涩为血虚复为寒邪凝结之象。尤在泾曰："手足厥寒，脉微欲绝者，阳之虚也，宜四逆辈；脉细欲绝者，血虚不能温于四末，并不能荣于脉中也。夫脉为血之腑，而阳为阴之先，故欲续其脉，必益其血，欲益其血，必温其经。"故用当归四逆汤治疗血虚寒甚，气血运行不畅，寒客经脉为患的疾病。本案患者年近五十，天癸已竭，营血亏虚，经脉受寒，寒邪凝滞，血行不利，阳气又不能达于肩膀，气血不能充盈血脉，络脉瘀滞不通，不通则痛，发为肩痹。方中当归甘温，养血和血；桂枝辛温，温经散寒，温通血脉，为君药。细辛温经散寒，助桂枝温通血脉；白芍养血和营，助当归补益营血，共为臣药。通草通经脉，以畅血行；大枣、甘草益气健脾养血，共为佐药。重用大枣，合当归、芍药以补阴血，又防桂枝、细辛燥烈太过，伤及阴血。甘草调药性而为使药。方中又加附子、羌活、桑枝、防风以辛温散寒，通络止痛。全方组合，温阳与散寒并用，养血与通脉兼施，温而不燥，补而不滞，共奏温经散寒、养血通脉之功。患者经调治2个月，经脉通畅，营血濡润，痼疾顽痹亦随之而愈。

病案3

谢某，男，58岁。2020年6月28日初诊。

患者夜间经常出现双腿酸痛，麻木半年有余，曾到上海市某医院神经内科诊治，诊断为不安腿综合征。经西医治疗少效，后又到中医院服中药仍效不显。刻下症：经常夜间双腿酸痛麻木，有时如蚁爬感，转动不安，需腿部不断上下敲击稍缓解，影响睡眠，每晚靠服安眠药方能入睡，白天照常上班，但自觉体力渐渐不支，纳食正常，大便干，舌质淡红，苔薄白，脉沉弦细。

中医诊断：痹证（肝脾两虚，经络瘀滞）。

治法：滋养肝脾，柔润筋肉，活血通络。

处方：归芍地黄汤合四君子汤加减。

当归 12g，炒白芍 20g，熟地黄 15g，山药 30g，山茱萸 12g，牡丹皮 10g，炙甘草 5g，党参 10g，茯苓 15g，炒白术 15g，丹参 20g，香附 10g，木瓜 15g。7 剂，水煎服。

7 月 5 日二诊：患者服药后症状有所减轻，发作次数减少，白天精神好转。于上方加僵蚕 10g，通络止痛，续服 7 剂。

7 月 12 日三诊：患者自述症状逐日减轻，其喜悦之情溢于言表，效不更方。

患者前后共服 2 月余，症状缓解，随访 1 年未再复发。

按语：不安腿综合征多将其归于中医学"痹证"范畴，或因外感风寒，邪气不尽，波及阳气，久累营血；或因阴血不足，不能行气，而致气滞血瘀，脉络不通，而为本证。本案患者因工作繁忙，日夜操劳，思虑过度，引起体虚，阴血亏损，肝体阴而用阳，又主全身筋膜，与肢体运动密切相关。肝之气血充盈，筋膜得其所养，则筋力强健，若肝之阴血亏虚，筋脉失养而拘挛抽搐，又脾主肌肉，升清阳之气，脾气虚则不能充养四肢的功能活动，如《素问·经脉别论》所言"食气入胃，散精于肝，淫气于筋"。因此，医家认为四肢既是诸阳之本，又为太阴脾所主，故用归芍地黄汤合四君子汤治疗，以滋养肝脾，柔润筋肉。归芍地黄汤具有滋肝肾、补阴血、柔肝补肾之效。方中熟地黄味甘，性微温，滋阴养血，益肾填精，为补肝肾益精血之要药；山茱萸味酸、涩，性微温，善补肝肾；山药味甘，性平，养阴益气，补脾肺肾，为平补气阴之要药；当归甘补辛散而温，补血活血；白芍甘补酸敛而微寒，养血敛阴，柔肝止痛，解挛急；牡丹皮辛散苦泄微寒，清热凉血，制山茱萸之温涩；茯苓甘淡渗利，性平兼补，健脾渗湿利水，助山药健脾益肾而不留湿。诸药合用，滋阴血，补肝肾，治腰腿痛、转筋。四君子汤为健脾补气第一方，出自《太平惠民和剂局方》，方中人参甘温，大补元气，为君药；白术苦温，燥脾补气，为臣药；茯苓甘淡，渗湿泄热为佐；甘草甘平，和中益土为使也。再加养血活血之丹参，配以木瓜酸温归肝经，舒筋通络；用虫类之僵蚕味咸性平入肝，祛风止痛。全方共奏补阴血、柔肝木、健脾气、养四末、通经络、止酸痛之功。因证选方，因方遣药，使阴阳气血和调，诸症自可痊愈。

病案 4

陈某，女，66 岁。2023 年 10 月 19 日初诊。

患者两侧膝关节疼痛，难以行走，既往有高血压病、糖尿病病史。10 月 15 日于外院就诊，经检查血常规示白细胞 $9.6×10^9$/L，中性粒细胞 82.6%，淋巴细胞 11.2%，C 反应蛋白 218mg/L，尿酸 316μmol/L，血沉 99mm/h，经用抗生素、激素等输液 3 天，症状未见缓解，遂求诊于李老师。复查血常规示白细胞 $5.6×10^9$/L，中性粒细胞 71.2%，淋巴细胞 22.3%，C 反应蛋白 101mg/L，血沉 112mm/h。刻下症：两侧膝关节疼痛，稍红肿，难以行走，伴乏力，纳食、二便正常，舌质淡红，苔薄黄而腻，脉濡数。

中医诊断：痹证（风寒湿流注关节，经络痹阻）。

处方：桂枝芍药知母汤加减。

桂枝 10g，赤芍 15g，生甘草 5g，生麻黄 5g，生姜 9g，苍术 10g，知母 10g，防风 10g，附子 9g（先煎），黄柏 9g，怀牛膝 10g，独活 10g，酒当归 10g，黄芪 30g，陈皮 8g。7 剂，水煎服。

10 月 26 日二诊：患者服药后疼痛缓解，已能行走，效不更方，原方续服 10 剂。嘱患者服药后复查血常规。

11 月 6 日三诊：患者复查血常规、C 反应蛋白正常，血沉 31mm/h，伴口干，加北沙参 10g、石斛 15g，补气养阴生津，续服 10 剂。

3 个月后随访，未复发。

按语：痹为"闭阻，不通"之意。痹证最早见于《素问·痹论》，其言："风寒湿三气杂至，合而为痹也，其风气胜者为行痹，寒气胜者为痛痹，湿气胜者为著痹也。"张仲景在《金匮要略》中将"诸肢节疼痛"命名为"历节病"。本案患者长期经营菜店，久立寒湿之地，风寒湿邪，浸渍为病使然，又以寒湿为重，故痛有定处，重着不移，稽留日久化热，症见关节稍红肿，所幸病未深久，故按历节病施治，以《金匮要略》桂枝芍药知母汤为主方，7 剂痛止。方中麻黄、桂枝、防风祛风除湿，温散寒湿于表；苍术易白术，与附子相合，温经散寒，助阳除湿于内；知母、芍药育阴清热，和阴行痹于里；甘草、生姜、陈皮调和脾胃于中；加黄芪、当归益气养血活血以扶正；合三妙丸加独活，健脾燥湿，补肝肾，强筋骨，引药下行。诸药合而用之，表里兼顾，阴阳并调，气血同治，实为治风湿历节之良方。

病案 5

王某，女，62 岁。2019 年 11 月 7 日初诊。

患者口干、眼睛干燥 1 年余，在某医院诊断为干燥综合征，服用硫酸羟氯喹片每日 4 片，白芍总苷每日 2 次，每次 2 粒治疗，症状稍有缓解，患者想服中药治疗，故求诊于李老师。刻下症：口干咽燥，两眼干涩，乏力，无眼泪，大便干结，2～3 天一行，舌红，少苔，中有裂纹，脉细弱。

中医诊断：燥痹（内热灼津，气阴不足，肝肾阴虚）。

治法：益气养阴，生津润燥，滋水涵木。

处方：生脉散合一贯煎加减。

北沙参 30g，麦冬 10g，五味子 6g，生地黄 20g，枸杞子 12g，当归 15g，炒白芍 15g，川楝子 7g，女贞子 15g，黄精 10g，佛手 8g，鲜石斛 15g。10 剂，水煎服。

嘱患者少食辛辣之物，少食羊肉、牛肉、狗肉、桂圆、荔枝等温性之物。

11 月 19 日二诊：患者服药后口干咽燥、眼睛干涩症状减轻，大便已软。于上方加玉竹 12g 以滋养胃阴，继服 10 剂。

患者服药后症状基本缓解，守法守方，续服 2 个月，病情稳定。

按语：干燥综合征是一种慢性炎症性自身免疫性疾病，中医无此病名，根据其发病特点及临床特征，可将其归属于中医学"燥证""燥痹"范畴。《素问·阴阳应象大论》首次提出"燥胜则干"的理论，认为其病机以津伤为特征。刘河间在《素问玄机病原式》中指出："诸涩枯涸，干劲皴揭，皆属于燥。"现代多数医家认为干燥综合征其主要病机为阴虚津亏和津液散布障碍。阴虚为本，燥热为标。本案患者口燥咽干，双目干涩，伴乏力，大便干燥，舌红少痰，脉证合参，故辨为阴虚燥热夹气虚证，兼肝肾不足。肝开窍于目，在液为泪，肝之精血上注于目，肝阴不足，常出现双目干涩。故在治疗上宜益气、养阴、清热、生津，滋补肝肾。方用生脉散合一贯煎加减。方中北沙参味甘性凉，既补肺脾之气，又生津液；麦冬甘寒，养阴清热，润肺生津，与沙参相合，气阴双补；五味子酸收，既敛阴止汗，又能收敛耗散之肺气。三药相合，一补一润一敛，既补气阴之虚，又敛气阴之散，使气复津生，汗止阴存，脉气得充，则可复生，故名"生脉"。一贯煎中，生地黄量大，滋阴养血，补益肝肾，滋水涵木；当归、枸杞子养血滋阴柔肝；少量川楝子，疏肝泄热；再配酸敛之白芍，养肝阴；加佛手辛能行气，助气化。两方合用，切中病机，共奏益气生津、养阴清热、滋补肝肾之效，其配伍精妙，疗效显著。

病案 6

韩某，女，72 岁。2022 年 8 月 13 日初诊。

患者经常夜间小腿肚痉挛性抽搐疼痛，多在凌晨 2～3 点钟发作，4～5 分钟后可缓解，每晚服钙尔奇 D 无效，苦不堪言，要求服中药治疗。二便调，舌质淡红，苔薄白，中有裂纹，脉弦细。

中医诊断：筋痹（肝血亏虚，经脉失养）。

治法：养血柔筋，舒缓经脉。

处方：芍药甘草汤加减。

炒白芍 30g，炙甘草 5g，酒当归 10g，桂枝 10g，怀牛膝 10g，伸筋草 10g，熟地黄 15g，香附 10g。7 剂，水煎服。

患者欣喜告知，服药后已无夜间抽筋。于上方加炒山药 30g，山茱萸 12g，健脾补肾填精。续服 7 剂而愈。

按语：肢体痉挛性抽搐当属中医学"筋痹"范畴，《素问·长刺节论》曰："病在筋，筋挛节痛，不可以行，名曰筋痹。"本案患者年过七旬，肝肾亏虚，肝阴、肝血不足，肝主筋，肝血不足，筋膜失养，故出现腿抽筋。芍药甘草汤出自《伤寒论》，功专滋阴补肝、养血柔筋、缓急止痉。李雅琴老师常用此方治疗胃肠平滑肌或腓肠肌痉挛引起的胃痛、腹痛、小腿疼痛等症。方中芍药味苦酸，入肝经，收敛全身阴血，防止阴血耗散，可补肝血养肝阴，还能柔肝止痛；甘草甘缓，"痛者以甘缓之"，还可以健脾补血，促进气血化生，以濡养经脉；加当归活血补血，当归与白芍相伍，滋肝阴，补肝血；熟地黄滋补肝肾；伸筋草舒筋活络；香附行血中之气。全方组合养肝血，滋肝肾，阴血和则筋得所养，挛急解而屈伸自如，药少力专，效若桴鼓。

病案 7

周某，女，42 岁。2021 年 9 月 9 日初诊。

患者颈部酸胀 3 个月，患者职业为教师，经常伏案批改作业，颈背部酸胀僵硬，有时出现两上肢麻木，颈背部畏寒怕风，经头颅及颈椎磁共振检查为颈椎病、颈椎生理曲度变直。经针灸、推拿治疗半个月，症状稍有缓解，现要求服中药治疗。刻下症：颈部酸胀，有僵硬感，右上肢有时麻木，休息后稍可缓解，纳食、二便均正常，舌质暗红，边有齿痕，苔薄白，脉弦细而紧。

中医诊断：项痹（营血亏损，风寒痹阻，瘀阻经络）。

治法：补气养血，温经通脉。

处方：桂枝加葛根汤合黄芪桂枝五物汤加减。

桂枝 12g，炒白芍 15g，当归 12g，葛根 30g，大枣 15g，生姜 9g，炙甘草 5g，黄芪 30g，片姜黄 10g，僵蚕 10g，鸡血藤 30g，制香附 10g。10 剂，水煎服。

嘱患者注意休息，避免长时间伏案工作，适当运动，每天做颈椎操。

9 月 21 日二诊：患者服药后颈背酸胀僵硬症状得到明显缓解，上肢麻木好转，效不更方，原方续服 14 剂。

患者服药后诸症基本好转并坚持锻炼，适当休息。

按语：本案患者因长期伏案劳累，引起项背酸胀、僵硬，遇风寒更甚，有时两上肢麻木感，舌质暗红，脉弦细。为风寒侵袭，长期劳损，导致气血运行不畅，致使经脉不利，筋屈不伸，经络痹阻，不通则痛。《医学心悟》谓："项脊者，太阳经所过之地，太阳病则项脊强也。"《证治准绳》谓："颈项强急之证，多由邪客三阳经也。"故治以祛风散寒、补气养血、解肌舒筋，用桂枝加葛根汤合黄芪桂枝五物汤加减。桂枝加葛根汤出自《伤寒论》，其云："太阳病，项背强几几，反汗出恶风者，桂枝加葛根汤主之。"该方由葛根、麻黄、芍药、生姜、炙甘草、大枣、桂枝组成。方中桂枝祛风寒，解肌表，调和营卫之气。葛根味甘，扶脾胃，促进阳明津液流动，有助于润泽周身组织，缓解项背部紧张，帮助放松肌肉，与芍药相配，可缓解项背经脉挛急，并能助桂枝祛风散邪。桂枝、芍药、葛根三药相合，解肌祛风，调和营卫，生发津液，舒缓项背经脉。生姜、大枣相伍，辛温散邪，甘温补益。炙甘草调和诸药，培固中土。黄芪桂枝五物汤助阳和营，益气祛风。方中加当归与黄芪、白芍相配，益气养血。加姜黄、僵蚕祛风通络。诸药合用，共奏祛风散寒、舒筋通络、益气养血之功，再结合自身功能锻炼，诸症缓解而愈。

病案 8

励某，男，63岁。2021年11月4日初诊。

患者既往有高血压病史10余年，糖尿病病史3～4年，冠心病病史2年，放支架1枚，口服降压、降糖、降脂及抗凝药。近3个月来经常出现四肢麻木，但活动正常，无疼痛，经神经内科诊治少效，故服中药治疗。刻下症：四肢麻木，未见红肿，皮色正常，纳食、二便如常，舌质暗淡，边有齿痕，苔薄白，脉弦细。

中医诊断：肢痹（气血亏虚，瘀阻脉络）。

治法：补气养血，活血通络。

处方：补阳还五汤加减。

黄芪40g，酒当归12g，炒白芍15g，川芎10g，桃仁10g，苏木10g，熟地黄15g，地龙10g，香附10g，桂枝10g，丹参15g，鸡血藤30g，大枣10g。10剂，水煎服。

11月16日二诊：患者服药后下肢麻木症状减轻，仍有上肢麻木。于上方加丝瓜络10g，桑枝10g，祛风通络，续服14剂。

11月30日三诊：患者服药后四肢麻木症状基本缓解，效不更方，继服14剂。

按语：肢体麻木又称肢痹，临床可见于多种疾病，如颈椎病、脑血管疾病、贫血、自主神经功能紊乱等。本案患者为老年人，伴有高血压、糖尿病、冠心病，审因辨证乃属久病气血亏虚，不能濡养筋脉肌肉，气虚则血行无力，瘀浊阻络，导致肢体麻木。该患者既有经络瘀阻，又有气血亏虚，故出现四肢皮肉经脉失于濡养的麻木不仁症状，李雅琴老师用补阳还五汤益气养血，活血通络。方中黄芪为君药，大补元气，气旺推动血行，血行则瘀血自去。又以当归、赤芍、川芎、桃仁活血化瘀，地龙活血通络。全方共奏益气活血、消瘀通络之功。李雅琴老师将原方中当归尾改用全当归，以养营血，与黄芪相合，益气补血；将赤芍改为白芍，以柔肝缓急，养血敛阴；加大枣补脾养血；丹参、鸡血藤活血补血；桂枝温经通络。全方组合，补气养血以治本，活血通络以治标，标本兼顾，且补而不壅，血养络通，肢麻症状向愈。

病案 9

吴某，女，55 岁。2020 年 11 月 5 日初诊。

患者双手指端遇冷发白发紫 1 年余。患者为农民，长年累月在田间劳作，1 年前在家洗手时出现两手指端变白变紫，皮肤冰冷，伴麻木，微疼痛，到医院诊治，诊断为雷诺氏综合征，服西药基本无效，故投治于中医。刻下症：遇冷水后左右手拇指、食指、中指皮色变白变紫，持续 2～3 分钟后恢复正常，并有麻木感，微疼痛，入冬加剧，大便偏稀，舌质暗淡，苔薄白，脉沉细。

中医诊断：寒痹（阳虚寒凝，血脉痹阻）。

治法：温阳散寒，养血通脉。

处方：阳和汤加减。

熟地黄 30g，桂枝 8g，麻黄 3g，鹿角胶 8g（烊冲），白芥子 6g，炮姜 6g，生甘草 5g，木瓜 15g，鸡血藤 30g，香附 10g。7 剂，水煎服。鹿角胶另用黄酒、生姜烊开后冲药汁服用。

另外，配合熏洗疗法，药用艾叶 8g，红花 6g，苏木 10g，肉桂 5g（后下），早晚两次，以助活血通络。

11 月 12 日二诊：患者自觉双手麻木、疼痛感消失，但双手遇冷皮色变白变紫，未见明显好转。于上方加制附子 8g，炒白芍 12g，酒当归 10g，生黄芪 20g 以补气活血，温通十二经脉。

11月19日三诊：患者服药后双手遇冷皮色变白变紫症状明显好转，药已中病，原方续服14剂，并嘱冬天注意上肢保暖，尽量不用冷水，外出戴好手套。

后复诊，患者上肢皮色红润，皮肤正常，守法守方继服14剂以巩固疗效，随访次年冬天上症未复发。

按语：雷诺氏综合征又称肢端血管痉挛症，是由于周围血管的交感神经功能紊乱，引起肢端小动脉痉挛，导致局部缺血的疾病，常因寒冷而诱发，临床表现为阵发性四肢远端对称性间歇发白，逐渐转为紫绀，伴有麻木、疼痛，继而潮红，变暖则恢复正常，持续数分钟或数小时不等。属于中医"脉痹""寒痹""血痹"等范畴。《素问·举痛论》云："寒气入经而稽迟，泣而不行，客于脉外则血少，客于脉中则气不通。"李雅琴老师认为，患者由于长期体力劳作，素有冬天畏寒史，禀赋阳气不足，阴寒之邪入侵，瘀滞在经络，以致脉络不通，阴阳之气不相顺接，营血亏虚，阳气郁积于内而见肢端逆冷，脉络挛急，长年累月，阳气耗损加重，阴血不足，肢体更易受累，进而阳气郁结失宣更盛，不能畅达，失去温养之能而发为脉痹。治以温阳补血、散寒通脉，以阳和汤作为主方。虽然雷诺氏综合征症状和阳和汤主治的疾病症状不相同，但其病机有高度吻合之处，都是由于阳虚、寒凝经络血脉之中。阳和汤出自清代王维德《外科全生集》，是治疗外科阴证的主要方剂。因其功能犹如阳光普照，阴霾四散，而有"阳和"之名，其兼具通阳郁及补阳气之效。方中重用熟地黄、鹿角胶益精养血，温阳补肾。李雅琴老师将肉桂易桂枝温经通脉，养血入营，温经散寒、和营通阳。白芥子祛寒痰，麻黄开腠理，引导内郁之邪以外解，生甘草解毒，调和诸药。方中熟地黄、鹿角胶滋补而碍胃，得姜、桂、麻黄之宣通则补而不滞；麻黄、姜、桂得熟地黄、鹿角胶则宣发而不伤正，相得益彰。方中用麻黄的目的不在于解表、发汗，在于通阳，故用3g，不宜过重。加木瓜、鸡血藤祛风养血通络。二诊时，加黄芪、当归以补气血；加附子大辛大热，以温通十二经脉；加白芍以补营血，还可制附子燥热之性。患者内服汤药配合熏洗疗法，调治近2个月，随访次年冬季未再复发。李雅琴老师强调雷诺氏综合征为慢性疾病，且病情缠绵易复发，故在治疗时切莫急功近利，应当缓慢图之，才能见效。

病案 10

谢某，男，81 岁。2023 年 10 月 10 日初诊。

患者右下肢疼痛行走困难 20 余天。患者 20 余天前开始出现右下肢疼痛，行走困难，到某医院住院，诊断为下肢动脉狭窄闭塞症、慢性心房颤动、心功能不全Ⅲ级。住院半个月，症状未见明显好转，建议择期行血管再通术，家人考虑其年纪大，手术风险太大，故请李老师中医药治疗。刻下症：患者坐轮椅入诊室，精神不振，纳食减退，右侧小腿筋脉浮现突出，色紫，形如蚯蚓，伴肿胀明显，不能站立，大便数日一次，舌质暗淡，苔薄白而腻，脉结代而涩。肢体动脉 CTA 检查示双下肢动脉多发粥样硬化表现，右侧髂总动脉、右侧髂外、双侧髂内动脉及右股动脉重度狭窄，近闭塞状态。

中医诊断：脉痹（气虚血瘀，脉络痹阻）。

治法：补气活血，温经通脉。

处方：黄芪桂枝五物汤加减。

黄芪 30g，酒当归 15g，桂枝 10g，生姜 9g，大枣 10g，赤芍 12g，桃仁 10g，水蛭 4g，水红花子 15g，枳壳 10g，独活 10g，怀牛膝 10g，丹参 20g，生麦芽 30g。10 剂，水煎服。

10 月 20 日二诊：患者服药后，下肢疼痛消失，肿胀已退，右下肢静脉明显消沉，已能行走，纳食精神均好转，大便已解。效不更方，上方继服 40 剂。

2 个月后复查，患者饮食起居正常，病情好转。复查右下肢血管超声：右侧股总动脉内膜线毛糙，见多枚强光斑，未见管腔明显狭窄，右股浅动脉中上段内充满中等及偏高回声团，内见断续点状血流信号，下段见细窄条状血流信号，右腘动脉内膜线毛糙，内膜线上见多枚强光点，血流信号通畅。

按语：本案患者年老体虚，心气不足，心阳虚衰，无力推动血脉运行，气血凝滞，瘀阻脉络，致下肢脉络痹阻而发为脉痹，不通则痛。《血证论》云："瘀血流注，亦发肿胀。"治当益气活血，温阳通脉，与血痹病重证相似，《金匮要略·血痹虚劳病脉证并治》曰："血痹，阴阳俱微……如风痹状，黄芪桂枝五物汤主之。"方中黄芪通阳益气，为君药；桂枝温经通痹，与黄芪相配，益气温阳，和血通经；芍药养血和营而通血痹；生姜辛温，以助桂枝之力；大枣甘温，养血益气，以资黄芪、芍药之力；下肢痛加独活、牛膝；更以大队之桃仁、当归、水红花子、丹参活血化瘀行滞；李老师破血独钟于水蛭，破血而不伤气，张锡纯赞此药"破瘀血而不伤新血，且其色黑下趋，又善破冲任中之瘀"。诸药合用，10剂得以收效，原方续服1月余，患者病情得以控制，定期随访半年，病情稳定。

二、痿证

病案1

陈某，女，32岁。2017年3月14日初诊。

患者自觉右眼睑无力下垂，伴四肢乏力，经神经内科检查诊断为重症肌无力，用激素治疗3个月，泼尼松每日口服20mg，症状稍缓解，现求诊于中医治疗。刻下症：右眼睑下垂，晨轻暮重，劳累后明显，伴四肢乏力，精神不振，满月脸，舌质淡，苔薄白，脉细。

中医诊断：痿证（气虚下陷）。

治法：补气升阳举陷。

处方：补中益气汤加减。

生黄芪50g，炒白术15g，党参15g，升麻10g，当归10g，陈皮6g，柴胡6g，甘草5g，枸杞子15g。7剂，水煎服。

3月21日二诊：患者服药后精神好转，泼尼松改为每日15mg。于上方加附子6g、山茱萸15g、山药30g，温阳通脉，补肾健脾，续服7剂。

3月28日三诊：患者服药后右眼睑能用力抬举，药已对症，效不更方，上方续服7剂。

此后依症裁减，泼尼松片逐渐减量，前后服3个月，眼睑睁合正常，下垂不明显，即予停服泼尼松，未见复发。

按语：重症肌无力是一种由自身抗体介导的神经—肌肉接头传递障碍的自身免疫性疾病，治疗棘手。目前，本病的治疗主要应用胆碱酯酶抑制剂（溴吡斯的明）或应用激素，长期治疗，但这些治疗只是暂时缓解症状，易复发。重症肌无力眼睑下垂属中医"睑废""目胞萎"的范畴。眼有五轮之说，《审视瑶函》云："五轮者，皆五脏之精华所发，名之曰轮，其像如车轮圆转，运动之意也。"并有肉轮（胞睑）、血轮（两眦）、气轮（白睛）、风轮（黑睛）、水轮（瞳神）之别。这里胞睑就是指眼睑，上下眼睑的肌肉及皮肤属肉轮。肉轮五行属土，五脏属脾，脾主肌肉，所以，肉轮疾病常与脾胃有关，临证治之于脾胃。本案患者眼睑下垂，并有晨轻暮重、劳作后症状加剧的特点，应为脾气虚之证。"脾主肌肉"脾气虚，升举乏力，眼睑下垂。"治痿独取阳明"，更是强调脾胃在治疗痿证中的作用，针对此证，当大力扶土（补脾），方用李东垣补中益气汤加减。应用大剂量黄芪合白术、党参、陈皮、柴胡、升麻以升提益气，枸杞子、附子、山茱萸、山药以补肾健脾壮阳，当归养血使既补之气有所依归。全方共奏补脾益气、扶阳补土、滋补肝肾之功，缓图收工，使病情好转而获痊愈。

病案 2

尹某，男，52 岁。2019 年 4 月 6 日初诊。

患者是上海某上市公司的经理，患下肢无力 3 个月，下午工作劳累及傍晚时症状明显加重，晨起减轻，出现晨轻暮重现象。下肢无力以近端为主，无肢体麻木与疼痛，经某医院诊断为重症肌无力，给予新斯的明治疗，效果差，后改用激素治疗，症状好转。但当泼尼松减至每日 15mg 时，症状复发，故就诊于李老师，要求中医药配合治疗，现泼尼松用量为 30mg/d。刻下症：满月脸，下肢行走活动正常，自觉倦怠乏力，少气懒言，腰膝酸软，纳食、二便正常，未见眼睑下垂，舌质淡红，边有齿痕，苔薄白而腻，脉沉细。

中医诊断：痿证（气血不足，脾肾亏虚）。

治法：补益脾肾，升举阳气。

处方：补中益气汤加味。

黄芪60g，党参20g，当归12g，炒白术15g，炙甘草5g，柴胡5g，升麻5g，陈皮8g，大枣10g，巴戟天15g，肉苁蓉15g，补骨脂10g。14剂，水煎服。

嘱患者调畅情志，保持乐观，不熬夜，戒烟酒。

因患者家在上海，故互加微信，随时调整诊治方案。

4月20日二诊：患者诉服药后泼尼松减至每天25mg，自觉下肢有力，晚上可步行2km，腰酸胀好转，为了防止激素撤减引起病情反复，于上方中加黄精12g，熟地黄15g，益精补血。14剂。

后每半个月撤减泼尼松5mg，当泼尼松量减至15mg时，方中加附子9g，以温脾肾之阳，通十二经脉，并把黄芪量加至每剂80g，增补气温阳之力。患者依方化裁服中药半年，激素也渐停，随访病情稳定。

按语：《素问·太阴阳明论》云："脾病而四肢不用何也？岐伯曰：四肢皆禀气于胃，而不得至经，必因于脾，乃得禀也。今脾病不能为胃行其津液，四肢不得禀水谷气，气日以衰，脉道不利，筋骨肌肉皆无气以生，故不用焉。"现代医家多认为重症肌无力与脾气虚弱、升清无力有关。本案患者表现为下肢痿软无力，伴倦怠乏力，腰膝酸软，与肾也有关系。肾主骨，为腰之府，肾为全身阴阳之根本，精气所在，与脾生理上相互资助，在病理上亦互为因果。若脾胃阳气虚损，必致脾肾两虚，精、气、血不足，肌肉失养，肌痿无力。因此，脾肾亏虚、气血不足是重症肌无力的主要病机，李雅琴老师在继承和总结历代医家经验的基础上，治疗本患者采用补脾益肾、升举阳气法治疗。

本案患者是企业管理者，平时工作压力大，忧愁思虑则伤脾，引起气血化源不足，出现下肢痿软无力。五脏六腑、四肢百骸皆禀气于脾胃，脾胃健运，则精力旺盛，气血充沛；若脾胃虚弱，气血生化乏源，则会出现气虚不荣、气虚不固、气虚不摄、气虚不举、气陷不升、气郁不达等表现。脾气虚则四肢不用，故倦怠乏力。选用补中益气汤健脾益气，升举清阳。本方出自李东垣《内外伤辨惑论》，原补中益气汤的基础方用量很小，但在治疗重症肌无力时，黄芪的用量却很大，李雅琴老师在本案中黄芪最大剂量用到80g，为君药。黄芪味甘，气温，无毒，升也，阳也。其用有四：温分肉而实腠理，益元气而补三焦。所以黄芪的补虚升阳功能，正合重症肌无力的核心病机。配伍党参、炙甘草、白术补气健脾为臣药；当归养血和营，协党参、黄芪补气养血；陈皮理气和胃，使诸药补而不滞；少量升麻、柴胡升阳举陷，协助君药以升提下陷之脾阳，从而缓解重症肌无力之症状，共为佐药；炙甘草调和诸药为使药。李老师又于方中加了补骨脂、巴戟天、肉苁蓉三药，温肾阳，益精血，精生髓，髓养骨。患者撤减激素后，为防止其复发，故又加了温阳通十二经脉之附子，加用黄精、熟地黄增强健脾补肾精之力。灵活加减，全盘考虑，多管齐下，把中医药的作用，发挥到最大化。患者服中药半年之久，逐渐撤减激素，其病情稳定。

三、颤证

病案1

周某，女，72岁。2021年10月15日初诊。

患者既往有高血压10余年，糖尿病4年余。5年前出现右上肢颤抖，不能握筷夹菜，确诊为帕金森病，一直服用多巴丝肼片（一次半片，一日2次），病情稳定，但近1年来出现运动迟缓，下肢僵硬无力，于是又加服盐酸普拉克索片（一次1片，一日1次），两药合用治疗效果仍不理想，故求诊于中医。刻下症：右上肢颤抖，行动迟缓，自感下肢僵硬，伴头晕，心烦，睡眠差，易惊醒，口干，大便干燥，2～3日一行，舌质红，苔中裂少津，脉弦细。

中医诊断：颤证（水不涵木，虚风内动）。

治法：滋阴养血，潜阳息风。

处方：三甲复脉汤加减。

炙甘草5g，生地黄30g，生白芍20g，麦冬15g，阿胶9g（烊冲），火麻仁30g，生牡蛎30g（先煎），生鳖甲15g（先煎），生龟甲15g（先煎），酸枣仁15g，天麻10g，菊花10g，枳壳15g。7剂，水煎服。其中鳖甲、龟甲、牡蛎三药先煎半小时，再与他药同煎，阿胶用黄酒烊后冲入。

嘱患者加强锻炼，补充营养，调节情绪。

10月22日二诊：患者服药后头晕、心烦、睡眠缓解，行动迟缓有所改善，在家人的陪护下可行走1km左右。于上方加僵蚕10g、丹参20g，以活血通络，续服14剂。

11月6日三诊：患者服药后右上肢颤抖有好转，能自己扶楼梯上二楼，每晚在家人陪护下可行2km左右，伴口干。于上方加石斛12g，北沙参20g以益气养阴生津，续服14剂。

后以原方化裁，适当加减，共服2个月，改为大补阴丸。随访病情稳定。

按语：中医学将帕金森病归为"颤证""颤振"范畴，早在《内经》对本病已有了认识，并阐述了以肢体震颤为主，属风象，与肝肾密切相关。明代医家孙一奎《赤水玄珠》首次将此病命名为"颤振证"，其云："颤振者，人病手足摇动，如抖擞之状，筋脉约束不住，而莫能任持，风之象也。"肝主筋，全身的筋膜都依赖于肝血的滋养，保证肢体、肌肉、关节的伸展、旋转等活动，只有肝血充足，才能使肢体筋膜得到濡养，维持正常的活动。如果肝血亏损，肝肾阴血不足，筋失所养，就会出现动作迟缓、手足震颤、肢体麻木、屈伸不利、运动不灵活等症状。因此，肝肾两虚贯穿帕金森病的整个过程。

本案患者有"高血压、糖尿病"病史，"帕金森病"已5年，一直服用多巴丝肼片、盐酸普拉克索片治疗，效果不尽人意。近期出现右上肢颤抖明显加重、行动迟缓、肢体僵硬、头晕、睡眠差等症状，辨证为肝肾渐衰，阴液亏竭，不能濡养筋膜肌肉，以致风从内生。阴虚无以敛阳，则见失眠、梦多；阴虚耗津，则见舌红少苔。中医治疗根本在于滋水涵木以息风，方用三甲复脉汤加减。方中阿胶滋阴养血为主药；生地黄、麦冬、白芍滋阴柔肝；龟甲、牡蛎、鳖甲滋阴潜阳，擅于解痉；炙甘草补心气以复脉，与白芍相配，酸甘化阴，以增强滋阴柔肝、息风止痉之力；火麻仁养阴润燥。方中加用枳壳理气宽中而不滋腻，丹参以活血养血，天麻、菊花平肝益阳，疏散风热，僵蚕通络息风止痉。全方组合，滋阴养血，填精益髓，柔肝息风使经脉得以濡养。

病案 2

郑某，女，62 岁。2022 年 7 月 30 日初诊。

患者既往有高血压病史，血压控制尚可。患者自觉近 10 天经常出现口舌不自主颤抖，于某医院神经内科就诊，头颅 MRI 检查正常，予口服西药无效，遂寻求李老师诊治。刻下症：伸舌时舌体颤动不定，不能控制，伴四肢麻木，腰背酸胀，大便 2～3 日一次，质偏干，舌质淡红，苔薄白，脉弦细。

中医诊断：颤证（肝肾阴虚，筋脉失养，肝风内动）。

治法：养肝柔筋，息风解痉。

处方：芍药甘草汤加减。

炒白芍 30g，炙甘草 5g，天麻 10g，钩藤 15g（后下），墨旱莲 15g，女贞子 20g，当归 10g，生地黄 15g，山药 20g，山茱萸 15g，龟甲 15g（先煎），炒枳壳 10g。7 剂，水煎服。

患者服药后自觉症状好转，偶尔感觉舌头颤动，伸舌自如，未见明显抖动，大便已解，四肢麻木明显改善，效不更方，原方续服 7 剂而愈。

按语：颤证属于"风病"范畴，与肝、脾、肾等脏腑关系密切。本案患者原有高血压病史，近 10 天出现口舌不自主颤抖，并伴腰背酸胀、肢体麻木、舌红、脉弦细等症，辨为肝肾阴虚，阴精亏耗，不能濡养筋脉而致阴虚动风。"肝主筋"，肝藏血，筋的舒展离不开血的滋养，若肝气不舒，肝血不足，筋脉不能滋养，出现舌体痉挛抖动。李雅琴老师选用《伤寒论》芍药甘草汤治疗。方中白芍味酸，养营和血，能够起到养血柔肝之效，达到缓解拘急之功；炙甘草味甘温，既能补虚，又能缓急，二药合用，酸甘化阴，阴复而筋得所养，则挛急可止。同时合用二至丸及六味地黄丸中的"三补"以滋水涵木；用龟甲滋阴潜阳，息风止痉；当归与白芍相合养肝血，滋肝阴；天麻、钩藤平肝息风。全方组合，柔肝养血，濡养筋脉，滋阴潜阳，息风止痉。药证相符，效如桴鼓。

第七节 气血津液病证

一、汗证

病案 1

程某，男，42 岁。2018 年 6 月 12 日初诊。

患者 3 个月前经常额面部出汗，活动后更为明显，曾服桂枝汤、玉屏风散、生脉散等均未见效，故就诊于李老师。刻下症：头部出汗，以额头部明显，活动后、进食时更甚，伴口苦、口渴、多饮，纳食正常，大便干燥，舌质淡红，苔白而腻，脉滑。

中医诊断：自汗（胃有实热，热盛伤津）。

治法：清热养阴敛汗。

处方：白虎汤合生脉饮加减。

知母 10g，石膏 20g（先煎），炙甘草 5g，粳米 1 撮（自备），北沙参 30g，麦冬 10g，五味子 6g，冬桑叶 10g，佛手 8g，黄芩 10g。7 剂，水煎服。

患者服药后额头出汗已明显减少，仍口渴口干。于上方加鲜石斛 15g，葛根 20g，养阴生津止渴，去石膏大寒之品，继服 7 剂。诸症蠲除而愈。

按语：本案患者额面部出汗，伴口苦、口干、口渴、便干、舌红、苔白腻，脉虽无洪大，但滑。额面部是阳明经循行部位，从症辨之为胃有实热，热郁于内，不得四散，循经上越，胃热蒸腾，逼津外泄，故额部汗出涔涔。《伤寒论·辨阳明病脉证并治》云："三阳合病，腹满身重，难以转侧，口不仁，面垢，谵语，遗尿。发汗则谵语，下之则额上生汗，手足逆冷。若自汗出者，白虎汤主之。"本案患者额部自汗，属阳明热证，津气两伤。予白虎汤合生脉饮治疗。方中石膏辛甘大寒，入肺胃经，善清阳明经热；知母苦寒滑而润，一助石膏清肺胃之热，二可滋阴润燥，救已伤之阴；粳米、炙甘草益胃生津，亦可防止大寒伤中之弊。四药共奏清里泄热之功，内热除，汗自止。患者口干口渴，为气阴已伤，津液亏损，合生脉饮益气养阴生津以敛汗。方中北沙参益气生津；麦冬甘寒养阴清热，润肺生津；五味子酸温，敛肺止汗，生津止渴。三药相伍，一补一清一敛，共奏益气养阴、生津止渴、敛阴止汗之功。二方合用，胃中实热得清，气阴津液得补，自汗遂愈。

病案 2

周某，女，55 岁。2020 年 8 月 8 日初诊。

患者近 5 年来整个头部不停地出汗，怕热，隔天洗 1 次头。追问病史，患者 5 年前因感冒发热时洗头后所致，经常头部出汗。曾服生脉散、知柏地黄丸、白虎汤等中药均未见明显效果。刻下症：颈部以上汗多，动则更剧，口苦，怕热，大便干燥，舌质淡红，苔薄黄稍腻，脉弦数。

中医诊断：自汗（热邪郁蒸于里，气机不畅）。

治法：透发郁热。

处方：升降散加减。

僵蚕 10g，蝉蜕 6g，片姜黄 10g，制大黄 6g，黄芩 10g，青蒿 10g，桑叶 10g，北沙参 30g，石斛 12g，通草 5g。7 剂，水煎服。

8 月 15 日二诊：患者服药后大便通畅，汗止而愈。

按语：本案患者 5 年前由于外感发热，水湿浸渍，湿热郁于头部，未经治疗，湿热之邪郁蒸于里，阻遏气机，使气机升降失司，湿热盘踞于内，则阳气不达于外，郁热外出之路不畅。经前医使用收敛止汗等法罔效。李雅琴老师细究之，需升清降浊，透达上焦郁遏之邪。故用升降散助其清透之力，调畅气机，状如阳光普照，使湿热之邪向下排泄。升降散出自《伤寒瘟疫条辨》，由僵蚕、蝉蜕、姜黄、大黄组成。方中以僵蚕为君药，气味俱薄，轻浮而升，善能升清散火，祛风除湿，清热解郁，为阳中之阳；蝉蜕为臣药，甘咸辛寒，升浮宣透，可清热解表，宣散郁热；姜黄气味苦，性寒，善能行气，活血解郁，使郁热得以透达于外而解；大黄苦寒降泻，清热泻火，通腑逐瘀，使里热下趋而解。四药性味虽然各异，但都可解郁热，郁热透达而散，汗出自然而止，多年顽疾得以痊愈。

病案 3

韩某，女，55 岁。2023 年 10 月 14 日初诊。

患者半个月前感染新型冠状病毒，后经治疗已痊愈，但总是出汗，动则汗出浸衣，前医已用养阴敛汗、益气固表法治疗，但均无明显疗效。刻下症：全身出汗，动则加剧，伴口苦而黏，有时腹胀，纳食未减，大便黏，舌质淡红，苔白腻，脉滑。

中医诊断：汗证（湿热内蕴，气机不畅）。

治法：宣畅气机，清热利湿。

处方：三仁汤加减。

杏仁 9g，姜半夏 10g，滑石 10g，炒薏苡仁 30g，通草 5g，白蔻仁 6g（后下），淡竹叶 10g，炒厚朴 9g，炒黄芩 10g，青蒿 10g。7 剂，水煎服。

患者服药后汗止，口苦、口黏症状好转，大便正常，舌苔已化，诸症悉除而愈。处以生脉饮口服液（无糖）服 7 天，益气生津以扶正固本。

按语：新型冠状病毒感染属于中医"温病"范畴。本案患者前期经过退热、抗病毒治疗，病虽愈，但每天汗出津津，口苦而黏，脘腹胀闷，大便黏，舌苔白腻，脉滑，实乃体内有蕴热之邪未清，湿热疫毒稽留不去，三焦气机壅滞，这与平时气虚自汗、阴虚盗汗、热盛汗出发病机理迥异。前医用养阴止汗、益气固表止汗法而无效，更加证实此非阴虚、气虚所致。湿为胶滞阴邪，再用柔润阴药，两阴相合，同气相求，则有固结不解之势。故李雅琴老师认为唯宜宣畅气机，清热利湿，用《温病条辨》中三仁汤轻开上焦肺气，宣畅三焦气机，清利湿热。方中杏仁宣利上焦肺气，气行则湿化；白蔻仁芳香化湿，行气宽中，畅中焦脾气，使湿热从下焦而去。三仁合用，三焦分消，是为君药。滑石、通草、淡竹叶甘寒淡渗，加强君药利湿清热之功，是为臣药。半夏、厚朴行气化湿，散结除满，是为佐药。综观全方，体现了宣上畅中渗下、三焦分消的配伍特点，气畅湿行，湿邪自有出路，汗自止，诸症自除，再以生脉饮益气生津，扶正固本。

病案 4

陈某，男，56 岁。2022 年 10 月 8 日初诊。

患者突发急性心肌梗死予住院治疗，现为 PCI 后第 7 天，自觉夜间出汗，汗出肢冷，醒后汗止，白天动则气急，出汗，心慌气短，倦怠乏力，纳食正常，大便偏硬，舌质淡，边有齿痕，苔薄白，脉细弱而缓。

中医诊断：盗汗（元气亏损，心肾阳虚，阳不敛阴）。

治法：大补元气，温阳敛汗。

处方：参附龙牡汤加减。

人参 6g（另炖），附子 9g（先煎），煅龙骨 20g（先煎），煅牡蛎 20g（先煎），炒白芍 15g，炙甘草 5g，麦冬 10g，五味子 6g，山茱萸 30g，佛手 8g。5 剂，水煎服。

患者服药后心慌、出汗、气急、气短症状明显改善，肢冷疲乏好转，效不更方。原方续服 5 剂，汗止，诸症已渐渐缓解。

按语：出汗一证，自古以来历代医家颇为重视，各家著作中多有论述。一般而论，自汗属气虚阳虚为多，盗汗属阴虚火旺为主，但也有阳虚不能固涩而致。其病因复杂，医者应明辨其阴阳虚实。本案患者因急性心肌梗死与 PCI 术后均损伤元气，心气耗损，心主血脉，血汗同源，出现心肾阳虚，阳不敛阴，"心在液为汗"，汗为心之液，心液外泄，症见盗汗、肢冷。辨为阴阳俱虚、虚阳浮越之证。治宜大补元气，温阳敛阴止汗，方用参附龙牡汤加减。方中人参甘温，大补元气；附子大辛大热，回阳救逆，与人参合用，补气回阳，阳气是五脏六腑活动之动力；龙骨、牡蛎重镇，固摄阳气，以防虚阳浮越，摄气归原，阴阳互相依附；白芍、甘草酸甘化阴；方中加了大剂量山茱萸补益肝肾，涩精止汗；麦冬、五味子合人参为生脉饮，益气生津，滋阴敛汗。综观全方，阴阳同调，心、肺、肾同治，阳卫得以固守则汗止，诸症亦随瘥。

病案 5

张某，男，36 岁。2023 年 5 月 13 日初诊。

患者盗汗半个月。患者近期由于工作压力大，经常加班熬夜，出现夜间频繁出汗，以胸部以上为主，醒后汗止，伴有心烦、口苦，有时梦交遗精，腰膝酸软，纳食、二便正常，舌质淡红，边有齿痕，苔薄黄，脉沉细。

中医诊断：盗汗（肝肾阴虚，虚火上扰，迫津外泄）。

治法：滋阴降火，固表止汗。

处方：当归六黄汤加减。

当归 10g，生地黄 15g，熟地黄 10g，盐黄柏 8g，炒黄芩 10g，炒黄连 5g，黄芪 30g，炒山药 30g，山茱萸 15g，砂仁 5g（后下），炙甘草 5g。7 剂，水煎服。

5 月 20 日二诊：患者服药后盗汗止，心烦、口苦好转，但仍有腰膝酸软、遗精。于上方去苦寒燥湿之黄芩，加鳖甲 15g 滋阴潜阳，伍五味子 5g 收敛固涩，补肾宁心。7 剂，水煎服。

患者服药后，诸症蠲除而愈。

按语：中医认为，醒而汗出为自汗，睡中汗出为盗汗。汗为心之液，自汗多为阳虚，盗汗多为阴虚。本案患者经常加班熬夜，耗损精血，阴血不足，虚火上扰，烦热扰心，火热亢盛，迫津外泄，出现盗汗，以胸部以上为主，心烦口苦；腰为肾之府，肝肾阴虚，则见腰膝酸软；肾水不足，相火妄动，精关不固，则见遗精。故用当归六黄汤治疗。方中当归、生地黄、熟地黄入肝肾而滋阴养血，阴血充足，水能制火，为方中君药；臣以黄芩、黄连、黄柏三黄，泻火除烦，苦以坚阴，与君药相合，育阴清热；由于汗出过多，表气不固，故倍用黄芪以益气实卫固表止汗，又可合当归、熟地黄以益气养血。综观全方，其配伍特点为，一是养血育阴与泻火除热并进，养阴以治本，泻火以治标，使阴固而水能制火，热清则耗阴无由；二是益气固表与育阴泻火相配，以使营阴内守，卫外固密。方中加了山药、山茱萸以补肾益精，酸涩止汗；后伍以鳖甲、五味子滋阴潜阳，酸涩止遗精。全方组合，补阴血，泻实火，滋肾水，水火既济，营阴内守，盗汗、遗精遂愈。

二、内伤发热

病案 1

陈某，男，39 岁。2023 年 4 月 8 日初诊。

患者低热 1 月余。患者 1 个月前感染新型冠状病毒，经抗病毒及退烧药治疗，病毒转为阴性，但仍低热。下午体温最高可达 37.8℃左右，各项指标检查均未见异常，故要求服中药治疗。刻下症：下午体温 37.8℃，无咳嗽、咽痛等症，纳食差，四肢倦怠乏力，白天精神不振，大便溏稀，日一次，舌质淡红，苔薄白而腻，脉细而数。

中医诊断：内伤发热（感染瘟疫，余邪未清，内伤脾胃）。

治法：甘温除热，补中益气。

处方：补中益气汤加减。

党参 15g，黄芪 20g，柴胡 10g，陈皮 8g，炙甘草 5g，当归 10g，炒白术 15，生姜 3 片，大枣 6 枚，升麻 6g。7 剂，水煎服。

患者服药后热已退，纳食增加，乏力好转，大便仍溏稀，苔已化，脉细。于上方加炒山药 30g 健脾止泻，生姜改为炮姜 6g 温下焦，加炒麦芽 30g 健脾开胃。继服 7 剂，诸症缓解而愈。

按语：治疗发热不可囿于"炎症"而动辄以苦寒清热解毒药治之，应首先详审病因、症候，分辨表里虚实。本案患者发热属内伤发热范畴，感染新型冠状病毒，虽病毒已除，但邪未清。究其本，乃内伤脾胃，中气不足故也，则见反复低热、倦怠乏力、精神不振、纳食减退、大便溏稀之症。《素问·调经论》云："阴虚生内热奈何？岐伯曰：有所劳倦，形气衰少，谷气不盛，上焦不行，下脘不通，胃气热，热气熏胸中，故内热。"李东垣在《脾胃论》中阐发甚详，他认为饮食不减、劳倦七情等均可损伤脾胃，使脾胃元气下陷，导致下焦相火离位，反上乘谷精开发之位，阴火盛，则更伤脾胃元气，元气虚，则阴火更上而不下，其治疗之法，当用甘温之药以补为泻，以升为降。恰如李东垣在《内外伤辨惑论》中言："内伤不足之病……惟当以甘温之剂，补其中，升其阳……盖温能除大热，大忌苦寒之药泻胃土耳。"补中益气汤是"甘温治大热"的典型方剂，其所治的病证，并非单纯地强调内伤脾胃，而是在脾胃虚损基础上复感外邪所致，甘温所致之"热"，应为邪热，并且还是内伤基础上的外感发热。方中党参补元气，补脾益肺；黄芪益卫固表，实腠理，补气升阳；白术补气健脾，燥湿利水；甘草甘、平，有"国老"之称，调和诸药，还有补脾益气作用；当归补血和血，走血分；陈皮理气降逆，化痰止呕，《本草纲目》云"橘皮，苦能泄能燥，辛能散，温能和，其治百病，总是取其理气燥湿之功。同补药则补，同泻药则泻，同升药则升，同降药则降"；升麻升阳明胃气达表，其性解表走窜；柴胡行少阳疏解达表，其中柴胡、升麻既能升举清阳，又是退热解毒的良药。本案为感邪后气虚发热，用补中益气汤甘温除热，7剂热退病愈。

病案 2

夏某，男，62 岁。2018 年 10 月 13 日初诊。

患者 3 个月前行膀胱肿瘤切除术后，并进行化疗，后一直出现间断性发热，体温最高达 38.5℃左右，上午明显，经用西药无效。刻下症：现体温 38.3℃，恶寒不明显，伴纳差，乏力，口干，动则气短，小便有时不畅，大便 2 天一次，质偏干，舌质红，苔薄黄稍腻，脉沉细而数且无力。尿常规示红细胞（++），隐血（+++）。

中医诊断：内伤发热（脾肾亏损，脾气下陷，阳浮于外，阴火沸腾）。

治法：益气滋阴。

处方：补中益气汤合理阴煎加减。

太子参 30g，黄芪 30g，生白术 30g，炙甘草 5g，升麻 6g，柴胡 10g，当归 10g，生地黄 20g，肉桂 3g（后下），大黄 6g（后下），通草 5g，炒鸡内金 10g，盐黄柏 8g，炮姜 5g。7 剂，水煎服。

10 月 20 日二诊：患者服药后，体温正常，大便已解，食欲增加，乏力气短症状明显改善。于上方加鲜石斛 12g 滋阴益胃生津，辅助正气。继服 14 剂。

此后以上方为基础方，加白花蛇舌草 30g、藤梨根 15g，清热解毒抗肿瘤，加山药 30g、山茱萸 15g、牡丹皮 10g、乌药 10g 健脾补肾。续服

2 年余，至今病情稳定。

按语：本案患者为膀胱恶性肿瘤术后又进行了化疗，导致阴阳气血亏虚、脾肾功能失调，出现邪盛正衰，从舌脉辨证为内伤发热。治以补脾益气，滋阴散火。故一取李东垣补中益气汤，大补其气，而提其下陷之阳气，此用气药以补气之不足也；二取景岳之理阴煎，温补精气法，填补真阴而制其上亢之虚火，用血药以补精气之不足也。两方合用，益气补阴。方中太子参量重，大补元气；黄芪补脾之气，合白术、炙甘草健脾益气；重用生地黄，辅以当归填补精血；以炮姜、肉桂温脾肾之阳；升麻、柴胡升清以行生长之令，使源泉不竭，相火可以温煦周身，大补真阴亏损。如此则津液充，阳气足，自可阳加于阴，元阴既足而阴平阳秘，虚热自退。

三、血证

病案 1

方某，女，27 岁。2020 年 10 月 8 日初诊。

患者月经量过多，于外院做血常规检查发现轻度贫血，后经血液科确诊为血小板减少症。予口服泼尼松片 30mg 一日一次，当时血小板计数为 200×10^9/L，但随着泼尼松剂量减少，血小板也逐渐下降。当泼尼松减少至每日 10mg 时，血小板下降至 60×10^9/L，故要求中西医结合治疗。刻下症：倦怠乏力，动则气短，腰膝酸软，头晕，多汗，月经量多，纳食、二便正常，舌质淡，边有齿痕，苔薄白，脉细弱。当日血常规检查示血小板计数 67×10^9/L。

中医诊断：血证（脾肾气虚，肝肾不足）。

治法：健脾益气，补益肝肾。

处方：自拟方。

党参 15g，炒白术 15g，茯苓 15g，炙甘草 5g，大枣 10g，陈皮 10g，川芎 6g，熟地黄 15g，炒山药 30g，山茱萸 12g，炙黄芪 30g，当归 10g，炒白芍 12g，花生衣 10g，龟甲 15g（先煎），仙鹤草 30g，鹿角胶 6g（烊冲）。7 剂，水煎，分 3 次服。

予中西医结合治疗，嘱患者泼尼松每日口服 15mg。

10 月 15 日二诊：患者服药后倦怠乏力减轻，腰酸、头晕、自汗好转。效不更方，原方续服 7 剂，嘱患者服药后复查血常规。

10 月 22 日三诊：复查血常规示血红蛋白 102g/L，血小板计数 90×10^9/L。考虑患者月经将行，于上方加牡丹皮 10g，棕榈炭 10g，凉血止血，续服 7 剂。

10 月 29 日四诊：患者本次月经量正常。于上方去牡丹皮、棕榈炭凉血止血之品，加制黄精 10g 健脾补肾养血，续服 10 剂。

11 月 8 日五诊：血常规示血红蛋白 105g/L，血小板 200×10^9/L。将泼尼松减至每日 10mg。继续中西医结合治疗，半个月复查一次血常规，3 个月后激素撤减完。患者坚持服中药 4 个月，血常规检查正常，病情稳定。

按语：血小板减少的原因有很多，中医学认为六淫、七情、饮食不节、房劳过度或邪毒（化学、生物类有害物质）等伤及气血、脏腑影响到肝脾肾及骨髓，故出现血虚及虚劳诸症。本案患者采用中西医结合治疗，中医采用个体化疗法使激素疗程缩短，减轻激素的毒副作用避免病情反复。中医从发病过程综合分析，患者自感头晕，气短乏力，腰膝酸软，月经量多，舌淡，边有齿痕，苔白，脉细弱，由于脾不统血、肝不藏血所致，应该从补气血、健脾胃、益肝肾着手。方中党参、熟地黄相配，益气养血；白术、茯苓健脾渗湿，助党参益气补脾；当归、白芍养血和营，助熟地黄滋养心肝之血；少量川芎活血行气，使熟地黄补而不滞；炙甘草、大枣益气和中，调和脾胃以资生化气血；黄芪补益脾气，与当归相合可补益气血；熟地黄、山药、山茱萸三药滋补肝肾；花生衣补气止血，造血，改善血小板功能；龟甲一物坚硬，甘咸寒，得水之精气而生，有通阴助阳之力；鹿角胶甘咸微温，温肾壮阳，二味为血肉有情之品，能补肾益精，填精益髓，以生阴阳，与党参、黄芪相配既可补气生精，以助滋阴壮阳之功，又能借补后天脾胃以资气血生化之源。全方组合，阴阳气血并补，先后天兼顾，药精力专，共成填精补髓、益气养血之功，中西医协同，疗效显著。

病案 2

黄某，女，74 岁。2022 年 3 月 31 日初诊。

患者患血小板增多症 4 年余，曾在某医院住院治疗，口服羟基脲，开始时 1.0g/ 次，每日服用 3 次，阿司匹林肠溶片 100mg，每日服 1 次，血小板计数降至 $320×10^9$/L，白细胞和血红蛋白均正常。当羟基脲减至每日 2g 时，血小板计数升高至 $460×10^9$/L，西药治疗效果不尽人意，故寻求中医协同治疗。刻下症：自觉倦怠乏力，四肢时有麻木感，但活动自如，面色晦暗，舌质淡暗红，边有瘀斑，苔薄腻，脉弦细涩。

中医诊断：血证（肝郁血瘀，脾气亏虚，瘀阻血脉）。

治法：活血化瘀，益气健脾。

处方：血府逐瘀汤合四君子汤加减。

桃仁 10g，酒当归 10g，川芎 10g，赤芍 15g，生地黄 15g，枳壳 8g，炙甘草 5g，柴胡 10g，桔梗 5g，水蛭 4g，丹参 30g，党参 15g，炒白术 15g，陈皮 8g。10 剂，水煎服。

嘱患者多食蔬菜水果，忌食辛辣刺激食物，忌烟酒，适当运动。

4 月 10 日二诊：患者服药后精神好转，食欲增加，大便烂，日一次。于上方加焦山楂 30g，炒山药 30g，以健脾止泻消食，服 14 剂，嘱患者复查肝功能和血小板。

4 月 24 日三诊：患者服药后复查肝功能指标正常，血小板计数降至 $360×10^9$/L，继服原方 14 剂。

患者服药后麻木、乏力等症状基本缓解，复查血小板计数 $330×10^9$/L，羟基脲已减至每日 1.5g，继续中西药结合治疗。后羟基脲减至每日 1g 作为维持量。患者前后服中药 3 个月，以后改服血府逐瘀丸维持，1 年来病情稳定。

按语：根据血小板增多症临床症状，我们将其归于中医"血证""脉痹""血积"等范畴，上述命名均未能概括本病的整体特征，只是体现了疾病的第一阶段或某一个方面的病理状况。中医文献中常把血液凝滞的状态称为"血积"，原发性血小板增多症为血液之病，以血运迟滞、积于脉道为主要病理基础，可以借用古代文献中的"血积"来进行概括，但其临床表现轻重不一，早期可无明显不适，多数患者为常规体检或出现并发症时才发现本病。本案患者病已 4 年，再加上年事已高，出现了倦怠乏力、肢体麻木及舌暗红瘀斑、脉弦涩等临床表现，也呈现脾气亏虚、正气不足之象，但瘀血内阻始终贯穿本病的病程。故治疗上应攻补皆施，李雅琴老师治以活血化瘀、健脾益气，用血府逐瘀汤合四君子汤加减治之。血府逐瘀汤出自王清任《医林改错》，后世医家对血府的阐释进行了深化，认为血府泛指脉。其一，查血府逐瘀汤所治条目其病位遍及上下内外，后世应用此方更是内外妇儿无不包括，只有脉络遍及全身。其二，《素问·脉要精微论》曰："夫脉者，血之府也。"故而说，此方主治脉络瘀滞。方中第一组药川芎、赤芍、桃仁，为活血化瘀药，清除血水瘀滞通畅血脉，有助于气血和畅。第二组药是当归、生地黄，补充阴血，生地黄又能化瘀血之热，祛瘀生新。第三组是气药，桔梗少量开宣肺气，枳壳降气，二药一升一降，畅调气机，气行则血行。第四组药是柴胡，一方面可以疏理肝气，与枳壳相伍，也有调理气机、肝脾兼顾的作用。甘草调诸药；加水蛭破血而不伤正；丹参药性缓和，活血化瘀，抗血栓形成；合四君子汤补气健脾以扶正。通过辨证施治，四诊合参，中西医结合，缓图收功。

四、消渴

病案 1

罗某，男，48 岁。2023 年 4 月 8 日初诊。

患者患糖尿病 2 ~ 3 年，口服二甲双胍片、格列齐特缓释片，血糖控制不稳定，检查空腹血糖 8.91mmol/L，餐后 2 小时血糖 13.4mmol/L，故来李老师门诊就诊。刻下症：倦怠乏力，口干口渴，喜热饮，纳食减退，有时胸闷，消瘦明显，面色不华，小便量多色黄，大便溏薄，日 1 次，舌质淡红，边有齿痕，苔白腻，脉细弱。

中医诊断：消渴（太阴脾虚夹湿，兼胃阴不足）。

治法：健脾益气，生津益胃。

处方：参苓白术散加减。

生晒参 9g（另炖），炒山药 30g，茯苓 15g，炒白术 15g，桔梗 6g，莲子肉 12g，砂仁 5g（后下），薏苡仁 6g，陈皮 8g，葛根 30g，生黄芪 20g，生甘草 5g。7 剂，水煎服。

4 月 15 日二诊：患者服药后倦怠乏力、口干症状明显改善，纳食渐增，舌苔已化，大便已成形。于上方加地锦草 15g 以清热止泻降血糖。原方继服 14 剂，嘱患者服药后复查血糖。

4 月 29 日三诊：患者服药后临床症状消失，大便已成形，纳食有味，经医院检查，空腹血糖 6.8mmol/L，餐后 2 小时血糖 9.4mmol/L，中西药治疗达到优势互补。

按语：消渴发病与肺、脾、胃、肾关系最为密切，其中脾虚亦为主要因素，脾主运化，乃气血生化之源。脾胃虚弱，则气血生化乏源，脾气不能散精上输于肺，肺津难以正常输布，故口渴多饮；脾虚运化无力，则胃纳减退；脾虚失摄，水谷精微下流膀胱，则小便频多而甘；水谷不能化生气血，四肢皆不得禀水谷之气，故倦怠乏力、形体消瘦。本案患者临床表现为倦怠乏力，纳食减退，口渴喜热饮，小便量多色黄，形体消瘦，大便溏薄，舌质淡，边有齿痕，苔白腻，脉细弱，乃太阴脾虚夹湿，气阴亏虚。故选用益气健脾之参苓白术散为宜。

参苓白术散乃《太平惠民和剂局方》原治脾虚夹湿而设，是四君子汤的加味。一是太阴脾虚夹湿，所以补气药的药味与药量均重于四君子汤，加了祛湿之砂仁、薏苡仁。二是太阴气虚兼阴不足，但以气虚为主，方中用了山药、莲子肉甘平补脾，兼有补中气养阴之意。三是太阴脾虚兼肾虚，方中山药上润肺，中补脾，下固肾；莲子肉中补脾，下固肾，还能养心。可谓三阴俱补，甚合糖尿病中后期亏虚的病机。方中桔梗乃针对脾虚之后引起肺气（宗气）不足，其功有二，一是开宣肺气，载药上行，为舟楫之药，使全方作用偏上。《素问·经脉别论》曰："饮入于胃，游溢精气，上输于脾；脾气散精，上归于肺；通调水道，下输膀胱。水精四布，五经并行。"肺的宣降作用使太阴之气血源源不断地供养五脏。二是桔梗本身还有健脾开胃作用。李雅琴老师方中加了黄芪，则增其补气降糖之功；合葛根生津止渴降血糖；生晒参易人参，大补元气，补脾益气生津止渴。全方组合，药性平和，温而不燥，补而不腻，既能益气健脾，又能保肺生津，契合本案患者脾虚阴亏之病机，故服药 20 余剂，血糖控制，病情好转，随访半年，患者体重增加 4kg。

病案 2

李某，男，57 岁。2021 年 11 月 4 日初诊。

患者体检发现空腹血糖 8.1mmol/L，未服西药，想请中医调治。刻下症：口渴多饮，小便量多，色黄混浊，腰膝酸软，大便干燥，纳食正常，舌质淡红，苔中裂薄白，脉沉细。

中医诊断：消渴（肺肾阴虚，虚火上炎）。

治法：养肺益肾，生津止渴。

处方：自拟消渴经验方加减。

生地黄 15g，山药 30g，山茱萸 12g，玄参 30g，北沙参 30g，葛根 30g，天花粉 15g，知母 10g，佛手 8g，鲜石斛 15g。7 剂，水煎服。

嘱患者戒烟酒，多运动，控制饮食。

11 月 11 日二诊：患者服药后口渴明显好转，小便次数减少，大便已软，苔仍中裂而少津。于上方加玉竹 15g，麦冬 10g，养阴润肺，益胃生津。续服 7 剂，水煎服。

11 月 18 日三诊：患者服药后症状基本缓解，复查空腹血糖 6.8mmol/L，餐后 2 小时血糖 8.2mmol/L，药已见效，原方继服 14 剂，复查血糖基本控制在正常范围，病已瘥。

按语：中医将消渴分为上消、中消、下消，正好对应肺、脾、肾三脏，本病是由于肺燥、胃热、肾虚导致的，主要病机在于精液不足，燥热过盛。阴津不足，肺失滋润，则口渴难解；肺部功能失调，肺不布津，无法正常调节和输送津液，导致尿液增多；肾位于下焦，内藏真阴，为脏腑津液之根本，肾水不足，津不上承，则口干更甚；肾主水液，司二便，水精失固，则尿多而混浊；水亏火旺，虚火上炎，肺胃燥热更剧。因此，对本案治以养肺益肾、生津止渴。方中北沙参味甘淡而性寒，既养阴又清肺，气阴双补，补而不腻；知母清热泻火，滋阴润燥，和天花粉相须滋阴、生津、止渴；山药补肺、脾、肾三脏；生地黄清热凉血，益精血；葛根生津止渴，《神农本草经》载其"味甘平，主消渴，身大热，呕吐，诸痹，起阴气，解诸毒"，《本草纲目》言其主"消渴"；山茱萸补肝肾而固精气；玄参苦咸而凉，清金补水，生津增液；佛手疏肝和胃，理气不伤阴。综观全方，养肺益肾，滋水生津，清热止渴，配伍精当，肺肾同治，症状除而病愈。

病案3

朱某，男，62岁。2022年4月9日初诊。

患者既往有糖尿病病史3～4年，高血压病史5～6年，血压控制稳定，血糖控制不理想。测空腹血糖8.91mmol/L，餐后2小时血糖13.6mmol/L。刻下症：口渴口苦，倦怠乏力，夜尿频多2～3次，喜烟酒，纳食正常，大便溏薄，日1次，舌质淡红，苔黄而腻，脉沉细。

中医诊断：消渴（脾胃气虚，气阴亏损）。

治法：益气健脾，固肾滋阴。

处方：玉液汤加减。

黄芪30g，葛根30g，炒山药30g，知母10g，天花粉15g，鸡内金15g，五味子6g，苍术10g，北沙参30g，炒黄连5g，陈皮8g。7剂，水煎服。

嘱患者戒烟酒，忌油腻，多运动，不要熬夜。

4月16日二诊：患者服药后口渴口苦症状明显缓解，倦怠乏力好转，大便有时不成形，夜尿次数减少，苔薄黄稍腻，药已起效。于上方加炒白术15g健脾益气，加山茱萸15g，补肾益精缩尿。续服7剂。

4月23日三诊：患者服药后诸症基本缓解，空腹血糖7.1mmol/L，餐后2小时血糖9.6mmol/L，控制良好。此后依原方化裁服药2个月，血糖控制稳定。

按语：消渴一证有虚实燥热之分，本案患者由于脾胃虚弱，元气不升，真阴亏损，脾肾两虚所致。脾虚不运，气血生化乏源，脾气不能散精上输于肺，肺津难以输布，致口渴多饮；烟酒无度，湿热内蕴脾胃，则口苦；脾虚统摄无权，水谷精微下流膀胱，肾虚不固，则小便频数量多；水谷之气不能濡养形体，则倦怠乏力；脾虚失健，则便溏。故用玉液汤加减以健脾益气，固肾滋阴。

玉液汤出自《医学衷中参西录》，由知母、天花粉、生山药、生黄芪、葛根、生鸡内金、五味子七味药组成。糖尿病是脾（胰）病，脾主运化升清，脾失健运则不能运化水谷而升清。方中黄芪、山药、鸡内金、葛根健其运，助其化，使其升。知母归肺、胃、肾三经，清热泻火，滋阴润燥，《神农本草经》载其"主消渴，热中，除邪气，肢体浮肿，下水，补不足，益气"。天花粉清热泻火，生津止渴，消肿排脓，《神农本草经》载"（栝楼根）味苦寒，主消渴，身热，烦满，大热，补虚安中，续绝伤"。怀山药味甘，性平，归肺、脾、肾经，《神农本草经》载其"补虚羸，除寒热邪气，补中益气力，长肌肉，久服耳目聪明"。知母、天花粉、山药三药组合可治肺、胃、肾三脏，以达滋阴、清热、益气补虚的作用。五味子味酸、甘，性温，归肺、心、肾经，具有收敛固涩、益气生津、补肾宁心的功效，取其酸收之性，能封固肾关，不使小便精华外泄。所以张锡纯在《医学衷中参西录》中言："消渴之证，多由于元气不升。此方乃升元气以止渴者也。方中以黄芪为主，得葛根能升元气。而又佐以山药、知母、花粉以大滋真阴。使之阳升而阴应，自有云行雨施之妙也。用鸡内金者，因此证尿中皆含有糖质，用之以助脾胃强健，化饮食中糖质为津液也。用五味者，取其酸收之性，大能封固肾关，不使水饮急于下趋也。"寥寥数语，嚼之却回味无穷。李雅琴老师在方中加黄连，苦寒燥湿，泻实火；加苍术燥湿运脾；加北沙参益气生津润肺。二诊时，加炒白术健脾益气止泻；伍山茱萸补肾益精缩尿。全方组合，健脾益气，固肾滋阴，脾肾同治，疗效显著。

五、痰饮

病案 1

林某，女，45 岁。2005 年 10 月 25 日初诊。

患者右侧胸腔大量积液半个月。患者半个月前在上海某医院行肝血管瘤手术，术后 3 天出院，回家后自觉右侧胸部疼痛，咳嗽气急，于当地医院复查，经 B 超检查显示右侧胸腔大量积液，住院后经多次抽胸腔积液，抽液后每隔 3 天又渗液，询问原上海手术医生，建议进行胸部手术引流，患者主动出院，请李老师中医药治疗。刻下症：右侧胸部胀痛，动则气急，咳嗽，咳泡沫样稀痰，纳食减退，倦怠乏力，大便正常，舌质淡，苔薄白而腻，脉沉细。胸腔 B 超示右侧胸腔大量积液，最深厚度 9cm。

中医诊断：悬饮（胸阳不振，脉络壅阻，水饮停膈）。

治法：温阳利水，健脾化湿，活血通络。

处方：苓桂术甘汤加减。

炒白术 15g，茯苓 40g，桂枝 10g，大枣 10g，生甘草 5g，丝瓜络 15g，黄芪 30g，鳖甲 15g（先煎），桔梗 5g，炒枳壳 8g，丹参 20g。7 剂，水煎服。

11 月 1 日二诊：患者服药后自觉胸痛、气急好转，咳嗽减轻，咳痰量多，为泡沫样痰，伴乏力。复查胸腔 B 超示右侧胸腔少量积液，最深厚度 3.5cm。于上方加太子参 30g，以健脾益气扶正。续服 7 剂。

11 月 8 日三诊：患者服药后诸症消失，胸腔 B 超示右胸腔无异常。于上方加黄精 12g，补脾肾之精以固本。

按语：胸腔积液是因各种因素破坏胸膜腔内液体过滤、吸收的动态平衡，使胸腔内液体形成过快或吸收过慢而产生。中医无胸腔积液这一病名。根据其临床症状可归属于中医 "痰饮" "悬饮" 范畴，临床以胸胁胀满、咳嗽气急、咳唾引痛为主要表现。本案患者由于肝血管瘤术后创伤引起胸腔大量积液，西医虽用抽胸腔积液法，但仍有大量液体渗出。李雅琴老师认为术后损伤胸膜脉络，阻塞脉道，气血津液输布运行障碍，致水液停蓄。该患者平素应属阳虚体质，其临床表现为阳虚阴盛，属于 "悬饮" 病，正如《金匮要略·痰饮咳嗽病脉证并治》所言 "病痰饮者，当以温药和之"。水饮的产生虽与肺、脾、肾等脏腑有关，但脾处中焦，转输运化关键在脾，脾属土，为制水之脏。患者术后脾气亏损，脾虚则水湿内停，治疗以培土制水，一是温阳利水，二是保护中土，故选用苓桂术甘汤温阳化饮，健脾利水。但本病为肝病术后所致，不宜囿于常法，术后津液耗伤，气阴亏损，再者术后络脉受阻，气机不利，故加黄精、太子参、黄芪补气养阴；丝瓜络通络利水；丹参、鳖甲活血软坚散瘀结；桔梗、枳壳一升一降，疏利气机。7剂药后，胸腔积液已去大半，服药2周，胸腔积液吸收，随访3个月，未再复发，体重亦增加了2.5kg。本案体现了李雅琴老师辨证力求审证求因，处方用药灵活化裁，独具匠心。

病案 2

胡某，男，76岁。2023年2月7日初诊。

患者以发热、咳嗽、气急入院，入院诊断为肺部感染、右侧液气胸、右肺局部膨胀不全、胸腔包裹性积液、2型糖尿病酮症、右肺肿瘤术后，住院9天症状未见明显好转，求治于中医，由家属推轮椅来门诊就诊。血常规检查示白细胞计数$8.2×10^9$/L，淋巴细胞比率10.7%，中性粒细胞比率79.9%，血红蛋白100g/L，血小板计数$559×10^9$/L，C反应蛋白150.7mg/L。刻下症：低热（37.8℃），多汗，咳嗽，咳痰色白而黏，呼吸急促，心悸胸闷，气短乏力，纳差消瘦，二便调，舌质暗淡，苔白厚腻，脉滑而细。

中医诊断：痰饮（心脾阳虚，水饮内停）。

治法：温阳健脾，泻肺逐饮。

处方：苓桂术甘汤合葶苈大枣泻肺汤加减。

茯苓40g，桂枝10g，炒白术15g，生甘草5g，葶苈子10g，大枣10g，丹参15g，地龙10g，杏仁9g，厚朴10g，芦根20g，生薏苡仁30g。7剂，水煎服。

2月14日二诊：患者服药后，咳嗽、咳痰症状减轻，热已退，出汗好转，纳食增加，仍胸闷心悸，动则气急，舌质暗红，苔白腻，脉细滑。血常规检查示白细胞计数$8.3×10^9$/L，淋巴细胞比率26.6%，中性粒细胞比率71.6%，血红蛋白109g/L，血小板计数$458×10^9$/L，C反应蛋白84mg/L。药已对症，守法守方。于上方加北沙参20g，石斛15g，以益气养阴生津，扶助正气，继服7剂。

2月21日三诊：患者咳嗽、咳痰症状基本缓解，胃纳正常，伴下肢无力，大便溏薄，日2～3次，舌质淡红，苔薄白，脉细。药已中病，正气受损，于上方去葶苈子、杏仁泻肺损脾胃之品，加黄芪30g、陈皮

10g、防己 10g 补气健脾，续服 14 剂。

3月7日四诊：患者服药 1 月余，诸症基本缓解，复查血常规示白细胞计数 $5.4×10^9$/L，淋巴细胞比率 24.4%，中性粒细胞比率 62.3%，血红蛋白 117g/L，血小板计数 $298×10^9$/L，C 反应蛋白 15.3mg/L。胸部 CT 示右侧包裹性液气胸，较前明显减少。于上方加山药 30g、当归 10g 健脾补血，续服 28 剂，以资巩固疗效。

随访 3 个月，患者诸症好转，体重增加 4kg。

按语：根据本案患者的临床症状，诊断为痰饮病，属于心脾阳虚，水饮内停于胸胁。治宜温阳健脾，泻肺逐饮。《金匮要略·痰饮咳嗽病脉证并治》曰"心下有痰饮，胸胁支满，目眩，苓桂术甘汤主之""支饮不得息，葶苈大枣泻肺汤主之"。苓桂术甘汤治疗中阳不足之痰饮，方中重用甘淡之茯苓为君药，健脾利水，渗湿化饮，既能清除已聚之痰饮，又善平饮邪之上逆；桂枝为臣药，温阳化气，平冲降逆；白术为佐药，健脾燥湿；甘草可合桂枝辛甘化阳，以襄助温补中阳之力，合白术益气健脾，崇土以利治水，又可调和诸药为佐使。合用葶苈大枣泻肺汤破坚逐邪，泻肺行水。本案处方方中有方，叠加了《伤寒论》桂枝加厚朴杏子汤降气平喘。由于该患者患病日久，正气虚耗，病情复杂，过猛之葶苈大枣泻肺汤易耗伤肺气，故中病即止，改用《金匮要略》防己黄芪汤益气健脾利水。李雅老师根据患者病情变化进行不断调整处方，体现了《伤寒论》"随证治之"的精神。这种灵活性使患者能够得到更好的个性化治疗方案，疗效确切。

六、梅核气

钱某，女，45 岁。2022 年 4 月 9 日初诊。

患者因经济纠纷与人口角后，渐觉胸闷不畅，经常叹息，闷闷不乐，咽部如有梗塞感，纳食减少，时有恶心，睡眠欠佳，胃镜检查为慢性浅表性胃炎，五官科检查无异常，就诊于李老师门诊。刻下症：咽部如有痰阻，胸闷叹息，情绪紧张，心烦口苦，纳食减退，夜间睡眠难安，有时恶心，大便正常，舌质淡红，苔白腻，脉弦。

中医诊断：梅核气（肝郁气滞，痰湿内阻）。

治法：理气开郁，降逆化痰。

处方：越鞠丸合半夏厚朴汤加减。

香附 10g，川芎 8g，苍术 9g，焦栀子 10g，焦神曲 10g，姜半夏 9g，厚朴 10g，苏叶 9g，茯苓 15g，生姜 6g。7 剂，水煎服。

嘱患者调情志，忌辛辣。

4 月 16 日二诊：患者服药后咽部梗塞感明显好转，胸闷太息症状改善，心情开朗许多，纳食渐增，睡眠欠佳，伴口干。于上方去生姜辛散之品，加北沙参 20g、合欢皮 15g、芦根 15g，将茯苓改为茯神，以补气生津，悦心安神，续服 7 剂。

4 月 23 日三诊：患者服药后诸症皆瘥，患者除服药之外，当怡情释怀，以助药力。

按语：本病属于中医"梅核气"，《丹溪心法》云："气血冲和，万病不生，一有怫郁，诸病生焉。"本案患者因经济纠纷与人发生口角之争，精神刺激，情志不畅，致肝郁气逆，气逆于上，滞于咽喉而出现咽部异物感；久则思虑伤脾，脾虚生痰，湿聚为痰，形成痰郁；肝气不舒，气机郁滞而为气郁；气不能推血运行而成血郁；肝气犯胃，脾胃气滞则其运化食物、水湿功能减退，出现湿郁、食郁；湿郁化火为火郁。李雅琴老师用越鞠丸合半夏厚朴汤疏肝解郁，行气化痰。

越鞠丸出自《丹溪心法》，主治气、血、火、湿、痰、食郁。方中香附调气疏肝，善解气郁，以除病因；川芎辛温活血，擅治血郁；焦栀子善清肝热而解火郁，俾气血之郁开，肝胆之热去，则胸闷、叹息、口苦诸症可解；苍术芳香辛温，醒脾燥湿，脾阳健运则湿去痰消，连根拔除；神曲健脾消食滞，使湿、痰、食诸郁解，胀满不食、恶心呕吐诸症随之而去，故诸郁者此方主之。《金匮要略·妇人杂病脉证并治》云："妇人咽中如有炙脔，半夏厚朴汤主之。"方中半夏健脾降逆化痰；生姜温胃行津；厚朴下气宽中，治其逆满。三药相合，辛以散结，苦以降逆。茯苓淡渗利湿化饮；苏叶芳香开郁，兼理肺肝，合而使气顺痰消，则咽中炙脔感可以消除。二方合用，患者胸闷、叹息渐解，心情宽畅，喉中梗阻感消失，食纳睡眠复常，服药 20 余剂，余症皆除而安。

七、奔豚气

胡某，女，77 岁。2023 年 5 月 17 日初诊。

患者胸腹部不适 1 周。患者感染新型冠状病毒后 3 月余，自觉胸腹部不断产生寒热两股气，夜间发作时影响睡眠，伴畏寒，面部、上肢有麻木感，纳谷欠香，二便尚调，舌红，苔薄白，脉弦细。

中医诊断：奔豚气（肝郁化热，寒气上冲）。

治法：疏肝解郁，平冲降逆。

处方：奔豚汤合旋覆代赭汤加减。

炙甘草 5g，川芎 10g，当归 10g，姜半夏 10g，黄芩 10g，葛根 15g，炒白芍 15g，党参 15g，旋覆花 10g，代赭石 15g，柴胡 10g，川楝子 7g，炒枳壳 8g。5 剂，水煎服。

后电话随访，患者服药后诸症悉平。

按语：奔豚是一种自觉气从少腹上冲胸咽的发作性疾病，其气攻冲，如豚之奔状，发作后即如常人。《灵枢·邪气脏腑病形》曰："肾脉……微急为沉厥奔豚，足不收，不得前后。"奔豚之类有二，其一为肾积奔豚，如《难经》所言"肾之积名曰贲豚，发于少腹，上至心下，若豚状，或上或下无时，久不已，令人喘逆，骨痿，少气"。其二为奔豚气病，如《金匮要略·奔豚气病脉证治》所载"奔豚病，从少腹起，上冲咽喉，发作欲死，复还止，皆从惊恐得之"。本案患者感染新型冠状病毒后寒邪入侵，用西药退热汗出过多，而伤阳气阴血，余邪未尽，下焦阴寒之气与郁热之邪气从腹之两旁上冲胸腹，如江豚上窜，均符合《金匮要略》"奔豚气上冲胸，腹痛，往来寒热，奔豚汤主之"。陈修园谓"奔豚汤畅肝气而去客邪也"，患者面部、上肢有麻木感，脉弦细，为肝之营血不足之证。将方中主药李根白皮代之以柴胡，枳壳、川楝子下肝气之奔冲，清风木之郁热，当归、芍药、川芎养血柔肝，半夏降逆平冲，合旋覆代赭汤补中降逆下行。全方组合，病、证、药相符，并无舛误，奏效神速。

第八节　其他病证

一、胁痛

谢某，男，83岁。2024年8月14日初诊。

患者因发热伴右胁肋疼痛1天入院，腹部CT及B超检查示胆囊结石、胆总管多发结石伴不全梗阻。血常规检查示白细胞$10.2×10^9$/L，中性粒细胞百分比78.1%。肝功能检查示丙氨酸氨基转移酶107U/L，门冬氨酸氨基转移酶74U/L，总胆红素60μmol/L，直接胆红素38.8μmol/L，间接胆红素21.2μmol/L，谷氨酰转肽酶285U/L，总蛋白61.9g/L，白蛋白35.4g/L。外科医生建议3日后手术，患者因害怕手术，由其子女陪同，请李老师用中医中药治疗。刻下症：右胁肋疼痛，已无发热，以固定痛、窜痛为主，并有压痛，痛时可向右后胁肋及腰部放射，伴有恶心、口苦、食欲不振，巩膜黄染，小便黄赤，大便3日未解，舌质淡红，苔黄腻，脉弦略数。

中医诊断：胁痛（少阳枢机不利，胆腑郁结）。

治法：和解少阳，通腑利胆。

处方：大柴胡汤加减。

柴胡10g，黄芩12g，生白芍15g，枳实15g，大枣5枚，生姜3片，生大黄7g（后下），姜半夏9g，绵茵陈15g，焦山栀10g，金钱草30g，鸡内金15g。3剂，水煎服。

嘱患者忌辛辣、油腻、刺激性食物。若疼痛剧烈时，请外科会诊。

8月17日二诊：患者服药后解燥屎数枚，先硬后软，量多，疼痛缓解，口苦好转，纳食渐增，舌苔薄黄稍腻，脉弦。药已对症，将上方生大黄改为制大黄10g，续服7剂。患者要求出院。

后每周复诊1次依症化裁，服药1个月后复查肝功能、血常规均已恢复正常。B超检查示胆囊结石大者22mm×14mm，胆总管多发结石伴不全梗阻已解除。

按语：本案患者患胆囊结石、胆总管多发结石伴不全梗阻，其病情指征已经到了需手术的程度。因患者年事已高，惧怕手术，再加家人相信李雅琴老师的医术，故选择中医药保守治疗。李雅琴老师以3剂大柴胡汤泻其胆胃，以降气机，除心下痞硬，疼痛缓解。服药1个月后，肝功能恢复正常，胆总管多发结石伴不全梗阻已解除，虽然没有完全排除胆囊结石，尚存隐患，但对老年人来说，延缓病情及保护器官、减少手术痛苦及术后综合征，无疑是一个不错的选择。

本案患者以胁痛、口苦、黄疸、小便黄赤、大便秘结、苔黄腻、脉弦数为主症，此为实也，实者当下之。但由于患病部位较高，为胁肋，故不用大承气汤而用大柴胡汤和解攻里。《金匮要略·腹满寒疝宿食病脉证治》云："按之心下满痛者，此为实也，当下之，宜大柴胡汤。"大柴胡汤为治疗少阳阳明合病的一个方剂，具有和解少阳、内泄热结的功效。病在少阳，当禁用下法，但本证与阳明腑实并见，就必须表里兼顾。《金匮要略·腹满寒疝宿食病脉证治》云："病者腹满，按之不痛为虚，痛者为实，可下之。舌黄未下者，下之黄自去。"《医方集解》云："少阳固不可下，然兼阳明腑证则当下。"用大柴胡汤方证对应。方中重用柴胡为君药，配黄芩和解清热；轻用大黄配枳实以内泄阳明热结，行气消痞；芍药柔肝缓急止痛，与大黄相配可治腹中实痛，与枳实相伍可理气和血，以除心下满痛；半夏和胃降逆，与生姜为伍，以治呕逆不止；大枣与生姜相配，和营卫而行津液，制约大黄泻下伤及脾胃，功兼佐使。李雅琴老师合用茵陈蒿汤与金钱草以清热、利湿、退黄。诸药合用，共奏和解少阳、内泄热结之效。方中除和、下二法外，实寓有清、消二法，是和、攻兼施有效方剂。总之，本方不悖少阳禁下的原则，使少阳与阳明合病得以双解，可谓一举两得。说明大柴胡汤在治疗胆囊结石及减少胆道手术方面卓有疗效。

二、膏浊

董某，女，61岁。2023年11月18日初诊。

患者2个月前体检发现血脂高，服他汀类降脂药，1个月后复查血脂降至正常，但肝功能异常。停服降脂药，并服用保肝药半个月，查肝功能恢复正常，但血脂又增高。血生化检查示总胆固醇6.75mmol/L，甘油三酯3.66mmol/L，低密度脂蛋白3.62mmol/L，高密度脂蛋白1.36mmol/L。刻下症：时有口苦而黏，大便黏，舌质淡红，苔薄腻，脉濡。患者平时缺少运动，喜食甜食及油腻饮食。

中医诊断：膏浊（脾失健运，湿浊瘀阻血脉）。

治法：健脾化湿，祛瘀泄浊。

处方：自拟降脂化浊汤加减。

红曲15g，焦山楂30g，绞股蓝15g，丹参30g，决明子15g，荷叶10g，泽泻15g，虎杖15g，黄芪30g，炒黄芩10g。14剂，水煎服。

嘱患者控制饮食，加强运动。

12月2日二诊：患者服药后无明显症状，嘱原方续服14剂后化验肝功能和血脂。

12月16日三诊：检查结果示谷丙转氨酶16U/L，谷草转氨酶23U/L，总胆固醇5.12mmol/L，高密度脂蛋白1.37mmol/L，低密度脂蛋白2.87mmol/L，甘油三酯1.02mmol/L。此后以上方为主继续服用2个月。

患者服药后再次检查血脂、肝功能均恢复正常。予口服血脂康胶囊每日2次，每次2粒，调脂治疗。

按语：高脂血症是指血浆中总胆固醇、甘油三酯、低密度脂蛋白水平过高，或高密度脂蛋白水平降低。与多种疾病有关，如冠心病、脑卒中、2型糖尿病、颈动脉斑块等。高脂血症多无特异性的临床表现，大多患者通过体检发现，所以高脂血症并无一个确切的中医病名，中医典籍中亦无"血脂"或"高脂血症"之名称。临床可根据高脂血症病理生理及常见的并发症表现，参考"湿阻""痰饮""瘀血""眩晕"等进行辨治。李雅琴老师认为高脂血症多与过食肥甘厚味、酗酒伤脾、家族遗传、久坐不动、吃运失衡有关。血脂实为营血津液，是人体水谷所化生的精微物质，布输全身，贯注血脉，温煦肌肤，濡养脏腑百骸。若水精四布，五经并行正常，其湿浊、痰饮、瘀血无由生聚，血脂自不会升高。若饮食失节，脾失健运，不能升清降浊、分清泌浊，水湿不化，湿聚成浊，进入血脉，引起痰瘀互结，形成膏浊。所以其病在血脉，其源在脾，其性与湿邪较为相似。浊阻气机，与湿、痰、瘀相兼为患，《灵枢·阴阳清浊》言"清者其气滑，浊者其气涩"。李雅琴老师以自拟验方降浊化脂汤治疗高脂血症，疗效确切，不同于西药降脂药副作用大，停药后病情易反复。

方中红曲味甘，性温，有活血化瘀、健脾消食的功效，其内含有他汀类物质，可降低血液黏稠度，提高血管舒张能力，恢复血管弹性，具有调节血压，降低血脂的效果。山楂味酸、甘，性微温，消食化积，行气散瘀，为治疗脾虚食积的良药，现代药理研究表明其具有降低胆固醇、甘油三酯、脂蛋白的功效。绞股蓝味甘、苦，性寒，归肺、脾经，益气健脾，清热解毒，常用于治疗脂肪肝，现代药理研究表明其具有增强免疫系统的功能，调节脂质代谢，促进心血管正向调节，抑制凝血。丹参味苦，性微寒，现代药理研究表明其有降低胆固醇和甘油三酯的作用。决明子味甘、苦、咸，性微寒，清肝明目，苦可泄降，寒可清热，甘寒质润，味咸入血分，又可补肝肾，现代药理研究表明其有降压、降甘油三酯和降胆固醇的作用。荷叶味苦，性平和，清暑化湿，升发清阳，常用于降血脂、调理脾胃、保护血管。泽泻味甘、淡，性寒，入肾、膀胱经，为利水渗湿要药，《神农本草经》曰其"消水，养五脏"，泽泻对肥胖湿重的高脂血症患者尤为适用。虎杖苦寒，归肝、胆、肺经，祛风除湿，活血通经，利湿退黄，现代药理研究表明其能调节血脂，延缓动脉粥样硬化的发生，改善血液黏稠度，并且有保肝作用，对脂肪肝有效。全方组合，健脾化湿，活血通脉，方药对证，即达到降脂目的。但必须守法守方，较长时间服用，才能取效。若见效后，也必须再持续服用一段时间，以巩固疗效。

三、耳鸣

病案 1

张某，男，68 岁。2020 年 10 月 15 日初诊。

患者既往有高血压病史 10 余年，糖尿病病史 5 年余。近 1 个月来因体力透支，左侧耳朵出现嗡嗡响，如蝉鸣，听力也不如从前，晚上更剧，严重影响心情和睡眠。于某医院五官科检查，诊断为神经性耳鸣，给予泼尼松、腺苷钴胺等治疗 1 周，疗效不佳。刻下症：左侧耳鸣，特别是到夜深人静时声音更重，伴头晕口干，腰背酸胀，睡眠欠佳，大便干燥，舌质淡红，中有裂纹，苔薄黄，脉弦细。

中医诊断：耳鸣（肝肾亏虚，虚火上炎）。

治法：滋阴降火，填精益髓。

处方：耳聋左慈丸加减。

熟地黄 20g，山药 30g，山茱萸 15g，泽泻 15g，茯苓 15g，牡丹皮 10g，北柴胡 10g，煅磁石 30g，石菖蒲 8g，女贞子 15g，旱莲草 15g，骨碎补 10g。7 剂，水煎服。

嘱患者忌食辛辣刺激、油腻之物。

10 月 22 日二诊：患者服药后耳鸣症状有所减轻，头晕、腰酸已除，仍口干，睡眠欠佳。于上方加北沙参 30g 益气养阴，加葛根 20g 升阳生津止渴，续服 7 剂。

10 月 29 日三诊：患者经五官科复查，听力正常，耳鸣基本消失，夜寐安。为巩固疗效，原方续服 14 剂，后以耳聋左慈丸续服 2 个月以资巩固。

按语：神经性耳鸣是指在没有任何外来声源存在的情况下，却感知到一种单调乏味的声响，属于中医"耳鸣"范畴。《素问·阴阳应象大论》曰："肾主耳……在窍为耳。"肾开窍于耳，就是说耳朵是肾在头面部的窗口。《灵枢·脉度》云："肾气通于耳，肾和则耳能闻五音矣。"脑为髓之海，肾主骨生髓，髓脑相通，耳脑相连。肾要把精气源源不断地上输于脑，濡养口、眼、耳、鼻。只有肾中精气充足，髓海得养，才能耳聪目明。若肾精亏损，髓海空虚，耳窍失养，则耳鸣不止，甚至耳聋。《灵枢·海论》云："髓海不足，则脑转耳鸣。"《景岳全书》云："肾气充足，则耳目聪明，若劳伤血气，精脱肾惫，必至聋聩。故人于中年之后，每多耳鸣，如风雨，如蝉鸣，如潮声者，是皆阴衰肾亏而然。"本案据其脉症，乃年老体衰，又有高血压、糖尿病病史数年，引起肝肾阴液亏虚，髓海不充，耳窍失养，因此临床出现耳鸣、头晕、腰酸等症，用耳聋左慈丸滋阴清热，填精益脑。本方出自《饲鹤亭集方》，主治肾水不足、虚火上升、头晕目眩、耳聋耳鸣。方药组成为熟地四两，山萸肉（炙）二两，茯苓一两五钱，山药二两，丹皮一两五钱，泽泻一两五钱，磁石三两，柴胡一两一钱。炼蜜为丸。每服三钱，淡盐汤送下。方中重用熟地黄滋阴补血，益精填髓；山茱萸酸涩微温，既能助地黄滋补肝肾，同时还有收敛固涩的作用，防止肝血、肾精过度耗损；山药性平，味甘，可以滋补脾、肺、肾三脏；牡丹皮清热凉血，活血化瘀，畅通耳窍；茯苓健脾渗湿；泽泻利湿泄浊，从而解决脾虚痰湿引起的耳鸣；柴胡疏肝解郁而清郁热；磁石重镇平肝，潜纳浮阳，达到聪耳明目之效。李雅琴老师伍用二至丸加强补肝肾之力；加石菖蒲通窍，并携药力上达。凡耳鸣之证，李雅琴老师常加骨碎补以补肾强骨，滋养脑髓，可作为治疗耳鸣耳聋的特殊用药。全方组合，标本同治，补泻兼施，兼顾了肝、脾、肾三脏，故收效满意。

病案 2

林某，女，35 岁。2021 年 5 月 6 日初诊。

患者近阶段因工作压力大，劳累过度，出现耳鸣，状如蝉鸣，以右侧为甚，夜间更剧，经五官科诊断为神经性耳鸣，给予甲钴胺片等药，少效。刻下症：耳鸣，右侧为主，入夜更甚，伴头晕头重，倦怠乏力，月经量偏少，大便黏，舌质淡红，边有齿痕，苔薄白稍腻，脉细弱。

中医诊断：耳鸣（清阳不升，浊阴不降）。

治法：益气升阳。

处方：益气聪明汤加减。

黄芪 30g，炙甘草 5g，炒白芍 10g，盐黄柏 6g，党参 15g，升麻 6g，葛根 15g，蔓荆子 8g，郁金 10g，石菖蒲 8g，王不留行 9g。7 剂，水煎服。

嘱患者注意休息，不要熬夜。

5月13日二诊：患者服药后头晕、头重症状消失，倦怠乏力改善，精神好转，因经期将临，于上方加酒当归 15g 活血补血，加菟丝子 20g 补脾益肾。

5月20日三诊：患者月经量比以前增加，耳鸣症状基本缓解，为巩固疗效，原方续服 7 剂。

按语：《灵枢·口问》云："耳者，宗脉之所聚也，故胃中空则宗脉虚，虚则下溜，脉有所竭者，故耳鸣。"明确指出了耳鸣与胃气虚有关。《素问·生气通天论》云："阳不胜其阴，则五脏气争，九窍不通。"这里所说的阳就是清阳，清阳来源于脾胃水谷之气。《灵枢·邪气脏腑病形》云："十二经脉，三百六十五络，其血气皆上于面而走空窍，其精阳气上走于目而为睛，其别气走于耳而为听。"以上这些论述说明了头目清窍灵慧与否与脾胃之气的盛衰有关。本案患者由于工作压力大，疲劳过度，劳倦伤脾，化源不足，谷气不充，清阳不升，浊阴不降，出现耳鸣、头晕、头重、倦怠乏力、月经量少等症。如《灵枢·口问》云"上气不足，脑为之不满，耳为之苦鸣"，《医方集解》曰"五脏皆禀气于脾胃，以达于九窍；烦劳伤中，使冲和之气不能上升，故目昏而耳聋也"。治宜益气升阳，用益气聪明汤。《东垣试效方》曰："益气聪明汤治饮食不节，劳役形体，脾胃不足，得内障耳鸣，或多年目昏暗，视物不能，此药能令目广大，久服无内外障、耳鸣耳聋之患，又令精神过倍，元气自益，身轻体健，耳目聪明。"方中黄芪、党参温补脾气，意在治本，为君药。葛根、升麻、蔓荆子鼓舞清阳，上行头目；白芍养血平肝；黄柏清热泻火，补肾生水，为佐药。炙甘草调和诸药，为使药。诸药合用，中气得补，清阳得升，肝肾受益，耳目聪明，故名为益气聪明汤。方中又加郁金疏肝解郁，活血行气；石菖蒲化痰开窍，安神益智。李雅琴老师方中用王不留行，用于活血通络，治耳闭以开窍。诸药合用，融益气、升阳、补肝肾、通络窍于一炉，标本兼治，疗效彰然也。

病案 3

欧某，男，52 岁。2022 年 4 月 9 日初诊。

患者耳鸣、头晕半个月。患者半个月前饮酒后出现右侧耳鸣、头晕、头胀，五官科诊为神经性耳鸣，经服西药疗效不明显，故寻中药治疗。刻下症：耳鸣，以右侧为主，饮酒或情绪激动时更剧，夜深时耳鸣如潮，影响睡眠，再加上近期工作较忙，心情烦躁，头晕头胀，有时口苦，面红目赤，大便不畅，质干，舌质红，苔薄黄而腻，脉弦而略数。患者于诊室测量血压为 140/100mmHg。

中医诊断：耳鸣（肝胆湿热，上扰清窍）。

治法：清肝泻火。

处方：龙胆泻肝汤加减。

龙胆草 6g，黄芩 10g，通草 5g，焦山栀 10g，泽泻 20g，当归 12g，生地黄 15g，生甘草 4g，柴胡 10g，车前子 20g，菊花 8g，生大黄 6g（后下），石决明 30g（先煎）。5 剂，水煎服。

嘱患者尽量控制好情绪，尽量不喝酒，不熬夜。

4 月 16 日二诊：患者服药后耳鸣减轻，心烦、口苦症状好转，眼睛红赤已退，大便已解，苔已化，测血压 130/90mmHg。患者肝火上炎之势已解，中病即止，去苦寒攻下之大黄，去黄芩苦寒伐胃。加天麻 10g平抑肝阳，祛风通络，加女贞子 15g，旱莲草 15g，补肝肾之阴，续服7 剂。

患者服药后耳鸣息止，头晕、头胀除，诸症皆愈。诊室测血压120/80mmHg，血压已恢复正常。上方去龙胆草，防苦寒伐伤脾胃，续服7 剂而愈。

按语：肝为刚脏，其性主升，宜条达而不宜郁滞。若情志不遂，肝失条达，郁而化火，易上扰清窍，致耳窍壅闭，聋鸣所由作矣。《明医杂著》云："耳鸣证，或鸣甚如蝉，或左或右，或时团塞，世人多作肾虚治，不效。殊不知此是痰火上升，郁于耳中而为鸣，郁甚则壅闭矣。"提出耳鸣不可拘泥于肾虚，肝气郁结、肝胆火旺等因素对内科疾病所致耳鸣、头晕的影响也较大。《素问·至真要大论》云："厥阴之胜，耳鸣头眩。"《杂病源流犀烛》曰："有怒气厥逆，气壅于上而聋者。"临证治疗耳鸣，应不忘肝胆疏泄失调之因。因此，耳鸣一证，可分虚实两端，虚则责之于肾，实则责之于肝，肝静，耳才静。本案患者由于经营公司压力较大，经常饮酒熬夜，情绪波动较大。患者本次发病诱因源于和人争吵，勃然动怒，又熬夜饮酒，肝胆湿热内蕴，肝火循经上攻，壅于耳窍，引发耳鸣；肝开窍于目，目窍受到熏灼，见目赤；肝火上炎，肝阳亢逆，则见头晕头胀、血压增高；肝火灼伤阴津，则见便干。李雅琴老师依据患者症状，参见舌脉，当属肝胆湿热证无疑，治以清泻肝胆湿热，方选龙胆泻肝汤。

龙胆泻肝汤出自《医方集解》，方中龙胆草苦寒，入肝胆经，上清肝胆实火，下泻肝胆湿热，为泻肝胆实火、湿热的峻品，为方中君药，但味苦大寒，易伤脾胃，用量不宜过大，本案用量为6g。黄芩、焦山栀两药苦寒，泻火解毒，燥湿清热，用以为臣，进一步加强君药清热除湿之功。湿热壅滞下焦，故用渗湿泄热之车前子、泽泻、通草（代木通），导湿热下行，从水道而去，使邪有出路，则湿热无留，用以为佐。然肝为藏血之脏，肝经实火易伤阴血，所用诸多之药又属苦燥渗利伤阴之品，故用生地黄养阴，当归补血，使邪祛而不伤正。柴胡舒畅肝胆，并引诸药归于肝胆之经，且有"火郁发之"之意。加菊花上清头目，石决明平肝潜阳，伍以大黄通便，令热邪随大便而出，把上壅在耳窍的热邪导下来。此方祛邪而不伤正，泻火而不伐胃，肝胆湿热清，耳鸣头晕消失，泻中有补，降中寓升，甚妙！

四、脱发

孙某，女，44岁。2023年10月19日初诊。

患者脱发1个月。患者经常熬夜，由于压力大，继之失眠、梦多，易惊醒，头发油腻，脱屑甚多，每次洗头、梳头时都大量脱发。10余天来，枕头上发现有数十根细发，伴纳食、乏力，腰背酸胀，二便调，舌质淡，苔薄白，脉沉细。

中医诊断：脱发（精血亏虚，水不涵木，肝阳上扰）。

治法：养血生精，祛风止痒。

处方：神应养真丹加减。

当归10g，川芎10g，炒白芍12g，熟地黄15g，羌活8g，天麻10g，木瓜15g，菟丝子20g（包煎），女贞子15g，墨旱莲15g，制首乌15g，香附8g。10剂，水煎服。

另配生侧柏叶210g，分5次在洗发时煎汁泡头皮5分钟，后用洗头膏洗净。生侧柏叶外洗可促进头皮血液循环，刺激毛囊生长，还可消炎，去除头皮屑，作为辅助疗法。

10月31日二诊：患者服药后头发油腻、头皮屑明显好转，睡眠已改善，伴腰背酸胀，大便偏烂。于上方加炒山药30g，枸杞子12g，木瓜15g。继服14剂。

后随访，患者脱发基本痊愈。

按语：脱发一证，大都由于精血亏虚，水不涵木，虚阳肝风上扰头部所致，或由于经血不足，络脉空虚，风邪乘虚而入所致。《素问·六节藏象论》云："肾者，主蛰，封藏之本，精之处也，其华在发。"说明头发的生长与脱落、光泽与枯槁依赖于精血的濡养，精血同源，发为血之余。所以脱发之病，基本在精血不足，其标为风燥为患。本案患者由于工作、生活劳累，精血亏损，引起脱发、梦多、易惊醒、头发油腻、头皮屑多、腰背酸胀等症状，为精血不足，血虚生风，不能营养肌肤毛发。故治疗应补精血兼以祛风。李雅琴老师选用神应养真丹治疗，本方由当归、白芍、川芎、熟地黄、木瓜、菟丝子、羌活、天麻8味药组成。主要功效为养血生发，滋肝补肾，祛风润燥。方中当归甘润而辛温，归肝、心、脾经，擅长补血活血；川芎被誉为"血中之气药"，凭借其独特的辛香行散与温通之性，既能上行头顶，驱散头顶的阴霾，又能下走血海，调和体内的气血；白芍以其独特的酸敛之性，能够滋养肝阴，擅长养血柔肝，调和气血，缓解肝气，平抑肝阳；熟地黄微温，"填骨髓，生精血"，它不仅能够补充人体五脏内的不足，还能透达血液起养血作用。这四味药组合，补血而不滞血，行血而不伤血。菟丝子补肾益精，滋养肝肾精血，气血充沛，毛发才能得养；羌活为风药，引药上行，"巅顶之上，唯风药可到也"，是治风要药；天麻平肝息风；木瓜除湿降浊，治头发油腻。诸药组合，补血加祛风，滋养肝肾加除湿降浊。

五、梦魇

刘某，女，42岁。2017年8月17日初诊。

患者患梦魇已3～4年，睡觉时常常心胸憋闷，仿佛被什么东西压着，有窒息感，会不由自主地喊出声音来，有时把家人吵醒，家人忙把她喊醒。患者醒来才发现一切都是梦境，有时身上也会出一身冷汗，但白天工作如常，劳累后稍感胸闷气短，疲倦乏力，后隔三岔五地发作，经血生化、心电图、心脏B超等检查无异常，未予治疗，故求中医治疗。刻下症：纳食、二便均正常，舌质淡，边有齿印，苔薄白，脉细。

中医诊断：梦魇（心气不足，心阳不振）。

治法：益气温阳，养心安神。

处方：桂枝加附子汤加减。

桂枝10g，炒白芍15g，炙甘草5g，大枣10g，附子10g（先煎），茯神15g，党参15g，浮小麦30g。7剂，水煎服。

嘱患者注意休息，不能过度劳累，避免情绪激动，养成良好睡眠习惯。

患者服药后寐安，疲倦乏力好转，原方续服7剂，以巩固疗效。

按语：《灵枢·淫邪发梦》云："正邪从外袭内，而未有定舍，反淫于脏，不得定处，与营卫俱行，而与魂魄飞扬，使人卧不得安而喜梦。""魇"出自《肘后备急方》，属魂魄不守，亦有虚实之分。实证主要责之于心、肝、脾、胃，肝郁日久，热而化火，或心火炽热，或痰饮、食积内壅日久，痰火胶结可致人清窍被扰、神魂不宁；虚证主要责之于心、肝、胆、脾、肾。本案患者由于工作劳累，白天时有胸闷气短，结合舌脉象，为心气不足，病已日久，引起心阳亏损，夜半阳气更弱，阴盛之时，心气心阳更难以为继，心神失养，阴不敛阳，故而出现"梦魇"现象。选用桂枝加附子汤治疗，以滋补心阳。桂枝加附子汤出自《伤寒论》，其组成为桂枝、芍药、炙甘草、生姜、大枣、附子。其云："太阳病，发汗，遂漏不止。其人恶风，小便难，四肢微急，难以屈伸者，属桂枝加附子汤。"本方原治阳虚漏汗，用桂枝汤调和营卫，加附子增强温阳之力，又可温心、肾二经，弥补阳气不足。李雅琴老师巧妙地将桂枝加附子汤运用于心阳不足，出现"梦魇"冷汗不止的患者身上，这就叫异病同治。方中去掉辛散发汗之生姜，加茯神、浮小麦，增进宁心和敛汗之功；芍药养阴血以敛汗；党参与大枣、甘草相合，补心气。诸药组合，药精力宏，心阳足则梦魇自除。

六、夜游症

陈某，男，66 岁。2023 年 3 月 21 日初诊。

患者 3 年来常常在深夜睡梦中忽而坐起，严重时自己开门外出，无目的地乱转几分钟后又安然入睡，未引起重视。近 1 个月来发作 2～3 次才到医院检查，均未发现阳性体征，故求诊于中医。刻下症：本病起因于 3 年前家中建造房子，患者与邻居有口角相争，郁闷在心，再加劳累过度，出现上述症状，但翌日晨起却茫然不知晚上发生之事。白天如果劳作过度，夜晚往往会发作，纳食、二便正常，舌质淡红，苔薄黄，脉弦细。

中医诊断：夜游症（心肝血虚，神魂不安）。

治法：养血柔肝，重镇潜阳。

处方：无忧汤合柴胡加龙骨牡蛎汤加减。

党参 15g，炒白芍 15g，当归 10g，酸枣仁 15g，姜竹茹 10g，柴胡 10g，炙甘草 5g，姜半夏 10g，茯神 15g，大枣 10g，龙骨 20g（先煎），牡蛎 20g（先煎），木香 8g，淮小麦 30g。10 剂，水煎服。

嘱患者注意休息，劳逸结合，避免精神刺激，按时作息。

3 月 30 日二诊：患者服药后症状未发作，睡眠已安稳，患者晚上有时梦多。于上方加琥珀 3g（冲入），以安魂定魄。继服 14 剂。

后随诊，患者服药后至今未发。

按语：夜游症是人在梦中游荡而神不知，《杂病源流犀烛》称其为"离魂症"，一个"离"字就是对魂失居所的形容。"离魂症"在古代医著中并不罕见，李时珍在《本草纲目》中言："有人卧则觉身外有身，一样无别，但不语。盖人卧则魂归于肝，此由肝虚邪袭，魂不归舍，病名曰离魂。用人参、龙齿、赤茯苓各一钱，水一盏，煎半盏，调飞过朱砂末一钱，睡时服。一夜一服，三夜后，真者气爽，假者即化矣。"清代陈士铎在《辨证录》中专门设"离魂门"，其言："人有终日思想情人，杳不可见，以至梦魂交接，醒来又远隔天涯，日日相思，宵宵成梦，忽忽如失，遂觉身分为两，能知户外之事，人以为离魂之症。"人之魂魄主要由心、肝所主，《灵枢·本神》云："肝藏血，血舍魂……心藏脉，脉舍神。"神属心所主，魂为肝所藏，心肝受邪则神魂不安，神魂不安则可出现梦寐恍惚、变幻游行之症。本案患者3年前因情绪不解，闷闷不乐，肝气郁结，久而化火，肝火、肝阳之热扰而动魂，再加平时劳作起早贪黑，疲劳过度，阴血亏耗，心肝血亏，魂失所涵、所镇，魂不守舍，自浮自动，不受神的支配。故对夜游症的治疗，李雅琴老师大多心肝、神魂并治，若他脏影响到心、肝，就兼治他脏。治其本多以滋阴补血、清火潜阳为主，治其标则以安神定魂为主，故选用无忧汤合柴胡加龙骨牡蛎汤治疗。

无忧汤为陈士铎《辨证录》中的有效秘方，其组成为白芍五钱，竹茹三钱，炒枣仁三钱，人参三钱，当归五钱。方中白芍苦酸微寒，具有养心益肝、养血敛阴、平抑肝阳之功效；人参大补元气，安神益智，与白芍共为君药。当归为补血之圣药，具有养心肝之血、活血行血之功效，为血中之气药，配人参补气生血，合白芍能补肝血助肝用，血和则肝和，血充则肝柔，并使全方补而不滞，为臣药。酸枣仁归心、肝、胆经，具有养心、益肝、安神之功效，长于养心阴、益肝血，为养心安神要药，《本草纲目》曰其"仁甘而润，故熟用疗胆虚不得眠、烦渴虚汗之证"，为方中佐药。心阴不足，则心火易亢，竹茹兼具佐使之用，可清心除烦。诸药相伍，气血同调，心肝同治，温而不燥，补而不滞，滋而不腻，不失为一首补气养血、安神开郁、清心除烦之良方。柴胡加龙骨牡蛎汤出自《伤寒论》，其云："伤寒八九日，下之，胸满烦惊，小便不利，谵语，一身尽重，不可转侧者，柴胡加龙骨牡蛎汤主之。"本方以小柴胡汤和解枢机以解郁，龙骨、牡蛎入肝敛魂，不令浮越之气游散于外，镇惊辟邪。诸药合用，补肝血，滋心阴，疏肝气，镇浮阳，安神定魂，使阴阳气血和调，梦游之症自可痊愈。

七、口疮

病案 1

俞某，女，58 岁。2021 年 11 月 4 日初诊。

患者近 5 年来经常出现口腔溃疡，不敢吃橘子、芒果等易"上火"水果，饮食上不吃辛辣和油炸之物。虽经多次中西药治疗，但口疮经常复发，久治不愈。近 1 个月来，因吃橘子后出现舌边、上颚及舌系带多处如黄豆大小溃疡，并伴局部灼热疼痛明显，严重影响进食，已服维生素 B_2、消炎药及激素等治疗，但症状缓解不明显。刻下症：舌边、舌颊部、舌系带部位黏膜上有圆形或椭圆形如绿豆大小溃疡，有烧灼感，疼痛，口干，喜冷饮，腰背酸胀，乏力，手足畏寒，大便干结，舌质淡红，中有裂纹，少苔，脉沉细无力。

中医诊断：口疮（肾阴亏虚，水火不济，心火上炎）。

治法：滋补肾水，引火归原。

处方：引火汤加减。

熟地黄 30g，麦冬 15g，巴戟天 15g，茯苓 15g，五味子 6g，肉桂 3g（后下），鲜石斛 15g，通草 5g，肉苁蓉 12g，枸杞子 15g。7 剂，水煎服。

嘱患者忌辛辣、生冷食物。

11 月 11 日二诊：患者服药后口舌灼痛好转，舌边、舌颊部及舌系带处小溃疡开始愈合，大便已解，纳食增加，但仍四肢畏寒，乏力。于上方加北沙参 20g，以健脾益气补正。效不更方，再进 7 剂。

患者服药后溃疡已愈合，嘱原方续服 14 剂，以巩固疗效。随访半年，溃疡未复发。

按语：口疮属于火热之证，俗话说"实火易清，虚火难灭"。本案患者长期服用清热解毒泻火药，引起肾阴阳失衡，肾阴亏虚，肾水不能上济于心，虚火上炎，则见口疮、口舌烧灼疼痛、舌边和舌颊部及舌系带附近溃疡、口干喜冷饮；肾阳不足，机体失于温煦，则见手足畏寒、乏力。本案患者应是虚火，故予引火汤滋补肾水。清代陈士铎在《辨证录》中言："人有咽喉肿痛，日轻夜重，喉间亦长成蛾，宛如阳症，但不甚痛，而咽喉之际自觉一线干燥之至，饮水咽之少快，至水入腹，而腹又不安，吐涎如水甚多，将涎投入清水中，即时散化为水。人以为此喉痛而生蛾也，亦用泻火之药，不特杳无一验，且反增其重。亦有勺水不能下咽者，盖此症为阴蛾也。阴蛾则日轻而夜重，若阳蛾则日重而夜轻矣。斯少阴肾火，下无可藏之地，直奔而上炎于咽喉也。治法宜大补肾水，而加入补火之味，以引火归藏。方用引火汤。"方中熟地黄大补真阴，滋养肾水，使真火安于本宅，浮阳虚火不上越而诸症自消；巴戟天温肾阳，益肾精，补而不燥，阴中求阳，助熟地黄引火归原，则水火既济，水趋下，而火不得不随之而降；茯苓健脾渗湿，利水下行，使虚火从小便排出，则水火同趋而下，共安于肾宫，不啻有琴瑟之和谐矣；麦冬、五味子重滋其肺金，金水相资，子母原有滂沱之乐，水旺足以制水矣；肉桂引离源之火下归于命门，而非取其温补之力。因本案患者为肾水不足，而火乃沸腾，今补水若用附子之大热之药，虽可引火一时，毕竟耗水太甚，所以不用附子，而用巴戟天，取其能引火而又能补水，则肾中无干燥之虞。李雅琴老师又于方中加了肉苁蓉、枸杞子补肾阳，益精血，暖下元，利腰膝，助巴戟天以补肾益精；鲜石斛以养阴清火，益胃生津；伍通草清热利尿，助茯苓使热快速从小便排出。诸药相合，阴阳平衡，引火归原，不仅治愈了患者的口疮，也整体调整了患者的体质，最终取得了满意的效果。

病案 2

周某，男，78 岁。2022 年 12 月 8 日初诊。

患者患口腔溃疡疼痛 3 月余。3 个月前，患者因患肺炎发高烧住院治疗，经抗生素、激素等西药治疗后，肺部感染大部分已吸收好转。患者平素喜食辛辣之物，出院后自觉口腔溃疡，口舌疼痛，已服用维生素 B_2、消炎片等治疗，效果不明显。现以舌尖、舌两边及舌系带附近疼痛为主，就诊时可见散在数个小溃疡 1mm 左右大小，伴口苦口干，纳食减退，睡眠欠佳，易惊醒，梦多，小便黄，大便干燥，舌尖红，苔薄黄而腻，脉细数。

中医诊断：口疮（心火上炎，脾胃积热）。

治法：清心泻火，引火归原。

处方：导赤散合交泰丸加减。

生地黄20g，淡竹叶10g，通草5g，甘草梢5g，黄连5g，肉桂3g（后下），人中白15g，鲜石斛15g。7剂，水煎服。

嘱患者忌辛辣之物，不熬夜。加用康复新液，每日3次，每次1支（10mL），含服5分钟后吐出，本药具有抗菌消炎、修复溃疡创口作用。

12月15日二诊：患者服药后口舌疼痛好转，舌尖部、舌边及舌系带处小溃疡部分已愈合，口苦好转，大便已解，小便已清。于上方加北沙参30g，健脾益气生津，继服10剂。

患者服药后诸症缓解，口疮已愈，随访半年未复发。

按语：《诸病源候论·唇口病诸候》云："手少阴，心之经也，心气通于舌。"心开窍于舌，其性向外，故心有病变可以从舌上反映出来。《素问·至真要大论》云："诸痛痒疮，皆属于心。"《圣济总录》曰："论曰口舌生疮者，心脾经蕴热所致也。"本案患者因肺炎高热后用了消炎、激素等治疗，炎症虽已控制，但已灼伤津液，引起心阴亏损，心火上炎，肾水不济。再加平时喜食辛辣，肥甘厚味，导致心脾积热，心肾不交，火循经上炎于口舌，出现口舌疼痛、舌尖边和舌系带处多处散在小溃疡、口苦口干等症状。故治宜清心泻火、引火归原，用导赤散合交泰丸加减治疗。

导赤散出自宋代钱乙《小儿药证直诀》，是治疗心经火热的名方。方中生地黄量大，甘寒而润，入心肾经，滋肾水，养心阴以制心火；木通改为通草，甘淡微寒，归肺、胃经，清热利水；竹叶甘淡寒，清上导下，清心泻火，淡渗利尿而导心火下行；生甘草既可清热解毒，又可缓急止痛，且能调和诸药，防诸药寒凉伤胃。合交泰丸交通心肾，引火归原，方中黄连苦寒，清心火以安神，亦去肉桂辛热之性，存复肾阳之用；肉桂辛热制黄连之苦寒，具有镇静安神之功，引火归宅。二药相伍，交通心肾，清火安神，使肾阴上济，心火下降，阴阳既济，如同地气上升，天气下降，有天地交泰之功。加鲜石斛养阴生津降火；配伍人中白清热降火，其有修复口腔黏膜、消肿止痛、促进溃疡愈合的作用。二诊时，加北沙参益气养阴以健脾胃，同时配合含服康复新液加速溃疡伤口收敛愈合。看似不寻常的口疮痛，必须方证对应，才能效如桴鼓。

八、瘾疹

杨某，男，24 岁。2022 年 8 月 6 日初诊。

患者皮肤反复出现红色皮疹 1 年余。患者平素喜食辛辣肥甘之品，1 年前无明显诱因皮肤出现散在红疹伴瘙痒，以四肢和臀部为主，经某医院皮肤科诊断为慢性荨麻疹，服西药氯雷他定片、维生素 C 等药物治疗，但常有复发，以夏季明显，入冬后症状可逐渐缓解。刻下症：四肢及臀部可见成片红色皮疹，部分可见色素沉着，有明显搔抓痕，自诉夜间瘙痒明显，影响睡眠，大便干燥，舌质暗红，苔薄黄而腻，脉滑细。

中医诊断：瘾疹（风热相搏，邪郁肌肤）。

治法：疏风除湿，清热养血。

处方：消风散加减。

当归 12g，生地黄 15g，防风 8g，蝉蜕 5g，知母 10g，苦参 10g，胡麻仁 15g，荆芥 8g，苍术 9g，牛蒡子 10g，石膏 10g（先煎），甘草 5g，通草 5g。7 剂，水煎服。

嘱患者忌食辛辣、鱼腥、烟酒、浓茶等。

8 月 13 日二诊：患者服药后皮疹瘙痒感减轻，四肢、臀部可见散发的暗红色皮疹，有的已消退，可见色素沉着，大便已软。于上方加赤芍 12g、牡丹皮 10g 凉血活血，加徐长卿 10g 祛风湿而止痒，续服 7 剂。

8 月 20 日三诊：患者服药后皮疹已退，诸症消除。于上方加黄芪 20g，炒白术易苍术，合防风为玉屏风散以益气固表，加丹参 20g，活血养血以扶正祛邪，改善体质，预防复发。

按语：本案患者素体积热，夏季劳汗当风，汗出不畅，风湿邪热郁于肌腠，表郁不达，湿热难清，迁延日久，故见皮疹反复发作。每逢夏天昆虫叮咬、食物过敏等原因而复发，冬天渐退。风热之邪外客，故见风团状皮疹瘙痒；湿热蕴藏于肌腠，可见皮疹色红；病情反复，日久不愈，耗伤阴津，引起血虚风燥，则瘙痒夜甚、睡眠欠安；舌质暗红，苔薄黄而腻，脉滑细为湿热、血瘀、精亏血虚之象。患者病程已超过6周，西医诊断为慢性荨麻疹，治疗较棘手，反复难愈，故用消风散疏风除湿，清热养血。

消风散出自《外科正宗》，本方所治瘾疹，是由风湿热之邪侵袭人体，浸淫血脉，内不得疏泄，外不能透达，郁于肌肤腠理之间所致，治以疏风为主，佐以清热除湿。痒自风来，止痒先疏风。故以防风、荆芥、牛蒡子、蝉蜕之辛散透达，疏风散邪，使风去则痒止，共为君药。苍术祛风燥湿；苦参清热燥湿；通草易木通渗利湿热，是为湿从小便而去；石膏、知母清热泻火，是为热邪而用，以上俱为臣药。然风热内郁，易耗伤阴血，湿热浸淫，易瘀阻血脉，故以当归、生地黄、胡麻仁养血活血，并寓"治风先治血，血行风自灭"之意，共为佐药。甘草清热解毒，和中调药，为佐使药。本方配伍特点为以祛风为主，配伍除湿、清热、养血之品，祛邪之中，兼顾扶正。李老师在二诊中加了赤芍、牡丹皮以凉血消瘀，加徐长卿增强祛风除湿止痒之力。三诊时药也对症，病将愈，于方中加黄芪，并将白术易苍术，与防风合为玉屏风散以益气固表，以防复发。全方组合，使风邪得散，湿热得清，血脉调和，则痒止疹消，消风散是治瘾疹的良方。

九、瓜藤缠

史某，女，41岁。2018年3月3日初诊。

患者两侧小腿部反复出现结节性红斑2年余，自诉常年在田间劳作，以春季发作为主，经某医院皮肤科诊断为结节性红斑，给予非甾体抗炎药及激素泼尼松治疗，症状有所好转，待停药后又复发，故就诊于李老师。刻下症：双小腿可见结节性红色斑片状、蚕豆大小结节，压之不褪色，局部皮温稍高，伴疼痛，无水疱，无脱屑，无瘙痒，无发热，远行则疼痛，纳食、二便正常，舌质淡红，苔薄黄而腻，脉弦。

中医诊断：瓜藤缠（湿热下注，蕴结肌肤，瘀滞脉络）。

治法：清热利湿，活血通络。

处方：三妙丸加减。

苍术 10g，盐黄柏 10g，怀牛膝 10g，桂枝 10g，桃仁 10g，赤芍 15g，独活 10g，当归 10g，苏木 10g，丹参 20g，香附 10g，生地黄 15g，僵蚕 10g。7 剂，水煎服。

嘱患者注意休息，减少活动，晚上睡觉前尽量将小腿抬高，有利于血液循环，饮食宜清淡，忌食辛辣油腻之物。

3 月 10 日二诊：患者服药后小腿部皮肤红斑颜色明显变淡，压之疼痛消失，药也见效，效不更方，原方续服 14 剂。

患者服药后两小腿部红斑消退，无疼痛，行走正常，共服药 2 个月，病愈。随访 2 年病未复发。

按语：结节性红斑，中医谓之"红斑""瓜藤缠"，亦属风湿历节病范畴。因数枚结节犹如藤系瓜果绕腿胫而得名。病因为外感湿邪，湿于热结，蕴蒸肌肤，以致经络阻隔，瘀血阻滞而成。病变部位在脉络，病理变化在气血。以春秋季节多见，好发于青年女性，为湿毒流注或瘀血凝滞，如《外科大成》载："瓜藤缠生于足胫，结核数枚……属足阳明经湿热。"《医宗金鉴》谓其"腿游风……此证两腿里外忽生赤肿，形如堆云，焮热疼痛"，中医对本病的治疗强调清热利湿与活血化瘀通脉并重。

本案患者为青年女性，又好发于春季，平时勤于田里劳作，已经西医治疗，病情反复发作，缠绵难愈。李雅琴老师认为系湿热流注，血络瘀滞，则见小腿两侧有斑片状红斑、压之疼痛、行走时更剧。湿聚于下，蕴结不化，阻滞脉络，局部泛肿而见红色结节，劳动后诱发。故治疗以清热利湿、活血通络为法，方选三妙丸加减。三妙丸出自《医学正传》，原方组成为黄柏、苍术、牛膝。为细末，煮糊为丸，梧桐子大，每服五十至七十丸，空腹姜、盐汤送下。方中黄柏苦寒，寒以清热，苦以燥湿，且偏入下焦；苍术苦温，功能燥湿；牛膝味苦酸，性平，补肝肾，强筋骨。本方有清热燥湿、通利下肢的作用。李雅琴老师又于方中加独活祛风除湿，通痹止痛；伍桂枝温通经脉，通络止痛。本病病在血，血瘀致湿聚贯穿始终，治疗中不忘活血祛瘀，故以赤芍、桃仁、当归、苏木活血祛瘀，通调脉络；加生地黄、丹参活血凉血养血。诸药合用，患者经前后治疗2个月，肿消斑退。随访2年，未再复发。

十、瘰疬

叶某，男，77岁。2022年8月12日初诊。

患者患非霍奇金淋巴瘤1年余，一直服用靶向药治疗，控制病情，但每次服用靶向药后，白细胞、红细胞、血小板三系均降低，无奈只有注射"升白"针、铁剂和营养剂等药，有时被迫停止治疗，故寻求中药配合治疗。血常规检查结果示白细胞$2.6×10^9$/L，血红蛋白85g/L。刻下症：神疲乏力，气短懒言，腰膝酸软，纳差，面色晦暗，大便溏薄，日3～4次，舌质暗淡，边有齿痕，苔薄白稍腻，脉沉细无力。

中医诊断：瘰疬（气血两虚，脾肾亏损，毒瘀内结）。

治法：益气养血，补脾益肾，祛瘀散结。

处方：自拟方。

太子参30g，炒白术15g，茯苓15g，陈皮10g，炒山药30g，炙黄芪30g，山茱萸15g，龟甲15g（先煎），仙鹤草30g，香附10g，当归15g，炒白芍12g，花生衣10g，炒白扁豆15g，熟地黄15g，麦芽30g，砂仁5g（后下），鳖甲15g（先煎），丹参15g，蛇六谷15g（先煎），黄精15g。14剂，水煎服。

8月26日二诊：患者已暂停靶向药，血常规复查示白细胞$3.8×10^9$/L，血红蛋白90g/L，血小板$112×10^9$/L。纳食增加，神疲乏力好转，大便日2次，已成形，舌质暗淡，边有齿痕，苔薄白，脉细弱。于上方加人参片9g（另炖），鹿角胶6g（烊冲），阿胶6g（烊冲）以益气补血，滋肾填精。14剂，水煎服。并让患者开始服靶向药治疗。

9月9日三诊：患者服药后复查血常规示白细胞$3.2×10^9$/L，血红蛋白95g/L，血小板$109×10^9$/L，中西医结合治疗已经显效，患者伴口干，故于上方加鲜石斛15g，益胃生津，以增强免疫功能，辅助正气。

患者继续按疗程服用靶向药治疗，密切监测肝肾功能、血常规等。

患者一直坚持中西医结合治疗，中药根据病情变化适当辨证加减，至今饮食正常，心情开朗，病情稳定。

按语：本案患者因服用靶向药损害脾胃，脾运失健，生化乏源，且患者已入古稀之年，肾精匮乏，髓失所养，出现气血两虚，脾肾亏损，当属中医"虚劳"范畴，但原为毒瘀内结，应为积病。首诊见患者神疲乏力，气短懒言，纳差，便溏，腰膝酸软，面色晦暗，舌淡有齿痕，脉沉细无力，均为气血不足、脾肾亏损之象。故治以益气养血，健脾补肾，活血散结。自拟验方由参苓白术散、四物汤、六味地黄汤三方化裁而成，加活血散结之鳖甲、蛇六谷、丹参。之后根据病情变化和血常规检查加阿胶补血，鹿角胶益精填髓，与龟甲、人参合用为龟鹿二仙丹，温补肾阳，填精益髓。龟鹿二仙丹是经典的阴阳双补名方，《古今名医方论》云"二物气血之属，又得造化之玄微，异类有情，竹破竹补之法也"。《删补颐生微论》云"鹿得天地之阳气最全，善通督脉"，其角为胶，能补肾阳，生精血；龟得天地之阴气最厚，善通任脉，其腹甲为胶，能滋阴潜阳，补血。人参大补气血，鲜石斛生津以滋养胃阴。诸药相合，益气养血，健脾补肾，阴阳双补。

十一、乳癖

谭某，女，37岁。2020年4月2日初诊。

患者右侧乳房胀痛半年，以经前为甚，西医妇科诊断为乳腺结节3类，经B超检查示右乳1点钟见6.4mm×4.4mm低回声，右乳乳晕外上方见8mm×6mm低回声，右乳腺结节3类。患者要求服中药治疗。诊室查体见右乳外侧可扪及肿块，大小约8mm，边界清，推之活动，压之疼痛不甚。患者平素脾气急躁，情志抑郁，易生闷气，睡眠欠安，大便黏，舌质暗红，苔薄白稍腻，脉弦细。

中医诊断：乳癖（肝郁气滞，脾虚痰凝，乳络瘀滞）。

治法：疏肝理气，化痰散结。

处方：柴胡疏肝散加减。

柴胡10g，香附10g，陈皮8g，枳壳8g，炒白芍12g，炙甘草5g，浙贝母 10g，生牡蛎 30g（先煎），川芎 10g，当归 10g，路路通 8g，漏芦 10g，鳖甲 15g（先煎）。7 剂，水煎服。

嘱患者调情志，不熬夜。

4 月 9 日二诊：患者服药后，月经将至，乳房胀痛明显，伴失眠。于上方加菟丝子 20g 补肝肾，去枳壳，加青皮 8g 疏肝理气止痛，加紫石英 20g 养心安神暖宫，暂停用漏芦。续服 7 剂。

4 月 16 日三诊：患者服药后经前无明显乳房胀痛，经后乳房肿块变小，原方再加漏芦 10g，续服 2 个月。后改服小金丹 1 个月，以巩固疗效。

3 个月后，患者复查 B 超，乳房肿块已消失。

按语：乳腺增生（结节）属于中医"乳癖"范畴。《灵枢·经脉》云"肝足厥阴之脉……布胁肋"，可见乳腺与肝胆有关。《外证医案汇编》曰："乳症，皆云肝脾郁结，则为癖核。"多因忧思郁怒，肝脾受损，气滞乳络而成。中医认为，女子乳头属肝，乳房属胃。肝经经络布于胸胁，循行于乳，若肝郁气滞血瘀，乳络受阻，瘀久成癖，故乳胀痛；乳络不通，气血凝滞，日久结聚成块；思虑太过伤脾，或肝郁横逆犯脾，肝脾两伤，运纳失司，生湿聚痰，痰气郁结，阻滞乳络，亦可形成乳癖核，出现乳房胀痛。清代顾世澄在《疡医大全》中言乳癖"多由思虑伤脾，恼怒伤肝，郁结而成也"。本案患者平素心情急躁，容易导致肝气郁结，气滞血瘀，乳络受阻，再加思虑伤脾，脾失健运，痰湿内聚，阻滞乳络，出现乳房胀痛、失眠等症，故用柴胡疏肝散疏肝理气，再加化痰散结之品治疗。

柴胡疏肝散以仲景四逆散为基础，加香附、川芎、陈皮而成。方中柴胡疏肝解郁，理气止痛，用以为君。"气血冲和，万病不生，一有怫郁，诸病生焉"，川芎活血行气以止痛，与香附相合，助柴胡以解肝经之郁滞，并增行气活血止痛之效，共为臣药。芍药、甘草养血柔肝，缓解止痛，均为佐药。陈皮、枳壳理气行滞，健脾助运。甘草调和诸药，为使药。加浙贝母、生牡蛎化痰散结；当归补血活血，与白芍相伍，柔肝养血；加路路通以活血通脉络；漏芦解毒消痈。诸药合用，共奏疏肝行滞、活血祛瘀、通络散结之功。患者服药 2 个月，后以小金丹化痰、通络、散结、活血以巩固疗效。3 个月后复查 B 超，乳房肿块消失而获痊愈。

十二、闭经

病案 1

裴某，女，45 岁。2018 年 4 月 10 日初诊。

患者停经 3 月余。患者月经未行 3 个月，经中医妇科治疗 2 月余无效，因疲倦、畏寒就诊于李老师。刻下症：月经 3 个月未行，神疲乏力，四肢畏寒，腰酸背胀，带下量多，面色少华，大便稀，患者原有慢性乙肝病史，肝功能正常（未服抗病毒药），舌质淡，边有齿痕，苔薄白，脉弦细。

中医诊断：闭经（厥阴肝寒，肝郁脾虚，痰瘀胞宫）。

治法：健脾养血，温补肝肾。

处方：当归芍药散合吴茱萸汤加减。

酒当归 10g，炒白芍 15g，川芎 10g，炒白术 15g，茯苓 15g，泽泻 10g，大枣 10g，党参 15g，吴茱萸 4g，生姜 9g，炒山药 30g，菟丝子 20g，淫羊藿 10g，香附 10g。7 剂，水煎服。

4 月 17 日二诊：患者月经虽仍未行，但出现乳胀、少腹胀等经前症状，神疲、畏寒、腰酸症状好转，前方既已起效，守法守方续服 7 剂。

患者服药后月经已行，色暗，量可，经净后服归芍地黄汤加党参、黄芪、菟丝子、香附，以补肝肾，养肝血，调理 3 月余，月经正常。

按语：闭经为妇科常见病，月经的主要成分为血，而血的化生、封藏、运行均在脏腑功能正常的基础上得以实现。女子属阴，以血为本，"冲为血海，任主胞胎"，脾生血，肝藏血，肾藏精，精血互生，肝主疏泄，肾主封藏，一开一阖共同维持子宫的宣泄功能，使月经正常来潮，故中医认为闭经重在调理肝、脾、肾、冲任、气血功能。本案患者原有慢性乙肝病史，平时易疲劳，白带多，畏寒，大便不成形，辨为肝经受寒，肝血不足。肝旺乘脾，脾虚湿困，化源不足，则见四肢困倦；冲任亏虚，血海不冲，则见月经数月未行。故治疗应从肝、脾、肾着手，李雅琴老师方选当归芍药散合吴茱萸汤加减治疗。

当归芍药散出自《金匮要略》，其云："妇人腹中诸疾痛，当归芍药散主之。"方中芍药、当归、川芎这三味药是血分药，养肝血，其为四物汤去熟地黄，以减少熟地黄的滋腻之性，从而让血活起来。茯苓、白术、泽泻三味药走水分，健脾淡渗利湿。尤在泾在《金匮要略心典》中曰："妇人以血为主，而血以中气为主。中气者，土气也。土燥不生物，土湿亦不生物。芎、归、芍药滋其血，苓、术、泽泻治其湿，燥湿得宜，而土能生物，疾痛并蠲矣。"吴茱萸汤暖肝和胃温肾，一药而三脏皆宜，一方治三经，方中君药吴茱萸散寒降逆，党参、大枣补中益气，伍生姜温中祛寒，降逆散饮，中州得健，阴邪得化，治肝胃虚寒。方中又加菟丝子、山药、淫羊藿健脾温肾，益肾精，肝、脾、肾三脏同治。患者服药半个月，月经来潮，故治疗经闭，应审证求因，方证合拍，才能效若桴鼓。

病案 2

沈某，女，17 岁。2019 年 11 月 15 日初诊。

患者月经不规律 1 年余，需服孕酮月经方能来潮，已做各种检查，均正常。刻下症：月经已 3 个月未来潮，精神不振，上课时注意力不集中，怕冷，面色萎黄，形体消瘦，口唇干燥，手掌皮肤干燥粗糙，纳食、二便正常，舌质淡红，边有齿痕，苔薄白，脉沉细。

中医诊断：闭经（阴血亏虚，胞宫寒凝）。

治法：温经散寒，养血活血通经。

处方：温经汤加减。

吴茱萸 5g，酒当归 12g，炒白芍 15g，川芎 10g，党参 15g，桂枝 10g，阿胶 10g（烊冲），牡丹皮 10g，生姜 9g，炙甘草 5g，法半夏 10g，麦冬 15g，益母草 15g，香附 10g，巴戟天 10g，菟丝子 20g。10 剂，水煎服，将阿胶用黄酒适量烊化后加入药汁中搅拌后服。

患者服 7 剂药后，其母代诉此次未服西药，月经已行，经量多，色黑伴血块。此后每逢周六由其母以微信方式诊治，第 2 个月月经如期而至。寒假时来复诊，为了服用方便，中药制成膏滋，服了2个月，月经一直正常，面色红润粉嫩，体重增加了3.5kg。

按语：中医认为月经的按期来潮关键在于肾气是否充盛，若肾气充盛，则天癸必至，任脉充盈，胞宫溢满，反之则经闭。少女闭经多由先天禀赋不足，肾气未盛，肝血虚少，肾精不足，冲任俱虚，胞宫无血下溢而致。本案患者因学习紧张，思虑过度，劳伤心脾，化源不足，厥阴阴血亏虚，肾精不足，营血亏耗，冲任不充而致经闭。伴有口唇干燥、手掌皮肤干燥粗糙、面色萎黄、上课注意力不集中、畏寒等症状，为阴血亏虚、寒凝胞宫之证。治宜温经散寒，养血通经，方用温经汤加减。

温经汤是医圣张仲景《金匮要略》中治疗妇科月经病的经典名方，因其对治疗各种妇科疾病疗效显著，被现代医家誉为"妇科神方""调经第一方""美容养颜第一方""送子观音第一方"等。《备急千金要方》记载温经汤"治崩中下血，出血一斛，服之即断，或月经来过多，及过期不来者"，明确指出了本方可以治疗月经不调。本方虽证属于瘀、寒、虚、热错杂，然以冲任虚寒、瘀血阻滞为主。治当温经散寒、祛瘀养血，兼清虚热。方中吴茱萸、桂枝温经散寒，通利血脉，其中吴茱萸功善散寒止痛，桂枝长于温通血脉，共为君药。当归、川芎活血祛瘀，养血调经；牡丹皮既助诸药活血散寒，又能清血分虚热，共为臣药。阿胶甘平，养血止血，滋阴润燥；白芍酸苦微寒，养血敛阴，柔肝止痛；麦冬甘苦微寒，养阴清热，三药合用，养血调肝，滋阴润燥，清虚热，并制吴茱萸、桂枝之温燥。党参、甘草益气健脾，以资生化之源，阳生阴长，气旺血充；半夏、生姜辛开散结，通降胃气，以助其祛瘀调经，其中生姜又可温胃气以助生化，且助吴茱萸、桂枝以温经散寒，以上共为佐药。甘草尚能调和诸药，兼为使药。诸药合用，共奏温经散寒、养血祛瘀之功。本方配伍特点有二，一是方中温、清、补、消并用，但以温经补养为主；二是大队温补药与少量寒凉药配伍，能使全方温而不燥，刚柔相济，以成温养化瘀之剂。李雅琴老师又于方中加菟丝子、巴戟天补肝肾，益精血，使气血足、冲任盈、瘀血祛、新血生，故月经来潮，月事以时下。

十三、崩漏

林某，女，22岁。2022年10月8日初诊。

患者近2个月来备考事业单位，日夜苦读，思虑过度，本次月经出现淋漓不断已经20天，经妇科诊断为功能性子宫出血，给予宫血宁等药治疗无效，转中医妇科治疗，服止血活血中药5剂，月经仍淋漓不止，故就诊于李老师。详询病史，患者月经第1～2天量少，第3天量仍不多，色暗黑，伴有血块，第4天起月经正式来潮，色红，量少，少腹胀闷不适，第8天开始量少，淋漓不尽，色褐色，伴腰部酸楚，倦怠乏力，纳食、二便正常，持续至今，舌质淡，边有齿痕，苔薄白，脉细而无力。

中医诊断：崩漏（太阴脾虚，冲任不固）。

治法：益气摄血，养血止血，稍佐活血。

处方：芎归胶艾汤加减。

川芎8g，阿胶9g（烊冲），炙甘草5g，艾叶炭10g，炒白芍15g，当归10g，太子参30g，生地黄15g，炒黄芩6g，棕榈炭10g，苎麻根10g，山茱萸20g，香附10g。5剂，水煎服，将阿胶用黄酒适量烊化后加入药汁中搅拌后服。

嘱患者服药期间忌生冷、辛辣之物，注意休息，不熬夜。

10月13日二诊：患者服药3剂后，月经已净，腰部酸胀乏力症状缓解，改用八珍汤加减，补气养血，待下一周期行经。

处方：党参15g，炒白术15g，茯苓15g，熟地黄15g，炙黄芪15g，当归10g，川芎8g，炒白芍12g，炙甘草5g，香附10g，大枣10g，菟丝子20g。7剂，水煎服。

此后调理月经2个月，患者月经周期、经量等恢复正常。

按语：功能性子宫出血属于中医"崩漏"范畴，崩漏的病理变化是由脏腑功能失常、气血失调、冲任损伤引起的。本案患者因思虑劳累过度，损耗气血，引起太阴脾虚，统摄封藏失职，厥阴阴血不能内守，则见月经淋漓不断、腰部酸楚、倦怠乏力。脉症合参，应属气血亏虚、冲任不固而致崩漏。治宜益气摄血，养血止血，调冲任，止崩漏，方选芎归胶艾汤加减。

芎归胶艾汤出自《金匮要略》，其云："妇人有漏下者，有半产后因续下血都不绝者，有妊娠下血者。假令妊娠腹中痛，为胞阻，胶艾汤主之。"本方为治疗崩漏的要方、祖方。本案患者以出血为主症，治以止血为当务之急。其又属冲任亏虚，血虚偏寒，当补气摄血，养血止血，微寓暖宫，达以"养"为"塞"的目的。方中艾叶既有暖宫又有止崩漏的效果；阿胶既能滋阴补血，又能止血，二药合用为调经安胎及治崩漏、胎漏的主药。出血仅是表象，冲任虚损才是导致出血的根本，故于止血之外，宜益气补血固冲。当归、芍药、川芎、干地黄养血调肝，同时芍药配甘草尤能缓急止痛，收敛固涩，甘草调和诸药。因出血日久，必有瘀血，芎、归二药可防"塞""瘀"。李老师又于方中加了大剂量太子参，其性味甘平，不温燥，用之宜补气摄血；加少量黄芩以治郁热；用棕榈炭收敛止血以塞流；倍用山茱萸补益肝肾，收涩固脱；加苎麻根以散寒止血。全方组合，以补为主，以养为塞，补中寓活。补气摄血，养血活血，以温为通，温中寓补兼清，实现了厥阴肝血、太阴脾气和少阴肾阳三经俱补，使漏止病愈。

十四、不孕症

李某，女，29岁。2020年12月5日初诊。

患者婚后3年未孕，其配偶身体健康，化验精子常规正常，经某医院妇科检查双侧输卵管通畅，双侧附件无异常。西医诊断为原发性不孕，经中西药治疗无效。刻下症：末次月经为2020年10月28日，月经延期，约45天一行，经行5～6天，色暗，量不多，经行时少腹部胀，伴腰背酸胀，冬天四肢畏寒，大便干燥，舌质暗淡，苔薄白，脉沉细，两尺尤甚。

中医诊断：不孕症（肾虚宫寒，冲任失调，经脉瘀滞）。

治法：暖宫散寒，养血调经。

处方：温经汤加减。

经前方：吴茱萸5g，酒当归10g，川芎10g，炒白芍15g，党参

15g, 桂枝 8g, 阿胶 6g (烊冲), 桃仁 10g, 牡丹皮 10g, 炙甘草 5g, 麦冬 15g, 姜半夏 10g, 生姜 9g, 香附 10g, 乌药 10g, 淫羊藿 10g。7 剂, 水煎服。

经后方: 吴茱萸 5g, 酒当归 10g, 川芎 10g, 炒白芍 15g, 党参 15g, 桂枝 8g, 阿胶 6g (烊冲), 牡丹皮 10g, 炙甘草 5g, 麦冬 15g, 姜半夏 10g, 生姜 9g, 熟地黄 15g, 菟丝子 20g。7 剂, 水煎服。

12 月 12 日二诊: 患者月经已来潮, 无少腹胀痛及腰背酸胀症状, 月经量可, 色红。于上方去桃仁、香附、乌药、淫羊藿, 加熟地黄 15g, 菟丝子 20g, 续服 7 剂 (嘱其经净后服), 以温肾调冲, 益气生血。

12 月 19 日三诊: 患者月经已净, 无明显不适, 舌质暗淡, 苔薄白, 脉沉细, 续服经后方。

此后, 患者于经前 1 周及经后交替服用以上两方。2021 年 4 月, 患者告知停经已 2 个多月, 经检查已怀孕。

按语: 本案患者为阳虚宫寒, 伤及气血之不孕症, 正所谓"无阳则阴无以生"。《傅青主女科》云: "夫寒冰之地, 不生草木; 重阴之渊, 不长鱼龙。今胞胎既寒, 何能受孕。"故宗仲景之旨, "妇人少腹寒, 久不受胎", 当以温经汤主之。温经汤出自《金匮要略》, 该方配伍巧妙严谨, 被视为妇科调经经典方剂。方中吴茱萸、桂枝温经散寒, 通利血脉, 为君; 当归、川芎、芍药、牡丹皮养血祛瘀, 为臣; 阿胶、麦冬养阴润燥, 党参、甘草益气健脾, 半夏、生姜降逆温中, 为佐; 甘草调和诸药。经前方以温经汤加香附、桃仁, 意在温肾调冲行滞, 促使阴降, 助子宫排泄经血, 以降旧布新; 经后方以温经汤加菟丝子、熟地黄旨在温肾调冲, 益气生血, 促使阳升, 助阴精化为阳气, 阳气内动, 方能排卵。

十五、疫病

张某, 女, 40 岁。2023 年 2 月 7 日初诊。

患者感染新型冠状病毒 4 天, 口服布洛芬退热, 高热虽退, 但觉忽冷忽热, 测体温 37.8℃, 肩背酸胀, 纳食减退, 口黏, 口苦, 恶心, 纳差, 倦怠乏力, 胸部满闷, 咳嗽, 口不渴, 大便黏, 舌质淡红, 苔白腻,脉浮数。

中医诊断：疫病（疫郁少阳兼太阳表邪未解）。

治法：和解少阳，解肌散寒。

处方：柴胡桂枝汤加减。

柴胡10g，桂枝8g，黄芩10g，太子参15g，姜半夏10g，炒白芍10g，生姜9g，大枣10g，炙甘草4g，藿香10g，苏叶10g。5剂，水煎服。

患者服上方3剂后，体温即恢复正常，5天后诸症缓解，患者现已无不适。

按语：李雅琴老师认为时值新型冠状病毒大流行，病初邪犯太阳，风寒疫毒经口鼻吸入，出现高热。经服西药热虽暂退，疫邪又迅速入里化热，波及少阳，出现忽冷忽热、纳食减退、恶心、口苦、倦怠乏力、咳嗽胸闷等症状。此次疫病是寒湿疫，湿邪困阻，少阳枢机不利，故以柴胡桂枝汤和解少阳，解肌发表。正如《伤寒论》所言："伤寒六七日，发热，微恶寒，支节烦疼，微呕，心下支结，外证未去者，柴胡桂枝汤主之。"柴胡桂枝汤和解少阳，外解太阳，患者虽然药后汗出，高热退，但表寒凝而不去，病仍未愈，忽冷忽热。但也有用中药发汗之后，表仍未解，此非误治，因风邪滞留于太阳，则药力不能透达，可用桂枝汤。《伤寒论》云："伤寒发汗解半日许，复热烦，脉浮数者，可更发汗，宜桂枝汤。"故凡感冒初起，如失于辛散解表，多酿成寒邪停留，复不可攻表，又难于和里，补之碍邪，清之伤胃，唯有柴胡桂枝各半汤，小制其剂。桂枝汤重解表而微兼清里，柴胡汤重调里而微兼散表。仲景所立柴胡桂枝汤乃和其中而解其外之剂，和其中是扶正以祛邪，使邪不内陷，解其外是使邪仍从表解，此"安内攘外"之意也。故本方以柴胡、桂枝透邪外出；太子参、甘草、大枣补中扶正以祛邪；半夏、生姜辛开腠理，使盘踞少阳之邪仍从表解；黄芩清热退热；桂枝配芍药调和营卫，且使桂枝勿过辛散。所以用桂枝者，以其辛温以祛外寒。因寒不解而热不除，故治此病必须先解外寒。方中又加了藿香、苏叶芳香化湿，遂患者只服3剂就收捷效。